# 医学概論

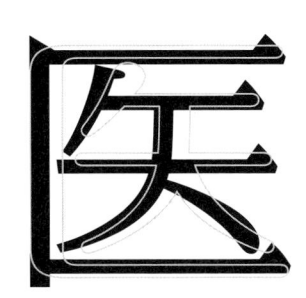

## 医学のコンセプトと医療のエッセンス

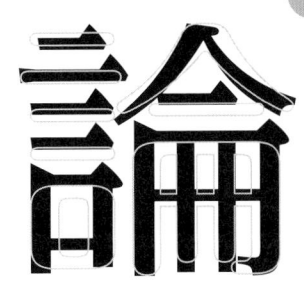

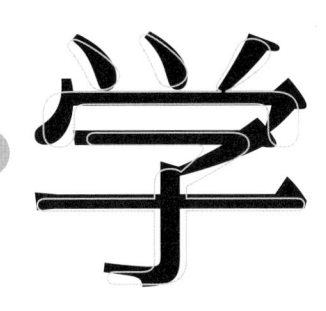

名古屋大学名誉教授
中部大学名誉教授
中島 泉 [著]

南江堂

# 序　論

　人間だれもが望むのが，自分と自分に深くかかわる者の「健康」です．私たちは，新鮮な空気と豊富な水や食物に恵まれ，適度に睡眠をとって活動できる環境のもとにあるとき，身体の「健康」を自覚します．また，痛みなどによる苦痛がなく躍動感に溢れる心を持つとき，心（精神）が健康であり，幸せであると感じます．こうした心身の健康は，ゲノムの設計による人間のつくり（かたち）と働き（機能）を保ち続けるために必要な材料やエネルギーを供給し，あるいはこれを妨げるさまざまな環境因子との間の絶えることのないやりとりの中で，保持され，時には阻害されます．

　人間は，ゲノムまたは環境因子，あるいはその両方になんらかの問題が生ずると，心身の健康が損なわれ，病気となります．このとき互いに支え合って健康を守ろうとする人間固有の活動が，医療の原点です．そして私たち人間に備わった「考える心」を使って病気を予防・治療し，健康を守るためのより効果的な方法を明らかにしようとする学問が，医学であるということになります．

　医療は互いに慈しみ合うという人間に特徴的な行為を原点とし，これを支える医学は地球上に人間が誕生するとともに立ち上がり，長い歴史を通じてその成果が積みあげられ，今日の医学と医療が築かれました．医学と医療の内容が次第に高度になり，さまざまな専門性を備えた医療関連専門職者（医療人）等の協働により医療が進められるようになると，協働するすべての医療人が，医学・医療の基本的な知識・技術を共有し，共通の言葉（医学用語）で情報を交換できることが必要となります．一方で，先端の医学に支えられて進展する医療の内容は，時代の流れとともにますます豊富となり，その多くをすべての医療人が共有することは必ずしも容易ではないのが現状です．

　本書では，医師，歯科医師，看護師，保健師，助産師，薬剤師，診療放射線技師，臨床検査技師，臨床工学技士，理学療法士，作業療法士，言語聴覚士，管理栄養士，救急救命士などすべての医療専門職者が，適切に情報を共有しあって最良の医療を行うために，全員がそれぞれの専門性を学ぶと同時に医学・医療の全体像を理解し身につけることができる内容とすることを目指しました．

　「基礎編」では，医学の理念（コンセプト）をその大きな流れの中で理解し，「展開編」では，医療の基本（エッセンス）を各医療専門職者の役割や，医療全体を取りまとめる社会の仕組みを含めて，網羅的に学ぶことができる構成としました．

　これから医学・医療のさまざまな役割を分担することを目指すすべての学生，ならびに医療の現場で活躍している各専門領域の医療人が，よりいっそう高度な医学・医療を実現するために，本書が役立つことを期待します．

　2015年11月

　　　　　　　　　　　　　　　　　　　　　　　　　　　　　　　　　　　　　　著　者

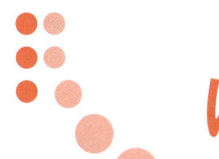
# はじめに

## 医学と医療の関係

　人間のあらゆる活動を根底で支えるのが，身体と心の「健康」であり，健康が損なわれると「病気」が発症します．人間を病気から解放し健康に保つための知的活動が「医学」であり，この「医学」のもとでの行為が「医療」です．広い意味の医学は，人間の身体と心の健康とはどのようなものか，病気の原因と発症のしくみは何か，病気を予防し，診断し治療する方法は何か，を考える学問とそのもとで行われる医療全体を含む概念であり，**医学の教育・研究者とすべての医療専門職者が共通にかかわる領域**といえます．本書で用いる医学の用語は，この広い意味の医学をさします．

　医学は，客観性を重んずる「科学」の一領域であり，医療にかかわるすべての行為は客観的な裏づけ（evidence-based）を求められます．このため，すべての医療専門職者は，医学の基本を理解し，人間の健康と病気の本質を科学として知る必要があります．

## 医学・医療の枠組み：総論（概論）の理解

　医学のもとで行われる医療は，医師，歯科医師，薬剤師，看護師，保健師，助産師，診療放射線技師，臨床検査技師，理学療法士，作業療法士，言語聴覚士，臨床工学技士，救急救命士，管理栄養士，精神社会福祉士，介護福祉士など，さまざまな**医療専門職者の連携共同（チームワーク）**を必要とし，この共同とこれを基礎とするチーム医療を円滑に進めるために，**医学の基本を共有**することがすべての医療専門職者に求められます．

　事実，どの医療専門職者も，人間の心と身体の健康の本質，病気のしくみ，病気を予防し，診断し，治療して健康を回復・保持する方法，およびそれらと社会のかかわりなどの基本を学ぶことが，法（資格法など）のもとで義務づけられています．しかし，医学・医療の高度化が進む中，医学・医療全体の枠組み，すなわち総論（概論）を修得することは，必ずしも容易でないのが実情です．

## 本書の趣旨と構成

　一般にどの学問領域にも総論と各論があり，総論により領域全体の枠組みがまず理解されることが重要です．医学は，基礎医学と臨床医学，臨床医学の中の内科学，外

科学というように細部にわたる多くの領域が集ってつくられた総合領域であるため，それぞれの細部の領域ごとに総論と各論があります．しかし，医学全体の総論が語られることは残念ながら多くないように思われます．本書は，特定領域の医学・医療を学ぶすべての学生諸子が，**医学・医療全体の枠組み：総論（概論）を効果的に修得できる内容**とすることを目標としました．この趣旨で，本書を**医学全体の理念（コンセプト）の理解を助ける基礎編**（9章）と，医学の実践である**医療全般の基本（エッセンス）を知る展開編**（6章）の2部構成としました（図）．

　基礎編では，医学全体（医学のもとで行われる医療を含む）の大きな枠組みを，その根底にある基本的な考え方ともいえる「医の倫理」を含めて**第1章 医学の基本**で，また，医学（医療を含む）の歴史的な大きな流れを**第2章 医学の歴史**で学習した後，**第3章 人体の構造と機能**，**第4章 環境・文化と人間の健康**，**第5章 病気の基本**，**第6章 病因・病態別の病気の分類**，**第7章 器官・領域別の病気の種類**，**第8章 病気の診断**，**第9章 病気の治療と予防**の順に医学全体の理念（コンセプト）を理解できるよう章立てしました．その上で，展開編では，**第10章 医療の基本**，**第11章 医療の現場**といった医学のもとで実施される**医療全般の基本（エッセンス）**を学ぶための2章をまず置き，続いて，医療を基盤で支える**第12章 社会医学の視点：公衆衛生学**，**第13章 予**

図　本書の構成概観

**防医療**，**第14章 社会の医療情勢と医療体制**，**第15章 医療法規と医療行政**という**社会医学の領域**の4章を配置しました．これにより，医療全般のエッセンスを一人ひとりの傷病者(患者)を対象とする個別医療と，これを支える社会医学・医療行政の視点の両方をあわせて理解できるようにしたものです．

## 本書の活用法

　それぞれがかかわる専門領域を越えて，医学全体のコンセプトと医療全般のエッセンスをコンパクトな「まとめ」(概論)として一望することは，さまざまな職種の医療専門職者となることをめざすすべての**医療系学生**はもちろん，各領域の医学・医療の教育研究や臨床の場で活躍中の**医療専門職者**にとっても有用であろうと考えます．また，医学と医療の発展は，新規の薬物，栄養食品，医療機器などを開発する薬学，農学，工学といった医学・医療以外の領域の研究者，技術者との緊密な連携共同に大きく依存します．こうした共同作業が効果的に進むためにも，**医学・医療の周辺領域の研究者・技術者**が医学全体のコンセプトと医療全般のエッセンスを理解することは有意義と考えます．

　医療の連携共同作業(チームワーク)にかかわるさまざまな医療専門職者と医療周辺領域の専門家をめざす学生諸子，ならびにそうした領域で活躍中の専門職者・専門家が，限られた時間を使って医学・医療の枠組み：総論の理念と知識(概論)を共有するのに，本書が一助となれば幸いです．

# 目 次

**基礎編：医学のコンセプト**　　　　　　　　　　　　　　　　　　　1

## 第1章　医学の基本　　　　　　　　　　　　　　　　　　　3

- A. 医学の概念 …………………………………… 3
- B. 医学の領域 …………………………………… 4
  - 1 基礎医学 ………………………………… 5
  - 2 臨床医学と医療 ………………………… 5
  - 3 社会医学 ………………………………… 6
  - 4 西洋医学と東洋医学 …………………… 7
  - 5 医学の担い手 …………………………… 7
- C. 医の倫理 ……………………………………… 9
  - 1 ヒポクラテスの誓い …………………… 10
  - 2 ヘルシンキ宣言 ………………………… 11
  - 3 倫理と法 ………………………………… 11
  - 4 倫理と法のはざまにある課題 ………… 12
    - (1) 脳死について ……………………… 12
    - (2) 尊厳死について …………………… 12

## 第2章　医学の歴史　　　　　　　　　　　　　　　　　　　15

- A. 大自然の中の人間（ヒト）の位置づけ …… 15
- B. 医学の誕生 …………………………………… 17
  - 1 医学の原点 ……………………………… 17
  - 2 経験をもととする医学の誕生 ………… 17
    - (1) 古代ギリシャの医学 ……………… 17
    - (2) ヘレニズム・ローマ時代の医学 … 20
    - (3) 中世の医学 ………………………… 20
- C. 医学の展開 …………………………………… 20
  - 1 基礎医学の展開 ………………………… 20
    - (1) ルネッサンス期〜科学革命の時代の
      基礎医学と自然科学・哲学 ……… 21
    - (2) 18〜19世紀の解剖学と生理学 …… 21
  - 2 臨床医学（病態・内科学）の展開 …… 22
    - (1) ルネッサンス期〜科学革命の時代の
      病態学・内科学 …………………… 22
    - (2) 18〜19世紀の疾病分類と診断法 … 22
    - (3) 予防・治療学の展開 ……………… 23
  - 3 外科学の展開 …………………………… 23
  - 4 社会医学の展開 ………………………… 24
- D. 20世紀以降の医学の新たな展開 …………… 24
  - 1 神経とホルモンの医学の展開 ………… 24
    - (1) 神経生理学 ………………………… 24
    - (2) ホルモンの分子基盤 ……………… 25
  - 2 感染症との闘い ………………………… 25
  - 3 がんとの闘い …………………………… 26
  - 4 代謝障害による病気との闘い ………… 26
  - 5 残された課題 …………………………… 26
- E. 先端生物科学の創始と進展 ………………… 27
  - 1 生化学の創始と進展 …………………… 27
  - 2 分子生物学の創始と展開 ……………… 28
  - 3 生命科学の展開を支えた微生物学と
    免疫学の創始 …………………………… 28

## 第3章　人体の構造と機能　　　　　　　　　　　　　　　　31

- A. 解剖学と生理学の概要 ……………………… 31
  - 1 解剖学と組織学 ………………………… 31
  - 2 生理学 …………………………………… 33
- B. 人体の構造と機能の基本 …………………… 34
  - 1 細胞の構造と機能 ……………………… 34
    - (1) 細胞膜 ……………………………… 35
    - (2) 細胞骨格 …………………………… 35
    - (3) 核 …………………………………… 35
    - (4) リボソーム，小胞体，ゴルジ体 … 36
    - (5) リソソーム，プロテアソーム …… 36

(6) ミトコンドリア ……………………… 36
　2 組織の構造と機能 ………………………… 37
　　　(1) 上皮組織 ……………………………… 37
　　　(2) 結合組織 ……………………………… 37
　　　(3) 筋肉組織 ……………………………… 37
　　　(4) 神経組織 ……………………………… 37
　3 器官の構造と機能 ………………………… 37
　　　(1) 消化器系 ……………………………… 37
　　　(2) 呼吸器系 ……………………………… 38
　　　(3) 循環器系 ……………………………… 38
　　　(4) 泌尿器系 ……………………………… 38
　　　(5) 生殖器系 ……………………………… 38
　　　(6) 運動器系 ……………………………… 38

　　　(7) 内分泌系 ……………………………… 39
　　　(8) 造血・免疫系 ………………………… 39
　　　(9) 神経系 ………………………………… 39
　　　(10) 感覚器系 ……………………………… 39
　4 器官と細胞小器官の比較 ………………… 40
　　　(1) 核と生殖器，神経系 ………………… 40
　　　(2) リソソームと消化器，免疫系，泌尿器 … 41
　　　(3) リボソームと肝臓 …………………… 41
　　　(4) 細胞膜と皮膚，粘膜 ………………… 41
　　　(5) 細胞骨格と運動器 …………………… 41
　　　(6) ミトコンドリアと呼吸器 …………… 41
　　　(7) 物質運搬と循環器 …………………… 41
　5 生体の恒常性 ……………………………… 41

# 第4章　環境・文化と人間の健康　43

## A. 環境と人間 — 43
　1 人間を取り巻く環境要因の種類 ………… 43
　2 人間の生存と活動を妨げる環境要因 …… 44
　3 人間の生命活動を支えるための環境の整備
　　 ……………………………………………… 45

## B. 人間の本質：文化の構築 — 45
　1 人間と他の霊長類との違い ……………… 45
　2 人間の脳による思考 ……………………… 46
　3 人間の思考と言語 ………………………… 47
　4 人間の思考と感情 ………………………… 49
　5 人間の脳の働きによる文化の創造（まとめ）
　　 ……………………………………………… 49

## C. 人体の構造と機能に基づく健康の概念 — 50

　1 健康の一般的な定義 ……………………… 50
　2 健康の原点 ………………………………… 50
　3 人間が健康であるための基本要件 ……… 51
　4 人間の健康と文明・文化の二面的な関係 … 52
　　　(1) 健康な人間による文明・文化の創造 … 53
　　　(2) 身体と心の人間らしい健康を支える文明・
　　　　 文化 …………………………………… 53
　　　(3) 人間の文明・文化が蝕む生物学的な健康 … 53
　5 人間の健康の保持 ………………………… 53
　　　(1) 健康を守る社会の活動 ……………… 53
　　　(2) 社会の中の医療 ……………………… 54
　　　(3) 健康への留意 ………………………… 54
　　　(4) 健康への努力 ………………………… 54

# 第5章　病気の基本　55

## A. 病気の概念 — 55
## B. 病気の大分類 — 56
　1 発症原因（病因）別に大分類した病気群の
　　総論 ………………………………………… 56
　　　(1) ゲノム／遺伝子の異常を主要な原因として
　　　　 発症する病気 ………………………… 56
　　　(2) 環境要因を主要な原因として発症する病気
　　　　 ………………………………………… 57
　　　(3) 遺伝子と環境要因の両方を主要な原因として
　　　　 発症する病気 ………………………… 57
　2 障害型（病態）別に大分類した病気群の総論
　　 ……………………………………………… 57

　　　(1) 炎症 …………………………………… 58
　　　(2) 腫瘍 …………………………………… 58
　　　(3) 代謝異常と構造異常 ………………… 59
　3 発症部位（器官）別に大分類した病気群の
　　総論 ………………………………………… 59
　4 急性の病気と慢性の病気 ………………… 60

## C. 病気の主要症状 — 61
　1 全身の症状 ………………………………… 62
　　　(1) 発熱 …………………………………… 62
　　　(2) 全身倦怠 ……………………………… 62
　　　(3) 発疹 …………………………………… 62
　2 消化器系の症状 …………………………… 62

|     |     |
| --- | --- |
| (1) 腹痛 …… 62 | (1) 頭痛 …… 64 |
| (2) 食欲不振 …… 62 | (2) めまい …… 64 |
| (3) 悪心・嘔吐 …… 63 | (3) その他 …… 64 |
| (4) 吐血・下血 …… 63 | 5 泌尿器・生殖器系の症状 …… 64 |
| (5) 下痢・便秘 …… 63 | **D. 病理学総論** …… 65 |
| 3 呼吸器・循環器系の症状 …… 63 | 1 病理学の基本的な所見 …… 66 |
| (1) 胸痛 …… 63 | 2 病理学的変化の基本 …… 66 |
| (2) 呼吸困難 …… 63 | (1) 炎症性病変 …… 66 |
| (3) 咳・喀痰・喀血 …… 63 | (2) 腫瘍性病変 …… 67 |
| (4) 動悸 …… 64 | (3) 変性/代謝異常に伴う病変 …… 67 |
| 4 脳・神経系・運動器の症状 …… 64 | (4) 循環障害に伴う病変 …… 68 |

## 第6章　病因・病態別の病気の分類　69

| | |
|---|---|
| **A. 国際疾病分類** …… 69 | (4) 経皮感染 …… 76 |
| **B. 遺伝病（遺伝子病）：遺伝子の欠陥による病気** …… 70 | (5) 経胎盤感染 …… 77 |
| 1 メンデル遺伝病 …… 70 | **E. アレルギー（疾患）：炎症（その2）** …… 77 |
| 2 染色体異常症，多因子遺伝病，ミトコンドリア遺伝病 …… 71 | 1 アレルギー …… 77 |
| (1) 染色体異常症 …… 71 | (1) Ⅰ型アレルギー（疾患） …… 78 |
| (2) 多因子遺伝病 …… 71 | (2) Ⅱ型・Ⅴ型アレルギー（疾患） …… 78 |
| (3) ミトコンドリア遺伝病 …… 72 | (3) Ⅲ型アレルギー（疾患） …… 78 |
| **C. 異常な外的要因による障害：外傷，中毒** …… 72 | (4) Ⅳ型アレルギー（疾患） …… 78 |
| 1 外傷 …… 72 | 2 自己免疫疾患 …… 79 |
| (1) 外力，熱，圧力 …… 72 | **F. 腫瘍：がん** …… 79 |
| (2) 放射線，紫外線，レーザー光線 …… 73 | 1 腫瘍の種類 …… 80 |
| (3) 化学物質 …… 73 | 2 発がんのしくみ …… 80 |
| 2 中毒 …… 73 | 3 がんの種類 …… 80 |
| **D. 感染症：炎症（その1）** …… 73 | **G. 代謝障害：栄養・ホルモンの不足と過剰** …… 81 |
| 1 感染症の種類 …… 73 | 1 酸素，水，食料の遮断による個体の死 …… 81 |
| (1) 細菌 …… 74 | 2 代謝の異常による病気 …… 82 |
| (2) ウイルス …… 75 | (1) メタボリックシンドローム …… 83 |
| (3) 真菌，原虫，寄生虫 …… 75 | (2) 栄養不足 …… 84 |
| 2 病原体の感染経路 …… 75 | (3) 糖尿病 …… 84 |
| (1) 飛沫・空気感染 …… 75 | (4) ホルモンの過剰と不足 …… 84 |
| (2) 経口感染 …… 76 | **H. 変性・老化** …… 84 |
| (3) 接触感染 …… 76 | 1 神経変性疾患 …… 85 |
| | 2 老化 …… 86 |

## 第7章　器官・領域別の病気の種類　87

| | |
|---|---|
| **A. 消化器疾患：胃腸，肝臓，膵臓の病気** …… 87 | 3 胃がん，大腸がん …… 88 |
| 1 胃炎 …… 87 | 4 肝炎，肝硬変 …… 88 |
| 2 胃・十二指腸潰瘍 …… 87 | 5 肝がん，膵がん …… 88 |

- **B. 呼吸器疾患：肺の病気** —— 88
  - ① 肺炎，肺結核 —— 88
  - ② 肺がん —— 88
- **C. 循環器疾患：心臓と血管の病気** —— 89
  - ① 心臓の病気 —— 89
    - (1) 狭心症，心筋梗塞 —— 89
    - (2) 不整脈，心不全，循環障害（ショック） —— 90
    - (3) 先天性心疾患 —— 90
  - ② 血管の病気 —— 90
    - (1) 動脈硬化，高血圧，出血，動脈瘤 —— 91
    - (2) 末梢性循環障害 —— 91
- **D. 腎臓・泌尿器系疾患：腎臓と尿路の病気** —— 91
  - ① 糸球体腎炎，腎不全 —— 91
  - ② 腎盂腎炎，膀胱炎，結石 —— 91
  - ③ 腎臓がん，前立腺がん —— 91
- **E. 血液・造血系疾患：血液の病気** —— 92
  - ① 貧血 —— 92
  - ② 白血病 —— 92
  - ③ 悪性リンパ腫 —— 92
  - ④ 血友病 —— 93
  - ⑤ 免疫不全症 —— 93
    - (1) 先天的免疫不全症 —— 93
    - (2) 後天的免疫不全症 —— 94
- **F. 神経疾患：脳と神経の病気** —— 94
  - ① 脳血管障害 —— 94
  - ② 脳腫瘍 —— 94
  - ③ 脳神経変性疾患 —— 94
  - ④ 自己免疫病 —— 94
- **G. 精神疾患：心の病** —— 95
  - ① パニック障害 —— 95
  - ② 気分障害（うつ病，双極性気分障害） —— 95
  - ③ 発達障害 —— 96
  - ④ 認知症 —— 96
  - ⑤ 統合失調症 —— 96
- **H. 皮膚疾患：皮膚の病気** —— 96
  - ① 感染症 —— 96
  - ② アレルギー —— 97
  - ③ 外傷 —— 97
  - ④ 腫瘍 —— 97
- **I. 小児疾患：子どもの病気** —— 97
  - ① 遺伝病 —— 97
  - ② 感染症 —— 97
  - ③ 腫瘍 —— 97
- **J. 高齢者疾患：高齢者の病気** —— 98
- **K. 外科疾患：外科治療を必要とする病気** —— 98
  - ① 外傷 —— 99
  - ② 消化器外科 —— 99
  - ③ 心臓血管外科 —— 99
  - ④ 呼吸器外科 —— 100
  - ⑤ 脳神経外科 —— 100
- **L. 整形外科疾患：骨と関節の病気** —— 100
  - ① 四肢の疾患：骨折，関節リウマチ —— 101
    - (1) 骨折 —— 101
    - (2) 関節リウマチ —— 101
  - ② 脊髄・脊椎の疾患：椎間板ヘルニア —— 101
- **M. 産婦人科疾患：妊娠と女性の病気** —— 102
  - ① 不妊 —— 102
  - ② 異常妊娠 —— 102
  - ③ 女性生殖器腫瘍 —— 102
- **N. 眼疾患：目の病気** —— 102
  - ① 屈折力の異常 —— 102
  - ② 白内障・緑内障 —— 102
  - ③ 網膜剝離 —— 102
  - ④ 結膜炎・角膜炎 —— 103
  - ⑤ 網膜芽細胞腫 —— 103
- **O. 耳鼻咽喉科疾患：耳，鼻，のどの病気** —— 103
  - ① 聴力障害 —— 103
  - ② 平衡機能障害 —— 103
  - ③ 炎症 —— 103
  - ④ 腫瘍 —— 103

## 第8章　病気の診断 — 105

- **A. 診断学総論** —— 105
- **B. 診断学の基本** —— 106
  - ① 医師による診察 —— 107
  - ② 臨床検査技師の役割 —— 108
- **C. 診断学各論** —— 109
  - ① 生理(学的)検査 —— 109
  - ② 生化学(的)検査：血液，尿，体液の検査 —— 109
  - ③ 血液(学的)検査 —— 110
  - ④ 微生物(学的)・血清(学的)検査 —— 111
  - ⑤ 遺伝子診断 —— 113
  - ⑥ 画像診断 —— 114
- **D. 病理診断** —— 115

# 第9章　病気の治療と予防　　117

## A. 治療学総論　117
1. 治療の総合性　118
2. 内科医と外科医　118
3. 治療にかかわる各種医療専門職者　119
4. 治療を支える科学と法・経済　119

## B. 治療学各論　120
1. 内科的治療　120
   - (1) 抗生物質　120
   - (2) 化学療法薬　121
   - (3) ビタミンとホルモン　121
   - (4) 特効薬　122
   - (5) 生薬　122
   - (6) 輸液と輸血　122
   - (7) 免疫療法　122
   - (8) 対症療法　123
2. 外科的治療　123
   - (1) 外科手術　123
   - (2) 臓器移植と再生医療　124
   - (3) 人工臓器　124
3. 物理学的治療法　126
   - (1) 放射線療法　126
   - (2) レーザー光線治療など　126
4. リハビリテーション　126

## C. 病気の予防　127
1. 予防の種類　127
2. 感染症の予防　128
3. 生活習慣病の予防　128
4. 心の病の予防　129
5. 遺伝病の予防　129
6. その他の病気の予防　129

---

## 展開編：医療のエッセンス　131

# 第10章　医療の基本　　133

## A. 医療の担い手　133
1. 医師　135
   - (1) 概要　135
   - (2) 免許と職務の特質　136
   - (3) 課題と見通し　136
2. 歯科医師　136
   - (1) 概要　136
   - (2) 免許と職務の特質　137
   - (3) 課題と見通し　137
3. 看護師・保健師・助産師　137
   - (1) 概要　137
   - (2) 免許と職務の特質　138
   - (3) 課題と見通し　138
4. 薬剤師　138
   - (1) 概要　138
   - (2) 免許と職務の特質　139
   - (3) 課題と見通し　139
   - (4) チーム医療の行政指導　140
5. 診療放射線技師　140
   - (1) 概要　140
   - (2) 免許と職務の特質　141
   - (3) 課題と見通し　141
   - (4) チーム医療の行政指導　142
6. 臨床検査技師　142
   - (1) 概要　142
   - (2) 免許と職務の特質　142
   - (3) 課題と見通し　142
7. 理学療法士・作業療法士　143
   - (1) 歴史と概要　143
   - (2) 免許と職務の特質　143
   - (3) 課題と見通し　143
   - (4) チーム医療の行政指導　144
8. 言語聴覚士　144
   - (1) 概要　144
   - (2) 免許と職務の特質　144
   - (3) 課題と見通し　145
9. 臨床工学技士　145
   - (1) 概要　145
   - (2) 免許と職務の特質　145
   - (3) 課題と見通し　145
   - (4) チーム医療の行政指導　146
10. 管理栄養士　146
    - (1) 概要　146
    - (2) 免許と職務の特質　146

|   |   |
|---|---|
| (3) 課題と見通し ... 146 | (2) 免許と職務の特質 ... 150 |
| (4) チーム医療の行政指導 ... 147 | (3) 課題 ... 151 |
| 11 救急救命士 ... 147 | 16 精神保健福祉士 ... 151 |
| (1) 概要 ... 147 | (1) 概要 ... 151 |
| (2) 免許と職務の特質 ... 147 | (2) 免許と職務の特質 ... 151 |
| (3) 課題と見通し ... 148 | 17 ソーシャルワーカー ... 151 |
| 12 歯科衛生士・歯科技工士 ... 148 | 18 臨床心理士 ... 152 |
| (1) 概要 ... 148 | 19 健康運動指導士・健康運動実践指導者 ... 152 |
| (2) 免許と職務の特質 ... 148 | **B. 医療専門職者等のチームワーク(チーム医療)の基本** ... 152 |
| (3) 課題と見通し ... 148 | 1 医療のチームワーク(チーム医療)とは ... 152 |
| 13 柔道整復師 ... 149 | 2 チーム医療の行政指導 ... 154 |
| (1) 概要 ... 149 | 3 医療チームワークの基盤 ... 155 |
| (2) 免許と職務の特質 ... 149 | **C. 課題対応チーム医療の実際** ... 156 |
| 14 鍼灸師など ... 149 | 1 感染症対策チーム ... 156 |
| (1) 概要 ... 149 | 2 緩和ケアチーム ... 156 |
| (2) 免許と職務の特質 ... 149 | 3 栄養サポートチーム ... 157 |
| (3) 課題 ... 150 | 4 糖尿病チーム ... 157 |
| 15 社会福祉士・介護福祉士 ... 150 | 5 褥瘡管理チーム ... 158 |
| (1) 概要 ... 150 |  |

## 第11章　医療の現場　　159

| **A. 主要な病因・病態に対する医療の枠組み** ... 159 | 6 血管性疾患の医療 ... 164 |
|---|---|
| 1 遺伝病の医療 ... 159 | (1) 診断 ... 164 |
| (1) 診断 ... 159 | (2) 治療 ... 165 |
| (2) 治療 ... 160 | (3) 予防 ... 165 |
| (3) 予防 ... 160 | 7 変性疾患(神経変性疾患)の医療 ... 165 |
| 2 感染症の医療 ... 161 | (1) 診断 ... 165 |
| (1) 診断 ... 161 | (2) 治療 ... 166 |
| (2) 治療 ... 161 | (3) 予防 ... 166 |
| (3) 予防 ... 162 | 8 心の病の医療 ... 166 |
| 3 アレルギーの医療 ... 162 | (1) 診断 ... 166 |
| (1) 診断 ... 162 | (2) 治療 ... 166 |
| (2) 治療 ... 162 | (3) 予防 ... 167 |
| (3) 予防 ... 162 | **B. 一般診療科における医療** ... 167 |
| 4 がんの医療 ... 163 | 1 診療科の種類 ... 169 |
| (1) 診断 ... 163 | 2 内科一般の医療 ... 170 |
| (2) 治療 ... 163 | (1) 消化器内科の医療 ... 170 |
| (3) 予防 ... 164 | (2) 呼吸器内科の医療 ... 171 |
| 5 代謝性疾患の医療 ... 164 | (3) 循環器内科の医療 ... 171 |
| (1) 診断 ... 164 | (4) 代謝・内分泌内科の医療 ... 172 |
| (2) 治療 ... 164 | (5) 腎臓内科の医療 ... 172 |
| (3) 予防 ... 164 | (6) 神経内科の医療 ... 172 |
|  | 3 精神科の医療 ... 173 |

④ 皮膚科の医療 ……………………… 173
　⑤ 小児科/小児外科の医療 …………… 174
　⑥ 外科一般の医療 …………………… 174
　　(1) 外傷の医療 …………………… 174
　　(2) 消化器外科の医療 …………… 175
　　(3) 心臓血管外科の医療 ………… 176
　　(4) 呼吸器外科の医療 …………… 176
　　(5) 脳神経外科の医療 …………… 176
　⑦ 整形外科の医療 …………………… 176
　　(1) 骨折の医療 …………………… 176
　　(2) 椎間板ヘルニアの医療 ……… 176
　　(3) 関節リウマチの医療 ………… 176
　⑧ 泌尿器科の医療 …………………… 177
　⑨ 産婦人科の医療 …………………… 177
　　(1) 産科の医療 …………………… 177
　　(2) 婦人科の医療 ………………… 177
　⑩ 眼科の医療 ………………………… 177
　⑪ 耳鼻咽喉科の医療 ………………… 178
　⑫ 歯科と口腔外科の医療 …………… 178
C. 総合診療 ……………………………… 178
D. 救急医療 ……………………………… 181

　① 救急医療を必要とする外科系の疾患 …… 182
　　(1) 概要 …………………………… 182
　　(2) 診断 …………………………… 183
　　(3) 治療 …………………………… 183
　② 救急医療を必要とする内科的疾患 …… 183
　　(1) 概要 …………………………… 183
　　(2) 診断 …………………………… 184
　　(3) 治療 …………………………… 184
E. 災害医療 ……………………………… 184
F. リハビリテーション医療 ……………… 185
　① 理学療法 …………………………… 185
　② 作業療法 …………………………… 186
　③ 言語聴覚療法 ……………………… 186
G. 看護医療 ……………………………… 187
H. 介護・在宅医療 ……………………… 188
　① 介護医療 …………………………… 188
　② 在宅医療 …………………………… 189
I. 東洋医学の医療 ……………………… 189
　① 生薬・漢方処方 …………………… 190
　② あん摩・鍼灸・柔道整復医療 …… 190

# 第12章 社会医学の視点：公衆衛生学　191

A. 疫　学 ………………………………… 192
　① 疫学の意義 ………………………… 192
　② 疫学的手法の概要 ………………… 192
B. 社会環境が発症にかかわる病気 ……… 193
　① 職業病・公害病 …………………… 193
　　(1) 水俣病 ………………………… 193
　　(2) イタイイタイ病 ……………… 194
　　(3) 四日市喘息 …………………… 194
　② 生活習慣病：生活習慣が発症にかかわる
　　疾病 ………………………………… 195
　③ 感染症 ……………………………… 195

　④ 災害 ………………………………… 196
C. 人口動態と疾病構造の時代推移 ……… 197
　① 世界の人口 ………………………… 197
　② わが国の人口 ……………………… 198
　③ 人口動態とかかわる疾病構造の変化 …… 199
　④ 現代日本人の健康状況 …………… 202
　　(1) 有訴率 ………………………… 203
　　(2) 通院者数 ……………………… 203
　　(3) 受療率 ………………………… 203
　　(4) 在院期間 ……………………… 203

# 第13章 予防医療　205

A. 予防接種 ……………………………… 206
　① ワクチン …………………………… 206
　　(1) 感染症に対するワクチン …… 206
　　(2) がんに対するワクチン ……… 208
　② 予防接種法 ………………………… 208
　③ 予防接種の種類 …………………… 209

　④ 予防接種の副作用と課題 ………… 209
B. 健康診断 ……………………………… 210
　① 二次予防医療のための健康診断 …… 210
　② 人間ドック ………………………… 211
　③ 三次予防医療のための診断 ……… 211
C. 健康日本21 …………………………… 212

## 第14章　社会の医療情勢と医療体制　　213

**A. 現在の医療情勢** — 213
 1 世界の医療情勢 — 213
 2 わが国の医療情勢 — 214
 3 進展する社会と医の互いの関係 — 214
**B. 医療体制** — 215
 1 国の医療体制の枠組み — 215
 2 医療機関 — 217
**C. 医学教育** — 218
 1 医療の教育 — 218
 2 医学の教育と研究 — 220

## 第15章　医療法規と医療行政　　223

**A. 医療法規** — 223
 1 医療系資格法 — 224
 2 医療法 — 225
 3 その他の主要な医事法規 — 225
 4 医療関連法規 — 226
**B. 社会保障制度** — 227
 1 社会保障制度と医療行政 — 227
 2 医療保険制度の法的基盤 — 228
 3 医療保険制度の概要 — 229
 4 医療保険以外の社会保障と医療行政 — 230
  (1) 母子保健 — 230
  (2) 精神保健 — 230
  (3) 難病の医療 — 231
  (4) 腎不全の医療 — 232
  (5) 臓器移植の医療 — 232
**C. 医療の安全性：医療事故への対応** — 233
**D. 医療記録と記録管理** — 234
**E. 治験：安全で有効な医療薬・機器の開発** — 235
**F. 医療施策一般** — 237
 1 「健康」に関する施策方針の例 — 237
 2 「食品」,「医療」などに関する施策方針の例 — 237
 3 「障害者福祉」,「介護・高齢者福祉」に関する施策方針の例 — 238
**G. 世界の医療体制** — 239
 1 世界保健機関(WHO) — 239
 2 国連と持続発展教育(ESD) — 239

巻末表 — 243
索　引 — 253

# 基礎編：医学のコンセプト

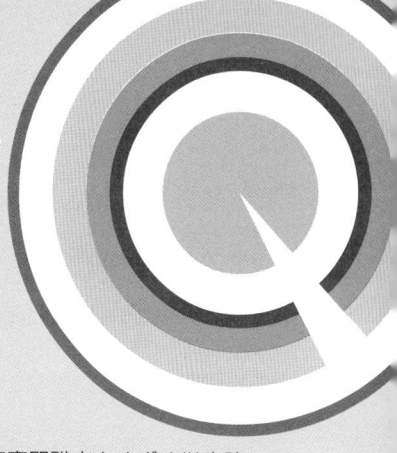

　第1～9章の構成となる基礎編のねらいは，さまざまな領域の医療専門職者をめざす学生諸子が，医療全体を根底で支える**医学全体の基本を理念（コンセプト）として理解する**ことです（p.vi，図 **本書の構成概観**参照）．

　人間は多くの場合に健康な生活を送っていますが，時に健康がおかされて病気になります．この病気に対応しようとする人間の知的な活動が医学であり，医学に基づく行為が医療です．基礎編では，医療を含む医学全体の大きな枠組み，人間の歴史の中の医学（医療を含む）の歴史，健康とは何か，健康が破綻してあらわれる病気とは何か，そして病気に対応して健康を維持しようとする医学の基本ともいえる病気の診断，治療，予防とは何かを考えます．

　第1章では，医学のもとで行われる医療を含む医学全体の大きな枠組みを，その根底にある基本的な考え方（理念：倫理）を含めて紹介します．

　すべての領域の学問には歴史があります．歴史は，多くの先人が知恵と経験を積み上げて現在の学問体系を築いてきた経緯であり，歴史の頂点に現在があり，その先に未来があります．第2章 医学の歴史では，医学全体のそうした大きな流れを，医学のもとにある医療の基本的な流れを含めて説明します．

　医学の歴史は，**人体の構造（かたち）と機能（働き）の常態（正常な状態）を知ることから始まり**ました．人体の構造の常態を明らかにする学問が解剖学であり，人体の機能の常態を知る学問が生理学です．解剖学は人体の構造を肉眼で観察するところから始まり，顕微鏡で微細構造を知るところまで進展しました．そして解剖学とともに生理学が展開し，正常な人体の構造と機能の多くが明らかにされました．この成果のまとめを第3章 人体の構造と機能で紹介します．

　人間の健康は，人体とそれを取り巻く**環境との対話**の中で維持されます．環境は自然環境，生物環境，社会環境の三つに区分され，人間は身体と心の両方でこれらの環境と対話します．人間の真の健康とは何かを考える場合，人間に固有に備わる「心」と，心の産物ともいえる人間固有の「**文化**」の本質を理解する必要があります．それにより，**人間の健康とは何かを正しく考え**ることができるようになります．これが第4章 環境・文化と人間の健康の内容です．

　健康な状態が破綻すると，**病気**になります．まず，病気がどのようなしくみでどのような症状や身体構造の変化（病理学）を伴ってあらわれるのかの基本を理解する第5章；感染症，外傷，腫瘍，変性といった代表的な病因（病気の原因）や病態（病気のあらわれ方）の違いから病気がどのように分類されるのかを知る第6章 病因・病態別の病気の分類；そして病気が発症する臓器・器官別に，あるいは年齢・性別といった領域別に，診断や治療が行われる個別の病気の種類とそれぞれの特徴を知る第7章 器官・領域別の病気の種類，の3章に分けて病気の骨組みを説明します．

　病気に立ち向かう医学において，**病気の診断，治療，予防**は3本の柱です．診断にはどのような種類と内容があり，どのような医療体制が必要かを第8章 病気の診断で述べます．また，**病気の治療と予防**に関して，同様の点を第9章 病気の治療と予防で紹介します．

　これら基礎編の9章を学習することで，**医学全体の枠組みをコンセプトとして理解できる**と考えます．

# 医学の基本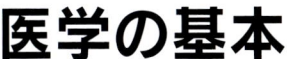

　医学では，人間の健康とは何かを理解し，さらに，健康が破綻するとあらわれる病気はどのような原因としくみで発症するかを明らかにした上で，病気と相対峙する．病気を乗り越えて健康を維持しようとする人間の知的活動である医学とは，どのようなものなのか．

　本章では，医学の基本について，全体の概念，医学のもとに区分されるさまざまな領域，それぞれの領域の医学を支えるさまざまな専門職者の基本的な役割，医学とその実践である医療を根底で支える医の倫理と法のしくみの基本に分けて紹介する．

## A. 医学の概念

　本書では，生命の起源とその進化の到達点としてのヒト（ホモ・サピエンス *Homo sapiens*）の誕生，ヒトの身体のつくり（かたち）と働き，ヒトの健康の概念などについて，その基本を，医学の基礎である生物学の視点も踏まえ，理念として第2〜4章にかけて説明する．それに続いて，ヒトの健康を妨げる病気の基本的な理念と種類を紹介し，そうした病気をどのようにして診断し治療するか，さらにはどのようにして予防し健康を守るかを，第5〜9章にかけて順に説明し，その中で読者が医学とは何かを総合的に理解できることをねらいとする．

　生物学と比べた医学の特徴は，ホモ・サピエンスという種としてではなく，一人ひとりが独立性の高い心を備えた個の集団として，人間を位置づけることにあるだろう．このため，個々の人間から病気を排除して健康の維持をめざす，という客観的な生物学的事実を人間としての視点から理解し，そうした理解に基づいてこれを活用することになる．たとえば，一つひとつの生命はすべて客観的に互いに平等であるとしても，人間は他の生物を食物として利用し，人間に対して病原性を備えた微生物を排除し根絶することをめざす．一方で，一人ひとりの人間の生命はすべて等しく尊いという原則を不変の医療倫理として，その上に医学と医療が組み立てられている．生物学に基礎を置いて人間を考えた場合には人間の「種」としての存続を最も重要なものとすることとなるが，「医学」の立場からの考え方の最大の特徴は，「種」の存続という目標を超えて人間一人ひとりの個を大切にするところにある．

　ここでは，上記の考え方を基本とする「医の倫理」のもとで，医学と医療のさまざ

な役割を担うすべての専門職業人が根底において共有すべき医学の理念と基本的事項の骨組みを説明する．ホモ・サピエンスという「種」を対象とする「人間の生物学」と，心を持つ一人ひとりの人間を対象とする「医学」とは，人体と心のしくみの両方を知り，そこに発生する病気の原因と状態（病態）を明らかにするところまではともに「科学」の領域である．この科学の知識と技術に基づいて，人間一人ひとりの病気をどのように診断し治療するか，そして予防するかが，医学という学問が追求する究極の目標となる．本章では，人間の健康と病気の基本を知って病気の診断，治療，予防をめざす医学の基本理念（コンセプト）を，その基本的な枠組みを含めて概説する．

## B. 医学の領域

さまざまな病気と対峙し人間の健康を保持・増進しようとする医学は，歴史の長い歩みの中で，①基礎医学，②臨床医学，③社会医学という互いに密接にかかわりあう三つの大きな領域に区分された（**表1-1**）．この三つの領域の医学の進展に支えられて展開する医療は，医師，看護師，保健師，薬剤師，診療放射線技師，臨床検査技師，理学療法士，作業療法士，言語聴覚士，臨床工学技士，救急救命士，管理栄養士，介護福祉士，社会福祉士，臨床心理士，健康運動指導士，ソーシャルワーカーなど，さ

**表1-1 医学の領域**

| 医学の領域 | 代表的な分野 | 代表的な担当者 |
|---|---|---|
| 基礎医学 | **生理系**<br>　解剖学・組織学<br>　生化学・生理学 | 医師<br>医師以外の基礎医学・生物学研究者 |
| | **病理系**<br>　病理学<br>　微生物学・免疫学 | |
| 臨床医学・医療 | **内科系**<br>　内科<br>　小児科<br>　精神科<br>　皮膚科 | 医師<br>歯科医師<br><br>看護師<br>薬剤師<br>診療放射線技師<br>臨床検査技師<br>理学療法士<br>作業療法士<br>臨床工学技士<br>救急救命士<br>管理栄養士<br>他<br><br>医療事務職員 |
| | **外科系**<br>　外科<br>　整形外科<br>　産婦人科<br>　泌尿器科<br>　眼科<br>　耳鼻咽喉科 | |
| | **総合**<br>　総合診療<br>　救急医療<br>　東洋医学 | |
| 社会医学 | 衛生学<br>公衆衛生学<br>予防医学 | 医師<br>医師以外の医療人<br>医療人以外の社会医学・科学研究者 |

まざまな職種の医療専門職者・医療関連専門職者(医療人)の個別の働きと，各医療人相互の密接な連携を必要とする．すなわち，医療は医師をはじめとするさまざまな職種の医療人のチームワークで実践される．それぞれの職種の医療人の基本的な役割と彼らによる医療のチームワークとチーム医療の基本や課題については，第10章 医療の基本で解説する．

## 1 基礎医学

　基礎医学は，生命・健康科学のあらゆる領域の学問と，そうした学問に支えられる医療の根底をつくる基盤的な学問領域である．その役割は，人体の構造(つくり)と機能(働き)を明らかにし，そこにあらわれる健康障害，すなわち病気の原因と発症のしくみを解明するとともに，さまざまな経験と実験を通して明らかにした病気の診断，治療，予防にかかわる基礎的原理と新たな知見を社会(医療)に提供することである．

　基礎医学は，生理系と病理系の二つの学問分野に大きく区分される．生理系には解剖学・組織学，生理学，生化学が，病理系には病理学，微生物学・免疫学が含まれる．医師などの医療人，あるいは医療人以外の基礎医学・生物学の専門家がその教育・研究を担当する．

　過去から現在までの基礎医学の成果は，第2章 医学の歴史および第3章 人体の構造と機能，第4章 環境・文化と人間の健康，第5章 病気の基本，第6章 病因・病態別の病気の分類，第7章 器官・領域別の病気の種類にまとめる．

## 2 臨床医学と医療

　人間一人ひとりの病気の診断，治療，予防に必要な具体的な方法は，基礎医学により開発され蓄積された医学の基本的な知識・技術を活用して，臨床医学により経験と臨床実験(たとえば基礎医学により新規に開発された薬物が人間に大きな副作用を伴わないで効果的に働くかどうかを検証するには，厳密な倫理基準にのっとった臨床実験が必要となる．これを治験と呼ぶ；第15章E節参照)を通して明らかにされる．臨床医学が開発した具体的な知識・技術に基づいて，適切な医療が行われる．その医療の中で蓄積される新たな臨床経験を通して，いっそう効果的な診断法，治療法，予防法を開発するヒントが得られ，ヒントをもとに臨床医学とこれを支える基礎医学の研究がさらに大きく展開していくこととなる．臨床医学・医療と基礎医学の密接な連携共同により，今日の医学と医療がつくられてきたといえる．なお，基礎的な研究の成果を臨床の場に活用できるようにするための移行段階の研究は，トランスレーショナルリサーチ translational research と呼ばれる．

　臨床医学は，内科系，外科系，総合の三つの領域に大きく区分され，内科系には内科学，小児科学，精神医学，皮膚科学などが，外科系には外科学，整形外科学，産婦人科学，泌尿器科学，眼科学，耳鼻咽喉科学などが，また総合には総合医学，救急医学，東洋医学などが含まれる．基礎医学に支えられて展開した臨床医学の研究の基本的な成果は，第8章 病気の診断，第9章 病気の治療と予防にまとめられている．

臨床医学が明らかにした病気の診断，治療，予防にかかわる知見が直接応用されて，それぞれの領域の医療が行われる．そしてそうした医療の現場では，医師，歯科医師，看護師，保健師，薬剤師，診療放射線技師，臨床検査技師，理学療法士，作業療法士，言語聴覚士，臨床工学技士，救急救命士，管理栄養士，介護福祉士といった多種多様な医療専門職者・医療人が連携共同して一般医療と医療上の特定課題ごとのチーム医療を推進する．それぞれの専門職者は，互いの連携共同を前提としながらも，専門の学問体系のもとで独自の発展をめざす．いずれにせよ，人体の構造と機能，病気の原因と発症の機序，病気に対する医療活動などの医学の基本の理解が，活動の根底ですべての医療人に求められる．医学の基本をすべての医療人（各医療専門職者）が共有することで，医療人同士の相互理解と連携共同が進み，そこではじめて医療が適切に行われることとなる．科学技術の一般的な進歩に助けられて高度化し先端化した現代医療の場合には，さまざまな医療専門職者がそれぞれの役割を適切に分担し連携共同できる体制が整っていることがとくに重要である．

また，超高齢社会を迎え，一人ひとりの人間の日常生活の支援や介護といった社会福祉活動と密接に連携して，医療の必要性が高くなってもいる．さらに，科学技術の進展により実現した豊かな生活を享受する一方で，そうした人間活動そのものが原因となって進む自然・生活環境の破壊や職場環境の悪化，あるいは社会の複雑化に伴う心の環境の劣悪化などが進み，社会問題となってきている．これらの新たな問題には，従来の医療の枠組みを越えた社会の対応が必要である．このため，次項で説明する社会医学と連動する広義の医療の現場で，介護福祉士，社会福祉士，精神保健福祉士，臨床心理士，ソーシャルワーカー，健康運動指導士，衛生管理者など，新規の医療（関連）専門職者と従前からの医療専門職者との連携共同が必要となっている．

臨床医学の医療への応用面の現在までの成果は，第10章 医療の基本と第11章 医療の現場にまとめる．

### 3 社会医学

人間の健康を守ろうとする医学・医療のすべての活動は，社会の適切な連携共同があってはじめて効果的なものとなる．第一に，一人ひとりの人間の健康は，社会が支える生活基盤の健全さに依存する．戦争や自然災害で荒廃した社会の中で，個人の健康を維持することは容易でない．第二に，生活環境の衛生管理，適切なワクチンの接種，職場環境の保全管理，生活習慣病を予防するための公衆衛生活動を社会（国や地域）が先導することで，感染症や職業病に適切に対応できる．第三に，社会のしくみの中に適切に位置づけられ支援されることで，医療活動は効果的となる．すなわち，医療保健制度，医学・医療の専門家を養成する教育制度，よりよい医学・医療をめざす研究を支援する制度などが，社会の中で適正に整備される必要がある．また，医療制度を医療周辺の介護・福祉制度などと適切にリンクさせる医療・福祉行政の手腕も問われる．

なお，社会医学には，衛生学，公衆衛生学，予防医学の区分があり，学問としての

社会医学(研究)は，医療人の他，医療人以外の社会医学・科学研究者が担当する．

社会医学の現在までの成果は，本書第12章 社会医学の視点：公衆衛生学，第13章 予防医療，第14章 社会の医療情勢と医療体制，第15章 医療法規と医療行政にまとめられている．

### 4 西洋医学と東洋医学

健康を求める切なる人間の願いから，地域に固有のさまざまな医学・医療が発展してきた．洋の東西を問わず，それらの多くは身体の健康と心のやすらぎを求める原始の宗教と起源を同じくするものであった．

もともと一人ひとりの人間の主観(心)を大切にする医学の源流に，古代ギリシャの時代，心の外にある事象を客観的に観察し分析する新しい流れが加わって，解剖学や生理学が誕生した．その中で，実験を行って病気の原因を追求する科学としての医学が生まれた．この流れは，主観を基礎とする宗教が医療を牽引した中世の時代を経て，ルネッサンス期の客観性を重視する人間性の復活とそれに続く17世紀の科学革命につながり，さらには，近代以降の事象の客観的な検証を重視する西洋医学の誕生へと続いた(第2章参照)．この後，分析的な科学技術が進展して，病気の原因を分子レベルで解明し結果に基づいて一つひとつの病気に個別に対応する新規の診断・治療法が開発されてきた．そしてこれら先端の医学研究と開発された新規の診断・治療法を活用する高度医療が確立されていくこととなる．

一方，古代中国，古代インドなどアジアの地域では，西欧医学とは異なる独自の医学である東洋医学が誕生した．東洋医学の特徴は，一つひとつの「病気を治す」こと以上に，「病める人間を医す」ことを基本とするところにある．その方法の原則は，経験的な知恵を体系化し活用することにあった．この考え方は，古代ギリシャのヒポクラテスのそれに通じるものでもあり，洋の東西を問わない医の源流がそこにあるともいえる．東洋では，この源流そのものがとことん追求され，漢方医学，鍼灸医療などの独自の医学・医療が確立されていった．これに対して西欧は，一つひとつの病気のしくみを観察と実験で明らかにして病気を個別化し，それぞれへの対応法を客観的な事実に基づいて追求しようとする西洋医学への道を歩んだ．

西洋医学と東洋医学は，起源を同じとしながらも，理念と方法論を異にして別々の方向に展開した．しかし，いずれの医学も人間の健康の回復と維持をめざして自然環境(薬物など)と人間の活動(診断，手術，理学・作業療法，鍼灸など)を効果的に活用するものであり，医学と医療がグローバル化する中で，両方の医学の長所を組み入れた総合的な医療を模索する努力が進められている．

本書では，西洋医学の流れに沿った記述が中心となっているが，東洋医学については，第10章A節13〜14項，および第11章I節に解説したので参照してほしい．

### 5 医学の担い手

医学と医療の担い手については，医療の担い手を中心に展開編第10章A節で詳し

く紹介するが，ここでは，医療を含む医学全体の担い手の基本を説明する．

　次章 医学の歴史にあるように，物事の本質を極めようとした古代ギリシャの哲学者アリストテレスAristotélēsらが最初の医学の担い手となり，人体の構造と機能を明らかにしようとする解剖学と生理学が誕生した．これらの学問は，暗黒の中世を経て，万能の天才とされるレオナルド・ダ・ヴィンチLeonardo da vinciやミケランジェロMichelàngeloらによる新しい息吹により，ルネッサンス期に再生することとなる．一方，医の倫理を創始し医学の父と目される古代ギリシャのヒポクラテスHippokrátēs以降は，中世の時代に病院(救貧院)をつくったキリスト教と連携して，医師が解剖学や生理学の基本を継承した．こうして，9世紀に医学教育を担当する医学校が置かれ，13世紀に最初の医学部がフランスのモンペリエとイタリアのボローニアにつくられた．

　その後，「科学の時代」と呼ばれる17世紀には，科学の新たな理念と方法論を展開させたコペルニクスCopernicusやガリレオGalileoらが活躍した．血液循環を発見したハーヴェーHarveyや顕微鏡ではじめて微生物を観察したレーウェンフックLeeuwenhoekら基礎医学の研究者が，解剖学と生理学を新たな方向に展開させた．この時代以降，医学・生物学者と医師の共同により，基礎医学と臨床医学が互いに関連しあいながら大きく進展することとなった．たとえば，医師ジェンナーJennerは天然痘を予防するためにはじめて牛痘を人体に接種し，生物学者パスツールPasteurがこのジェンナーの偉業を体系化してワクチンを実用化させた．また，医師であり生物学者であったリンネLinnéは，植物の分類にとどまらず，病気の分類を行って近代医学への扉をひらいた．外科医パレParéは軟膏や血管の結紮法を開発して近代外科学の基礎をつくり，内科医ラエンネックLaennecは聴診器を発明して内科学の基礎をつくった．このように，生物学者と医師・医学者が連携共同して医学と医療の基礎をつくりあげていった．この頃，ペストなどの伝染性の高い感染症に対応するために公衆衛生の考えが生まれ，産業革命に伴って新たにあらわれた職業病に対応する社会医学が台頭した．こうした中，病気の本質を形態学の手法で追求する病理学の権威として知られたウィルヒョウVirchowが社会医学の重要性を唱えるなど，医学の中の異なる学問領域の専門家間の連携もみられるようになった．

　この後，健康と病気の成り立ちの基本を分子レベルで解明しようとする生化学や分子生物学といった新たな学問領域が台頭した．20世紀に入ってこれらの領域が大きく進展し，健康や病気発症のしくみを分子レベルで解析する方法論を修得した生物学者と医学者が共同して，ホルモンやビタミンを発見し，続いてその分子構造を解析する学問が進展した．その結果，ほぼすべての生理現象が分子と遺伝子のレベルで理解され，そのもとで病気の診断，治療，予防をめざす先端医学が展開することとなった．この時代には，多くの医師がこうした学問の先導者となるとともに，新規の診断法，治療法，予防法の開拓者ともなった．なかでも，医師フレミングFlemingによる抗生物質の発見は，ジェンナーによるワクチンの開発と並んで，病気を的確に予防し治療する方法を人類が手にしたことを示す最初の金字塔であった．病気のしくみを分子・

遺伝子レベルで理解する力と，新規の診断，治療，予防法を分子レベルで設計し開発できる先端科学技術とが連携することで，新規の病気の診断，治療，予防法が次々と開発される時代に突入した．ここに医学，工学，薬学，基礎生物学の連携が重要な役割を果たす新しい基礎医学と臨床医学，そして社会医学が誕生し，現在にいたっている．

さまざまな学問領域の共同により推進されてきた現代医学は，「科学技術」と「医の理念」の二つで構成される．このうち「医の理念」は，人間一人ひとりの健康を尊重することに基礎を置く「医の倫理」(本章C節参照)に立脚するものである．この理念は医療人としての経験を重要なよりどころとし，医療人が備える豊かな人間性と深くかかわる．出生してから一人の人間として成熟するまでの過程で豊かな人間性が涵養されることこそが，すべての医療人にとって共通に必要なことであろう．「医の理念」を備えた医療人とそれぞれの科学技術の専門家とが密接に連携することで，はじめて医学の真の発展が可能になったといえる．

こうして発展した医学のもとで実施される医療は，その内容が高度となるにつれ，一人の医療人の手に余るものとなり，専門性の異なる複数の医療人の連携共同(チームワーク)によってはじめて適正な医療が可能となる．多くの医療人のチームワークによるチーム医療が現代医療を進める上で必須ともなってきている．第10章で改めて説明するが，医師，歯科医師，薬剤師，保健師，看護師，診療放射線技師，臨床検査技師，理学療法士，作業療法士，言語聴覚士，管理栄養士，救急救命士，介護福祉士など，さまざまな医療専門職者(医療人)の共同が今強く求められている．

医療はもともと，人体に侵襲を加えることで人体の構造と機能を変化させ，これによって「病気」から「健康」へと転換させる行為である．国は，それぞれの医療専門職者にそれぞれ限定された内容の行為を医療のもとでのみ許可して免許を与え，社会に必要な行為としている．

現代の医学と医療の担い手について，一部の医療人はその両方を，また多くはその一方を担うが，この二つの異なる職務の担い手がいかに効果的に連携共同できるかで，医学と医療の将来が決まるともいえよう．

## C. 医の倫理

医の基本を考える上で，医にかかわるすべての人が知る必要のある「医の倫理」(=「医の基本理念」)について，その基本と課題を説明する．

人間一人ひとりを対象とした医であれ，人間集団(社会)を対象とした医(公衆衛生)であれ，共通に遵守されなければならないのが，医の社会的正義ともいえる「医の倫理」である(表1-2)．「医」の原点は，次章 医学の歴史でも説明するように，人間と人間の間の慈しみの心にある．したがって「他の人間にとってよかれ」と思う心のもとに「医の倫理」がある．すべての医学とその実践である医療は，こうした医の倫理のもとではじめて実のあるものとなる．医療人や医学・生物学者による人間を対象としたす

表1-2 代表的な医療倫理の規範

| 規範等の名称 | 開始期 | 概要 | 備考 |
|---|---|---|---|
| ヒポクラテスの誓い | 古代ギリシャ | 医師のあるべき姿：<br>①取得した医術の周知と後世への伝承<br>②万人に対する最善の医療<br>③守秘義務 | 西洋医学における医の倫理の原点 |
| 医師法などの資格法 | 1948年～ | 医師ら医療人が堅持すべき医療倫理にかかわる諸事項 | 各医療人が担当する職務の規範と義務とする職務事項 |
| ヘルシンキ宣言 | 1964年 | 人間を対象とする医学研究にかかわる倫理規範の基本 | わが国の厚生労働省が公示する関連指針の原点 |
| ヘルシンキ宣言のもとでの厚生労働省の指針 | 2003年～ | 人間を対象とする医学研究にかかわる倫理指針：<br>「人を対象とする医学系研究に関する倫理指針」<br>「ヒトゲノム・遺伝子解析研究に関する倫理指針」 | 倫理審査委員会を置き，①被験者の人間性の尊重，インフォームド・コンセント（内容を正しく説明されての同意）の取得，③個人情報の保護（「個人情報の保護に関する法律」による），④研究の科学的有用性の4点を倫理審査委員会で審査 |

べての研究，医師による患者の診察と治療の行為，看護師による患者のケア，人間集団を対象とした調査，人間集団を対象とした疾病の発症予防や健康増進のための対策など，さまざまな職種の医療人・医療関係者あるいは医療行政担当者によるすべての医療にかかわる行為に欠かせない鉄則が，「医の倫理」である．西洋医学における医の倫理の源流は，古代ギリシャの「ヒポクラテスの誓い」にある．

「医学」のもとにあるすべての「医療」は，そうした倫理感のもとで一人の人間（医療人）と他の人間（患者）の間で取り交わされる社会的な行為であり，このため，社会の基本ルールとしての一般的な倫理規則を含む各種の医療規則（法規）のもとにある（第15章参照）．

一部くり返しになるが，「医の倫理」は，よりよい医学と医療をつくろうとする人間個人を対象とした臨床研究，あるいは人間集団（社会）を対象とした疫学研究のいずれにおいても重要である．すなわち，人間を対象とするすべての医学研究は「医の倫理」を逸脱したものであってはならない．後に説明するヘルシンキ宣言はこのことを明文化したものであり，すべての医学研究，さらには人間を対象とする人文・社会学的研究を含めたすべての研究は，ヘルシンキ宣言の精神にのっとった倫理規則のもとで実施されるものでなければならない．

### 1 ヒポクラテスの誓い

医学の父とされる古代ギリシャのヒポクラテスが，医師のあるべき姿を神に誓うかたちで記述したとされるもので，「医師はみずからが取得した医術を世に広めまた後世に伝承し，病める者には誰でも相手を選ばずに最善の医術を施し，また，そのとき知りうる他人の秘密は守秘する」といった内容が含まれる．このヒポクラテスの誓いは，西洋医学における医の倫理の原点として重要視されている．

## 2 ヘルシンキ宣言

　1964年にヘルシンキで開催された世界医師会で採択された「ヒトを対象とする医学研究にかかわる倫理規範」である．わが国では厚生労働省が，この規範および別に定められた「個人情報の保護に関する法律」に基づいて「人を対象とする医学系研究に関する倫理指針」，「ヒトゲノム・遺伝子解析研究に関する倫理指針」などを策定している．この指針などに沿って大学などの各研究機関には倫理審査委員会が置かれ，対象となる研究課題ごとに，①被験者の人間性の尊重，②インフォームド・コンセントinformed consent（内容を正しく説明された上での同意）の取得と自由意志による研究への参加，③個人情報の保護，④研究の科学的有用性などに関する審査が行われることとなっている．

## 3 倫理と法

　社会的倫理基準とは，人間の特定の行為が善であるか悪であるかを判断する場合に，社会を構成する多数者が用いる一般的な基準のことである．社会的倫理基準に基づく善悪の判断は，一人ひとりの人間が特定の行為の善悪を判断する場合に用いる基準とは必ずしも一致しない．社会的倫理基準は，すべての構成員の行為を絶対的に規制するものではないが，構成員の大多数が「よい」と判断するときに用いる基準は，倫理上異なる信条（基準）を持つ特定の構成員の行為を実質的に規制するものとなる．しかし，何を「よい」と考えるかという倫理基準が構成員の中で大きく分かれる場合，構成員の大多数者が「よい」と考える基準がつくられるまで，相当に長い間，社会の中で議論が続けられることになる．

　特定の行為について多数者が「よい」と考える倫理基準が定まった時点で，その行為が「よいか悪いか」を社会として決定し，規則（法）を定めることとなる．法は，倫理観が異なる構成員を含めて，すべての構成員の行為を絶対的に規制する．生きた人間を傷つける行為は「悪い」と判断し，法がこの行為を禁止する．しかし，結果的に人間の健康を守ることになると法が定める医療行為は，内容を厳しく限定した上でこれを「よい」と社会が判断することとなる．これが医療人に与えられる免許の本来の意味である．免許を得て，医師は，使い方によっては毒物となる薬物を患者に処方し，また，身体にメスをあてて外科手術を行う．薬剤師，看護師，診療放射線技師など，医師以外のすべての職種の医療人の場合も基本的に同様である．

　いくつもの特定の医療行為の場合には，「よいか悪いか」の判定が倫理基準の上でも法の上でもなお困難である．臓器移植における脳死判定や尊厳死の「よし悪し」の判断がその例である．特定の医療行為が「よいか悪いか」についての多数者の判断が，その時点で取り決められている法の判断と異なり，しかもこのことに関する有識者の見解が分かれるような場合，有識者の多数派が現行法と異なる倫理的な判断で行動することがある．こうした場合には，法の判断と行動との整合が最も難しくなる（次項参照）．

## 4 倫理と法のはざまにある課題

　歴史的に「医」の倫理に対する明らかな違反として厳しく糾弾されたのは，戦時中に実施されたとされる人間の尊厳を直接的に損なういくつもの人体実験であった．病気のしくみを解明し，新規の診断，治療，予防法を開発するなど，人類の福祉に役立つようにと行われる医学実験であっても，実験の対象となる一人ひとりの人間の尊厳を損なうものであれば，正しいとはいえない．こうした例外的な事例は別としても，日常の医学・医療の現場で，人間の尊厳にかかわる「医の倫理」が常に厳しく問われることになる．

### (1) 脳死について

　社会倫理と現行法が完全には相入れない医療行為の一つに，臓器移植がある．人間が死を迎える場合，身体のすべての細胞に同時に死が訪れるわけではない．このため，死を目前にした人間に備わる「生きた臓器や細胞」を別の個体に移して，その命を救おうとする移植医療が行われることとなる．この前提がなければ，移植医療は臓器提供者の命を奪うことになり，倫理と法のいずれからも許されるものではない．このため，臓器供与者の個体としての死を確認することが，臓器移植を行う場合の前提である．死体を意図して損壊することも本来は許されない行為である．しかしそれが別の人間の命を救うための医療行為である場合には，医の倫理の視点から許されることとなる．

　移植医療が正義であるために，臓器を摘出する前に提供者の個体としての死が確かめられなければならない．このとき，人間の個体死とは何かという疑問が生まれる．人間の本質はその脳の働きによる「心」にあると考えられることから，心の死につながる「脳死 brain death」を個体の死とする考え方が倫理面から有力である．しかし現在，「脳死」を「個体死 somatic death」とすることが法によって定められているわけではない．また，脳死であることをどのようにして判定したらよいかという難しい課題もある．現在，わが国では，移植のための臓器提供時に限って，定められた脳死判定基準のもとで法的脳死判定が行われる．しかし，脳死を個体死とすることには倫理面からの異論もあり，個体の死の判定は，倫理的にも法的にも容易ではない（第15章 B節 4 項参照）．

### (2) 尊厳死について

　倫理と法のはざまにあって容易に結論を出すことが難しい医学・医療上のもう一つの課題が，がん，脳血管障害，外傷など重度の傷病に苦しむ者がどのようにして人間としての尊厳を保ちながら死を迎えることができるかという点である．医の倫理の基本は，一人ひとりの人間がより長く命を保つことであり，これを実現するのが医師ら医療人の基本的な使命とされてきた．医学・医療の進展に伴い，重度の傷病のために自力では困難となった呼吸や循環を長期に維持できる生命維持装置が開発された．これによって，上に示した使命をより的確に果たす医療が実現したともいえる．しかし一方で，重度の傷病を抱える個体がたえがたいほどの苦痛に喘ぎながら，人間としてまっとうな心の働きを失い，呼吸と循環だけ維持されて生き続けることが，本当に幸

せなことといえるのか，そうした医療は人間の尊厳を逆に大きく損なうものともいえるのではないか，といった疑念も広がってきている．こうした中，医の倫理の視点から，人間がその尊厳を保ちながら死を迎える「尊厳死」があってもよいとする考え方が医師ら医療人と患者・家族の双方から生まれ，患者自身が尊厳死を一つの選択肢とすることができるようにとの見解が，学会・有識者の間で広がりつつある．しかし，重度の傷病者の命を保っている生命維持装置を意図的に外すことは，現行法のもとでは殺人とされる行為であり，尊厳死を「よい」と認めることには異を唱える人も少なくない．この課題については，医の倫理の基本をみつめ直して，一人ひとりの人間の願いに何が真に応えるかを社会全体でとことん議論して社会が共有できる医の基本倫理を明確にした上で，法とのすり合わせを模索する必要がある．

# 医学の歴史

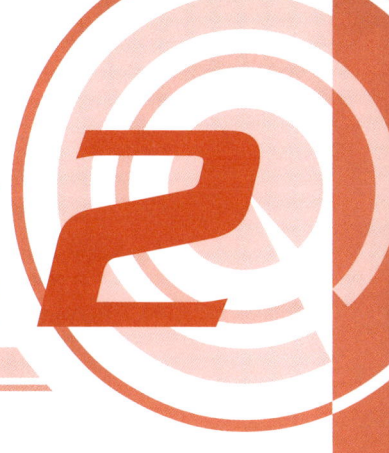

　古今東西，人間の活動は，その健康と健康が損なわれてあらわれる病気とのかかわりなくしてはありえなかった．人間の身体の構造と機能，および病気の本態と発症のしくみを明らかにして，病気を予防し，診断し，治療する方法を開発する医学と，医学を実践する医療の歴史は，生々しい人間の歴史そのものであるともいえる．

　さまざまな病気から身体を守り健康を保つことは，地球上に人類が誕生してから現在まで変わることのない，人間一人ひとりの切実な願いであろう．この願いをかなえることを目的として，人間の心身の正常なつくりと働き，その異常としてあらわれる病気の原因としくみを明らかにしようと，文明の幕開けとともに数多くの人々が研究にとりくんできた．こうして蓄積された成果に基づいて，病気の診断，治療，予防を追求する医学と医療がどのように進展してきたのか．本章では年代を追ってその枠組みを理解することを学習目標とする．

　この目標に向けて，まず地球上に人間が誕生するまでの生命進化のおよその流れ（**表2-1**）を説明し，続いて，古代ギリシャの時代に誕生した医学が，中世を経てルネッサンス期から19世紀にかけて基礎医学，臨床医学，社会医学のそれぞれの領域で展開し，20世紀以降，それらが先端生命科学の進展に合わせてさらに大きく展開し現在にいたった経緯を以下に解説する（**表2-2**）．

## A. 大自然の中の人間（ヒト）の位置づけ（表2-1）

　生物の一つの種である人間（ホモ・サピエンス）は，そもそも大自然の中でどのように位置づけられるのか．このことを知らずに，大自然の中で生きる人間の健康，すなわち人間の本来あるべき姿がどのようなものであるかを理解することは難しい．

　**表2-1**に，この地球上に人間が誕生するまでのおよその流れをまとめた．ビッグバンによって誕生したとされる宇宙に，太陽系の第3惑星として地球が誕生し，そこに原始の生命（原核細胞）である古細菌（バクテリアの仲間）があらわれたのがおよそ38億年前とされる．その後，この原始の生命は，生命を取り巻く環境に適応しながら「進化」と呼ばれる変化をくり返し，人間を含む数多くの生命をこの地球上につくり出してきた．この過程で，生命は環境に適応できるように姿を変え，逆に姿を変えた生命によって環境が変化するといった事象がくり返しあらわれた．そうした中で進化の流

**表2-1 人類誕生の歴史**

| | |
|---|---|
| 150億年前(頃) | 宇宙の誕生(ビッグ・バン) |
| 46億年前 | **地球の誕生** |
| 38億年前 | 原始の生命(原核細胞)の誕生 |
| 32億年前 | 光合成を行う生物出現 |
| 23億年前 | 好気性細菌出現 |
| 18億年前 | 真核細胞(染色体を持つ生物)出現 |
| 10億年前 | **多細胞生物**(動植物の共通の祖先)**誕生** |
| 6億年前 | 多種類の大型の生物(三葉虫など)出現,**脊椎動物出現** |
| 4億年前 | オゾン層の形成:生物が海から陸へ進出 |
| 3億6000万年前 | シダ植物,昆虫が繁栄 |
| 3億1000万年前 | 爬虫類出現 |
| 2億5000万年前 | 恐竜が出現し繁栄 |
| 1億6000万年前 | 始祖鳥出現 |
| 1億年前 | **被子植物出現** |
| 6500万年前 | **恐竜が絶滅** |
| 5600万年前 | 真霊長類出現,大型哺乳類出現 |
| 1400万年前 | 原始的霊長類ラマピテクス出現 |
| 700万年前 | 猿人サヘラントロプス(トゥーマイ猿人)出現 |
| 420万年前 | 猿人アウストラロピテクス(直立二足歩行)出現 |
| 180万年前 | 原人ホモ・エルガステル,ホモ・エレクトス出現 |
| 170万年前 | **氷河時代**(170万~1万年前:四つの氷河期) |
| 30万年前 | 旧人ホモ・ネアンデルターレンシス出現 |
| 20万年前 | 新人ホモ・サピエンス(現生人類)出現 |
| 10万年前 | 現生人類がアフリカから世界各地へ移動を開始 |
| 1万年前 | 氷河期が終わり,気候が**温暖化**.大規模な農耕と牧畜の創始 |
| 5000年前 | **四大古代文明** |
| 200年前 | 産業革命 |

[的川泰恒著:宇宙は謎がいっぱい,PHP研究所,1996より改変]

れを大きく転換させた画期的な出来事として,①約32億年前に炭酸ガスと水から光合成により炭水化物と酸素をつくる生物が,また,②23億年前にこの酸素を利用できる好気性細菌が出現し,さらに,③約18億年前に原核細胞とは異なる染色体を持つ真核細胞があらわれ,④およそ10億年前に進化史上最大の出来事として,動植物の共通の祖先となる多細胞生物が誕生したことがあげられる.

はじめ無脊椎動物として誕生した多細胞生物は,約6億年前のカンブリア期を経て大型化,複雑化に向けて進化し,その中で脊椎動物が出現した.4億年前に,生物がつくる酸素をもとにつくられたオゾン層は,宇宙から地球に降り注ぐ強い紫外線を遮って地球環境を大きく変え,このために多くの生物が陸で生存できるようになった.この後,陸上でシダ植物が繁茂し,昆虫が繁栄,両生類から爬虫類が進化し,恐竜があらわれて全盛時代を迎えることとなった.およそ6500万年前に,巨大隕石が地球に落下したことから地球環境は大きく変化し,それにより1億年以上栄えた恐竜が絶滅した.

人間誕生の序奏は，約5600万年前の真霊長類の出現に始まる．その後，700万年前にチンパンジーと分かれて猿人サヘラントロプス・チャデンシス（トゥーマイ猿人）が，約180万年前には原人ホモ・エルガステルが姿をあらわした．この頃以降，今から1万年前まで氷河期と間氷期がくり返され，そうした中，およそ30万年前に旧人のホモ・ネアンデルターレンシスが，そしておよそ20万年前に現世人類の直接の祖先とされる新人のホモ・サピエンス（ヒト）があらわれた．新人は，10万年前からアフリカから世界各地に移動，1万年前に最後の氷河期が終わると低地に移動，9000年前からエジプトやメソポタミアで牧畜を開始，5000年前には四大文明が花ひらくこととなった．その後，約200年前の産業革命を経て，人間固有の高度の文明を築き，現在にいたっている．

## B. 医学の誕生（表2-2）

### 1 医学の原点

　病気から開放されて健康を願う一人ひとりの人間の切実な願いを背景に，複数の人間が共同生活を営む中での「互いに相手を**慈しみあう心と行為**」を原点として，医学と医療が誕生した．これらは生存のためのよりよい生活環境を確保しようとする**原始の文明と手をとりあって**，現在まで発展を重ねている（梶田　昭：医学の歴史，講談社，2003）．

　より具体的には，原始の宗教と密接にかかわる心身の癒しと薬草を利用する初歩的な治療行為によって，医学が始まったと推定される．病気からの回避と心身の健康の維持を切望して，原始から古代にかけての人間が最も強くよりどころとしたのが宗教であり，中国，インド，エジプト，ギリシャのいずれの古代社会においても，**治療神**が人々からあがめられ，**呪術**が人々の心と身体を癒す上で重要な役割を果たした．

### 2 経験をもととする医学の誕生

#### （1）古代ギリシャの医学

　人間の身体の構造と機能を明らかにしようとする**解剖学と生理学の源泉**は，万物の根源を探る古代ギリシャの**自然学** physis に求めることができる．タレス Thalēs（BC624〜546）は万物の根源は水であるとし，エンペドクレス Empedoklēs（BC490〜430）は，物質は水，空気，火，土からつくられるとする四大元素説を唱えた．

　医学の父とされる**ヒポクラテス** Hippokrátēs（BC460〜375）は，人間の健康と病気には血液，粘液（フレグマ phlegma），黄胆汁，黒胆汁の四つの体液のバランスがかかわるとする四体液説を唱えた．彼は，病気を**全身病**としてとらえ，病気の経過と予後を重視した．その中で，「病気は身体に備わる力によって自然治癒するものであり，医師はこれを補助するにすぎない」という現代の医学に通ずる考えを示し，また，医の**倫理**基準を，「ヒポクラテスの誓い」として示した．

　一方，ギリシャの哲学者プラトン Plátōn（BC427〜347）は，魂（**心**）について思索し，

### 表2-2 医学の歴史概観

| | 基礎医学 | | | | |
|---|---|---|---|---|---|
| | 解剖学 | 組織学 | 生理学 | 生化学 | 微生物学・免疫学 |
| 紀元前7世紀頃〜13世紀 | 動物の解剖<br>アリストテレス<br>解剖学の父：人体解剖<br>ヘロフィロス | | 生理学の父<br>エラシストラトス | | |
| 14〜16世紀<br>ルネッサンス期 | 『解剖図譜』<br>レオナルド・ダ・ヴィンチ<br>近代解剖学の創始<br>ヴェサリウス | | 近代生理学の推進<br>セルヴェトス | 医科学の祖<br>パラケルスス | |
| 17世紀<br>科学革命の時代 | 1664『脳の解剖学』<br>ウィリス | 組織学の基礎<br>レーウェンフック | 1628 血液循環の原理発見<br>ハーヴェー | | 1674 顕微鏡により微生物を発見<br>レーウェンフック |
| 18世紀<br>1701〜1800 | | 組織学の父<br>ビシャ | 1747『生理学初歩』<br>ハラー | 1777 燃焼理論の確立<br>ラボアジエ | |
| 19世紀<br>1801〜1900 | | | 1833『人体生理学ハンドブック』<br>ミュラー<br>1865『実験医学序説』<br>クロード・ベルナール | 定量的実験化学と代謝の生化学の創始<br>リービッヒ<br>酒石酸の立体異性体の発見<br>パスツール<br>1865 遺伝現象の法則性発見<br>メンデル<br>1869 核酸の発見<br>ミーシャ<br>1985 アデニンの発見<br>コッセル | 発酵学の基礎確立<br>パスツール<br>1861 自然発生説の否定<br>パスツール<br>1862 低温殺菌法の開発<br>パスツール<br>1876 炭疽菌の培養<br>コッホ<br>1882 結核菌の発見<br>コッホ<br>1883 コレラ菌の発見<br>コッホ<br>1890 抗体の発見<br>ベーリング，北里 |
| 20世紀〜 | | | 1901 アドレナリンの発見<br>高峰<br>1902 セクレチン発見<br>スターリング，ベイリス<br>1904 条件反射<br>パブロフ<br>1905 ホルモン命名<br>スターリング，ベイリス<br>1921 インスリンの分離<br>バンティング，ベスト<br>1932 神経による筋肉運動の反射性調節機構の解明<br>シェリントン<br>1934 コルチゾンの分離<br>ヘンチ，ケンダル<br>感情の間脳視床下部起源説，ホメオスタシスの命名<br>キャノン<br>ストレス学説<br>セリエ | 1902 ペプチドの合成<br>フィッシャー<br>1902 プリン誘導体の合成<br>フィッシャー<br>1926 ウレアーゼの結晶化<br>サムナー<br>1944 DNAが遺伝子であることの証明<br>エイヴリー<br>1952 DNAの二重らせん構造の発見<br>ワトソン，クリック<br>1955 インスリンのアミノ酸配列決定<br>サンガー<br>1958 セントラルドグマの提唱<br>ワトソン，クリック<br>物質の結晶構造の解明，化学結合の概念の提示<br>ポーリング<br>DNAの塩基配列決定法の発明<br>サンガー<br>2006 ヒトの全塩基配列の決定<br>国際共同研究 | 1959 抗体の一次構造解明<br>ポーター，エーデルマン<br>1975 モノクローナル抗体の作製法開発<br>ケーラー，ミルスタイン<br>1976 抗体の遺伝子構造の解明<br>利根川 |

| 自然科学・哲学 | 臨床医学 | | | 社会医学 |
|---|---|---|---|---|
| | 病態学 | 内科学 | 外科学 | |
| 万物の根源は水<br>タレス | | 医学の父，自然治癒説，全身病の考え，医の倫理提唱<br>ヒポクラテス<br>古代医学の集大成<br>ガレノス | | 修道院附属病院開設<br>サレルノに医学校開設 |
| 地動説：近世世界観<br>コペルニクス | 伝染病理論<br>フラカストロ | 「医学」の教科書<br>フェルネル | 軟膏，血管結紮法の利用，近代外科学の祖<br>パレ | モンペリエとボローニアに医学部開設<br>ペストの大流行，公衆衛生思想の広がり |
| 科学的方法：観察と実験の経験による自然の認識<br>ベーコン<br>精神と肉体の二元論<br>デカルト | | 病気の個別化<br>シデナム | | |
| | 検査法：尿と脈<br>ブールハーフェ | 病気の体系化<br>リンネ<br>天然痘の予防：牛痘の利用<br>ジェンナー | 炎症理論の展開<br>内科と外科の融合<br>ハンター<br>近代外科学の基礎<br>ドソー | 産業革命<br>労働衛生の父：『働く人々の病気』<br>ラマッチーニ<br>公衆衛生学の礎：衛生行政の重要性指摘<br>フランク |
| | 病理解剖の専門化<br>ロキタンスキー<br>『細胞病理学』<br>現代病理学の基礎<br>ウィルヒョウ | 精神理学療法の創始<br>ピネル<br>聴診法の創始<br>ラエンネック<br>聴診と打診の客観化<br>スコダ<br>新しい臨床医学：観察と記述を重視<br>シェーンライン<br>体温表の重視<br>ヴンダーリッヒ<br>X線の発見<br>レントゲン | 消毒・滅菌法の開発<br>リスター<br>胃の外科：胃切除術の開発<br>ビルロート | 近代衛生学の父<br>感染症防止策<br>ペッテンコーヘル<br>公衆衛生の改善<br>医事改革<br>ウィルヒョウ<br>戦場に看護の手：国際赤十字社の誕生<br>ナイチンゲール |
| | | 1910 サルバルサンの合成：化学療法の創始<br>エールリッヒ，秦<br>1929 抗生物質（ペニシリン）の発見<br>フレミング<br>1943 ストレプトマイシンの発見<br>ワックスマン<br>抗ウイルス薬の開発<br>新ワクチンの開発<br>がんの新規治療法の開発<br>代謝障害による病気への対応<br>神経変性疾患や心の病への対応 | | |

内部で葛藤する理性，気概，欲望の三つの要素を区別した．また，アリストテレスAristotélēs（BC384～322）は，動物の解剖を行って，身体をつくる組織と器官をはじめて記載した．

なお，古代インドでは，胆汁，粘液，風（ヴァータ）の三つの体液が病にかかわるとする三体液説が提唱され，古代中国では，BC400年頃以降，鍼灸による治療が進展し，人体は木，火，土，金，水の五つの要素でつくられるとする考えが示された．

### (2) ヘレニズム・ローマ時代の医学

ギリシャ時代に続くヘレニズム時代（BC300からの約300年間）に，ヘロフィロスHerophilos（BC355～280頃）は数多くの人体解剖を行って，**解剖学の父**とされた．エラシストラトスErasistratos（BC304～250頃）は神経や心臓・肺の働きについて記載し，**生理学の父**とされる．

古代ギリシャに始まる古代医学を集大成し，この後の中世の医学に強い影響を与えたのが，外科医としても活躍したクラウディウス・**ガレノス**Galenus（AC129～199頃）である．またこの時代には，イエス・キリストに代表される**説教者**が巡回治療師を兼ねた．

古代ギリシャのヒポクラテスは人間一人ひとりの健康を守るための医師の役割を明示したが，古代ローマの時代には上下水道や公衆浴場がつくられるなど，「**公共の衛生**」という考えがあらわれた．

### (3) 中世の医学

4世紀以降，医療を行う拠点となる病院が修道院に**救貧院**として建設された．9世紀には，南イタリアのサレルノにはじめて**医学校**がつくられ，11～12世紀にかけて，十字軍の遠征に伴い各地に**病院**が建設された．13世紀末には，フランスのモンペリエ大学に，ついでイタリアのボローニャ大学に，**医学部**がつくられた．

6世紀と14世紀のヨーロッパで，2度にわたり**ペスト**が大流行して多数の死者を出したが，これを機に，個人のレベルではなく社会のレベルで病気に対峙する「**公衆衛生**」の思想が生まれた．

## C. 医学の展開（表2-2）

医学は，第1章で説明した基礎医学，臨床医学，社会医学といった大きな枠組みのそれぞれにおいて，時代の流れの中で互いにかかわりあいながら，独自に展開していく．

### 1 基礎医学の展開

人体のつくり（構造）と働き（機能）を明らかにし，病気の原因と発症のしくみを追求する基礎医学は，古代ギリシャの時代に解剖学や生理学として産声をあげた．その後，ルネッサンス期から科学革命の時代，さらには18～19世紀に大きく展開し，現代の基礎医学の基礎が固められていった．

## (1) ルネッサンス期〜科学革命の時代の基礎医学と自然科学・哲学

　4世紀末から15世紀半ばまで続いた中世の間，解剖学と生理学は大きな進展をしなかった．しかし，14世紀から16世紀にかけてのイタリアで始まった学芸復興（ルネッサンス）の際，再び光があてられることとなった．この時期は「神」（キリスト教）中心の中世文化から「人間」中心の**近代文化**への転換点であり，芸術家としてまた自然科学者として活躍した万能の天才レオナルド・ダ・ヴィンチ Leonardo da Vinci（1452〜1519）は，動物と人体の解剖を行って『解剖図譜』を著わした．また，芸術家ミケランジェロ・ブオナローティ Michelàngelo Buonarroti（1475〜1564）による精密な人体描写は，解剖学に直結するものであった．この時期に錬金術師として活躍した医師パラケルスス Paracelsus（1493〜1541）は**医化学の祖**とされ，解剖学者であり生理学者であったミカエル・セルヴェトス Michael Servetus（1511〜53）は，血管の存在とその中の血液の働きを記述して**近代生理学**の基礎をつくった．また，解剖学者アンドレアス・ヴェサリウス Andreas Vesalius（1514〜64）は人体解剖に基づく**近代解剖学**を創始し，『人体構造論（ファブリカ Fabrica）』（1543）を著わした．

　一方，ポーランドの天文学者ニコラス・コペルニクス Nicolaus Copernicus（1473〜1543）は，肉眼による天体観測に基づいて地動説を発表（1543）して**近世世界観**の基礎をつくり，ついで，イギリスの哲学者フランシス・ベーコン Francis Bacon（1561〜1626）は，「観察と実験の経験を唯一のよりどころとして自然を認識する」こととする「**科学的方法**」を提唱した．

　こうした中で，イギリスの医師ウィリアム・ハーヴェー William Harvey（1578〜1657）は，1628年に「血液は閉じられた血管系の中で循環する」とする**血液循環説**を示した．これは解剖学と生理学をはじめて連結させた成果として高く評価されている．また，オランダの博物学者であるアントニ・ファン・レーウェンフック Antonie van Leeuwenhoek（1632〜1723）は，自作の**顕微鏡**を使って1674年にはじめて微生物を発見し，さらに，赤血球などの細胞を顕微鏡下で最初に観察した．

　同じ頃，**近世哲学の祖**とされるフランスの哲学者ルネ・デカルト René Descartes（1596〜1650）は，「我思う，ゆえに我あり」として，**精神**と肉体の二元論を展開するとともに両者の関係も論じ，医師であり解剖学者であったトマス・ウィリス Thomas Willis（1621〜75）は1664年に『脳の解剖学』を著すとともに，精神が脳実質に局在するとした．以後，心と脳の科学的な探求が始まった．

## (2) 18〜19世紀の解剖学と生理学

　科学革命の流れを受け，アルブレヒト・フォン・ハラー Albrecht von Haller（1708〜77）は，血管系生理学や神経生理学をさらに展開させて，1747年に最初の**生理学の教科書**である『生理学初歩』や『人体生理学原論』を著わした．一方，**組織学の父**とされるザヴィエ・ビシャ Xavier Bichat（1771〜1802）は，生体をつくる21の組織を区別して『諸膜論』を発表し，肉眼的な観察によるマクロの解剖学から顕微鏡による観察に基づくミクロの組織学へと進む道を示した．

　また，ヨハネス・ペーター・ミュラー Johannes Peter Müller（1801〜58）は，1833年

に『人体生理学ハンドブック』を刊行し，生体の中の電気現象を解明する**電気生理学**の領域をひらいた．

　生理学を自然哲学から観察と実験を基とする科学へと転換させる上で最も大きな功績を残した一人が，フランスの生理学者クロード・ベルナール Claude Bernard (1813～78)である．彼は1865年に『実験医学序説』を著わして**実験生理学**を樹立した．

## 2 臨床医学(病態・内科学)の展開

　基礎医学と同時に古代ギリシャに始まった西欧の臨床医学は，ルネッサンス期以降の基礎医学の進展と足並みを合わせて大きく展開し，その中で現代の臨床医学の基本がつくられていった．

### (1) ルネッサンス期～科学革命の時代の病態学・内科学

　イタリア人医師ジローラモ・フラカストロ Girolamo Fracastoro (1478～1553) は，個々の病気の発症には個別の原因がかかわるとする「病気の種子の概念」を導入し，新しい**伝染病理論**を展開した．またフランス人医師ジャン・フェルネル Jean Fernel (1497～1558) が著した『医学』は，当時**医学の教科書**として広く用いられた．また，17世紀に活躍した医師トマス・シデナム Thomas Sydenham (1624～89) は，痛風，舞踏病などの**病気を個別化**するとともに，自然治癒力を重視する医療を展開してイギリスのヒポクラテスと呼ばれた．

### (2) 18～19世紀の疾病分類と診断法

　オランダの医学者ヘルマン・ブールハーフェ Herman Boerhaave (1668～1738) は病気の病因，症状，治療法をまとめた『医学論』を著わし，尿や脈を用いた**検査法**を開発して医学と臨床教育に貢献した．植物学者であり医師でもあったスウェーデンのカール・フォン・リンネ Carl von Linné (1707～78) は生物分類を体系化したことで広く知られているが，**病気の体系化**も試みた．

　19世紀に入ると，フランスのパリを中心に，病院を拠点とした臨床医学が大きく花ひらいた．ルネ・ラエンネック René Laennec (1781～1826) が**聴診法** stethoscopy を始めたのもこの時期である．これによって，人体の解剖学的な知識をもとにして病気を診断する新たな道がひらかれた．死亡した患者の死因を確かめるための**病理解剖**を行って，臨床医学と病理学を直結させたのもこの頃である．

　パリでの臨床医学の進展はウィーンに引き継がれ，病理解剖はカール・フォン・ロキタンスキー Carl von Rokitansky (1804～78) によって一般化された．一方，病理学者ルドルフ・ウィルヒョウ Rudolf Virchow (1821～1902) は『細胞病理学』を著わし，**現代病理学**の基礎をつくった．また，ヨーゼフ・スコダ Josef Škoda (1805～81) が，**聴診** auscultation と**打診** percussion の客観化を進めてより科学的な診断法とした．

　パリとウィーンで進展した臨床医学は，ドイツにおいて科学により裏付けられて，さらに大きく展開する．ヨハン・ルーカス・シェーンライン Johann Lukas Schönlein (1793～1864) は，ウィーンで広まった病理解剖の重要性を再確認するとともに，病状を詳細に観察して記録することを重視する**新しい臨床医学**を推進した．カール・ヴ

ンダーリッヒ Carl Wunderlich（1815〜77）は，ブールハーフェが始めた体温計の利用を一般化し，感染症の病態診断において**体温表**がとくに有用であることを示した．また，適切な治療を行うためには病気の本質を知ることが重要であるとした．

この時代にはまた，病気にかかった臓器を直接観察して診断するための新しい方法がいくつか開発された．ヘルマン・フォン・ヘルムホルツ Hermann von Helmholtz（1821〜94）とヨハン・ネポム・チェルマック Johann Nepomuk Czermak（1828〜73）による眼の網膜と喉の奥を観察するための**検眼鏡**や**喉頭鏡**の開発，そしてヴィルヘルム・レントゲン Wilhelm Röntgen（1845〜1923）による**X線の発見**（1895）と身体の各臓器を観察することへのX線の利用などがその例である．

(3) 予防・治療学の展開

18世紀の終わりに医師エドワード・ジェンナー Edward Jenner（1749〜1823）は，その当時最も恐れられていた天然痘を，あらかじめ牛痘（ワクチン vaccine）を接種することで予防する新たな方法を開発した．これは，人類が疫病に対して科学的な観察と経験，そして実験によってはじめて手にした抜本的な対処法であった．この予防法を駆使して，人類は現在までに天然痘を自然界から完全に駆逐することに成功している．

一方，フランスの精神科医フィリップ・ピネル Philippe Pinel（1745〜1826）は，臨床心理学に基礎を置く精神理学療法を開発し，人道的医療の先導者となった．

## 3 外科学の展開

16世紀の半ばに，フランスの外科医アンブロアズ・パレ Ambroise Paré（1510〜90）は，外傷の治療に**軟膏**を用いたり，出血を止めるために**血管を結紮**（血管を糸などで縛って結ぶこと）したりして外科医としての名声を博し，当時医師（内科医）と区別された外科医の社会的な地位を高めた．

18世紀になって，スコットランドの解剖学者であり外科医であったジョン・ハンター John Hunter（1728〜93）は，外傷や病気（感染）に対する生体反応の過程を正しくとらえて**炎症の理論**を展開し，彼のこの功績によって外科が医学（内科）とはじめて融合することとなった．同じ頃，フランスの**近代外科の基礎**がピエール・ジョセフ・ドソー Pierre-Joseph Desault（1738〜95）によってつくられている．

外科的治療法は，19世紀にいっそう大きく進展することとなった．とくに，パスツールやコッホの基礎的な研究により感染症を引き起こす本体が微生物であることが判明したこの時期に，薬物や熱を利用した**消毒・滅菌法**が開発され，手術を行うときの最大の課題であった創傷部位の感染を防止する道がひらかれた．ジョセフ・リスター Joseph Lister（1827〜1912）が創傷部分の感染防止に使用したフェノール（1867）や，手術器具や衣服を無菌化するための加熱操作は，現代の医療においても滅菌消毒法の基本となっている．

手術に伴う痛みを抑えるための**麻酔薬の開発**も，19世紀に消毒薬の開発と足並みをそろえて進展し，亜酸化窒素（笑気），ジエチルエーテル，クロロホルムなどの吸入麻酔薬が使用されるようになった．こうした適切な麻酔薬の開発も，外科的治療法を

一般化する上で意義が大きかった.

消毒・滅菌法と麻酔法の二つが開発されたことで，外科学はその夜明けを迎えたともいえる．19世紀後半に多数の手術を行って名を馳せたドイツの外科医テオドール・ビルロート Theodor Billroth（1829～94）が開発した胃切除術は，ビルロート法として現在も使われている．この時代以後，内科と外科の密接な共同が始まる．

### 4 社会医学の展開

17世紀の科学革命，18世紀半ばから19世紀にかけての**産業革命**という歴史の流れの中で，人間活動の工業化が進み社会構造が変化した．イタリアの医師ベルナルディーノ・ラマッチーニ Bernardino Ramazzini（1633～1714）は，18世紀初頭に新たにあらわれたさまざまな職業に伴って発症する病気について**職業病学**を誕生させ，『働く人々の病気』を著して労働衛生の父とされた．また，ドイツのヨハン・ペーター・フランク Johann Peter Frank（1745～1821）は，人口が集中する都市にみられる環境衛生や労働衛生の劣化に伴い発生する職業病，遺伝病，風土病などに対して，国家と地域社会の衛生行政がいかに重要であるかを説いて，**公衆衛生学の礎**をつくった．

コレラが流行した19世紀に，**近代衛生学の父**とされるマックス・フォン・ペッテンコーフェル Max von Pettenkofer（1818～1901）により，感染症の発生と広がりを防ごうとする衛生学が展開し，汚染物の消毒，患者の隔離，よい飲料水の供給などに大きな注意が払われるようになった．また，当時の病理学の第一人者であったウィルヒョウは，「医学は基本的には社会科学」であるとして，公衆衛生の改善と**医事改革**に尽力した．

また，19世紀半ばに起こったクリミア戦争において，フローレンス・ナイチンゲール Florence Nightingale（1820～1910）は傷病者に組織化した看護の手を差し伸べ，この少し後に，国際的な救護組織である**国際赤十字社**が誕生した．

## D 20世紀以降の医学の新たな展開

### 1 神経とホルモンの医学の展開

さまざまな器官や細胞でつくられる生体の働きを全体として統御するしくみについて，神経とホルモンの生理学的研究が19世紀末から20世紀にかけて展開した．

#### (1) 神経生理学

ロシアの生理学者イワン・ペトローヴィチ・パブロフ Ivan Petrovich Pavlov（1849～1936）は，高次神経支配のしくみを消化液の分泌について明らかにし（1904，ノーベル生理学・医学賞），**条件反射**の現象を実験的に示して精神現象を生理学的に理解する道をひらいた．イギリスの神経生理学者チャールズ・シェリントン Charles Sherrington（1857～1952）は，筋肉運動の神経による**反射性調節**の機構を明らかにした（1932，ノーベル生理学・医学賞）．さらに，アメリカの生理学者ウォルター・B・キャノン

Walter Bradford Cannon（1871〜1945）は，**感情の中枢（間脳視床下部）起源説**を提唱し，自律神経や内分泌を介して生命体の体内の平衡状態が維持されるという**ホメオスタシス** homeostasis の考えを示した．ハンス・セリエ Hans Selye（1907〜1982）は，ホメオスタシスが崩れたストレス状態から回復する場合に生ずる過剰のストレス反応が病気を引き起こすとする**ストレス学説**を提唱した．

### (2) ホルモンの分子基盤

わが国の高峰譲吉（1854〜1922）らは副腎髄質から分泌され血圧を高める**アドレナリン** adrenaline を発見し（1901），続いてイギリスのアーネスト・スターリング Ernest Starling（1866〜1927）とウィリアム・ベイリス William Bayliss（1860〜1934）は小腸粘膜でつくられ膵液分泌を促進する**セクレチン** secretin を発見し（1902），1905年にこれらをホルモン hormone と命名した．その後，糖代謝を調節する重要なホルモンである**インスリン** insulin が1921年にフレデリック・バンティング Frederick Banting（1891〜1941．1923，ノーベル生理学・医学賞）とチャールズ・ベスト Charles Best（1899〜1978）により，また，糖新生の促進など多彩な作用を示す**コルチゾン** cortisone が1934年にフィリップ・ショウォルター・ヘンチ Philip Showalter Hench（1896〜1965）とエドワード・カルビン・ケンダル Edward Calvin Kendall（1886〜1972．1950，ノーベル生理学・医学賞）により分離されるなど，ホルモンの分子基盤が明らかにされていった．

## 2 感染症との闘い

20世紀に入ると，科学的な根拠に基づく画期的な治療法がいくつか開発された．その第一が，パウル・エールリッヒ Paul Ehrlich（1854〜1915）と秦佐八郎（1873〜1938）による**化学療法**の創始である．1910年に彼らが合成したサルバルサンは，スピロヘータの感染による梅毒のはじめての特効薬となった．

第二は，多くの急性感染症の脅威から人々を開放することになる**抗生物質**の発見である．イギリスのアレキサンダー・フレミング Alexander Fleming（1881〜1955）は1929年に青カビがブドウ球菌を殺すペニシリンをつくること（1945，ノーベル生理学・医学賞）を，また，セルマン・ワックスマン Selman Waksman（1888〜1973）は1943年に放線菌が結核に有効なストレプトマイシンをつくることを見出した．これらは，致死性の高い急性の肺炎や慢性の結核から多くの人々を救う医学史上画期的な発見となった．しかしその後，抗生物質の多用によりこれらの薬物に耐性を示す細菌が出現し，また，抗生物質が効かない新興の致死性ウイルス性感染症がいくつか登場して，新たな対応が必要となっている．

一方，最近，抗生物質が効かないウイルス感染症を治療するための**抗ウイルス薬**がいくつか開発された．それぞれ，逆転写酵素阻害活性を持つアジトチミジン（AZT）などの薬物はHIVウイルス感染によるAIDSの，DNAポリメラーゼを阻害するアシクロビルはヘルペスウイルスによる帯状疱疹の，ノイラミニダーゼの酵素活性を阻害するオセルタミビル（タミフル）はインフルエンザの有効な治療薬として用いられるようになっている．

ウイルス感染症に有効な薬物治療法の開発はなお限定的であるが，一方で，これを予防するワクチンの開発が，天然痘を予防する種痘に続いて精力的に進められてきた．なかでも，経口生ワクチンであるポリオワクチンの接種によりわが国では小児麻痺の発生がみられないまでになったことは，特記すべきである．AIDS やインフルエンザに対して真に効果的なワクチンの開発も鋭意進められているが，まだ目的は達成されていない．

### 3 がんとの闘い

重度の感染症と双璧の致死的な病気として，悪性腫瘍，すなわち**がん** cancer がある．生活習慣と遺伝要因の両方がかかわって慢性に発症し，多くが長期の医療ケアを必要とする．がんの根本的な治療法はまだ開発されていない．しかし，発症したがんを対象として，手術による摘出，薬物や放射線による排除，あるいは免疫学的排除をねらいとするいくつもの治療法が開発されている．最近では，個体ごとに違う遺伝情報に基づいて個別の治療法を提供するテーラーメイド治療の開発も進められている．

### 4 代謝障害による病気との闘い

人間の健康は，継続的な規則正しい物質代謝により維持される．そのため，こうした正常な代謝を妨げるあらゆる異常な事態が，病気を引き起こす．感染症やがんもこの例外ではないが，より直接的なしくみで**代謝異常**を引き起こすのが，代謝を維持する上で必要な物質を環境から体内に取り入れることができない場合である．地球上の多くの地域で，自然災害や戦争によって一時的に食物や水，そして清浄な空気の供給が滞り，その結果，重篤な健康障害が発生している．

近年，科学技術の進歩に支えられて豊かな生活が実現した．このことと表裏の関係で問題となっているのが，栄養の過剰摂取が原因となって生ずる重篤な代謝障害である．**糖尿病** diabates に代表される糖代謝異常や，脂質代謝異常，それに続く**動脈硬化** arteriosclerosis による心臓や脳の血管障害がそれであり，この課題に対して人類は新たな対応に迫られている．

### 5 残された課題

ワクチンの開発と化学療法薬・抗生物質の開発によって，人類は重度の感染症という最大の脅威を多くの場合に回避することが可能となった．しかし，人類は，少なくとも二つの未解決の難しい課題を引き継いで 21 世紀を迎えている．

一つは，致死性の高い新規感染症の登場と，化学療法薬と抗生物質に高度に耐性となったブドウ球菌，緑膿菌，あるいは結核菌などの出現による**新興・再興感染症**の拡大である．

もう一つは，がんや食と運動の偏った生活習慣により発症し，脳や心臓の血管障害を引き起こす**メタボリックシンドローム** metabolic syndrome などの**生活習慣病**の増加である．

わが国は今，生活環境の改善と医療の進歩により長寿の国を実現して超高齢社会を迎え，その結果，かつてない多数者が生活習慣病となって長期の医療ケアを必要とするという新たな事態に直面している．

また，アルツハイマー病やパーキンソン病に代表される**神経変性疾患**やうつ病，認知症，統合失調症といった心の病への対応も，残された大きな課題である．

## E. 先端生物科学の創始と進展

身体の働きのしくみを明らかにしようとする生理学は，そのしくみを分子のレベルで解明しようとする科学と一つとなった．そして，有機化学，生化学，分子生物学といった新しい学問領域を，もう一つの新しい学問領域である微生物学とともに創出した．現代の生物学と医学を根底で支えているこれら先端生物科学の創始と進展の歴史を，まとめて振り返ってみたい．

### 1 生化学の創始と進展

18世紀後半にフランスの化学者アントワーヌ・ラボアジエ Antoine Lavoisier（1743～94）は，質量保存の法則を発見するとともに1777年に酸素による燃焼の理論を確立し，呼吸と燃焼は同じ現象であることを実証，パラケルススの後の生化学の新しい扉をひらいた．少し遅れて，19世紀に，有機化学と農芸化学の始祖とされるドイツのユストゥス・フォン・リービッヒ Justus von Liebig（1803～73）は，定量的実験化学と代謝の生理化学という新しい学問領域を樹立した．また，フランスの化学者・細菌学者ルイ・パスツール Louis Pasteur（1822～95）は酒石酸の立体異性体を発見するとともに，発酵学の基礎をつくった．

生体をつくる分子の微細構造を明らかにすることは，20世紀前半の生化学の中心課題であった．まず，エミール・フィッシャー Emil Fischer（1852～1919）がタンパク質分子の基本となるペプチドの合成に成功し（1902，ノーベル化学賞），ついでフレデリック・サンガー Frederick Sanger（1918～2013）がペプチドの一種であるインスリン分子のアミノ酸配列を決定（1955．1958，ノーベル化学賞），ロドニー・ロバート・ポーター Rodney Robert Porter（1917～1985）とジェラルド・モーリス・エーデルマン Gerald Maurice Edelman（1959．1929～2014）がより複雑な構造を持つ抗体タンパク質の一次構造を解明（1972，ノーベル生理学・医学賞）した．一方，ジェームズ・サムナー James Sumner（1887～1955）は酵素タンパク質の一つウレアーゼ分子を結晶化（1926．1946，ノーベル化学賞）することに成功した．さらに，ライナス・ポーリング Linus Pauling（1901～94）はX線回折と呼ばれる方法で結晶化された物質の高次構造を解明し，あわせて，分子や結晶中での原子と原子を結びつける力としての化学結合の概念をはじめて示した（1954，ノーベル化学賞）．

### 2 分子生物学の創始と展開

　一方，生命情報を子孫に伝える遺伝・遺伝子の研究は，遺伝学の祖とされるグレゴール・ヨハン・メンデル Gregor Johann Mendel（1822〜84）による遺伝現象の法則性（メンデルの法則）の発見（1865）と粒子（後の遺伝子）遺伝の提唱に始まる．この遺伝現象を担う分子（遺伝子）の候補として核酸（DNAを含む）を発見したのは，スイスの化学者フリードリッヒ・ミーシャ Friederich Mischer（1844〜95）であった（1869）．核酸分子の主要な成分であるアデニン（塩基）がアルブレヒト・コッセル Albrecht Kossel（1853〜1927）により発見され（1985．1910，ノーベル生理学・医学賞），ついで塩基の骨格構造であるプリン誘導体がエミール・フィッシャー Emil Fischer（1852〜1919）により合成されて（1902，ノーベル化学賞），核酸分子の化学構造が確定された．

　ここまでの研究では，核酸はあくまで遺伝子の候補にとどまっていた．核酸が，遺伝現象を伝達する遺伝子の働きの担い手であることを証明した（1944）のは，オズワルド・セオドア・**エイヴリー** Oswald Theodore Avery（1877〜1955）であった（次項3参照）．

　遺伝子として働いていることが確定すると，核酸（DNA）の研究は大きく展開することとなった．ジェームズ・ワトソン James Watson（1928〜）とフランシス・クリック Francis Crick（1916〜2004）はDNAの高次構造としての二重らせん構造を発見する（1952）とともに，遺伝情報はDNAの複製，DNA情報のRNAへの転写，RNA情報のタンパク質への翻訳の順に伝達される，という分子生物学の中心原理とされるセントラルドグマを提唱した（1958．1962，ノーベル生理学・医学賞）．一方で，フレデリック・サンガー Frederick Sanger（1918〜2013）がDNAの塩基配列決定法を発明し（1977．1980，ノーベル化学賞），遺伝子としてのDNAの構造解析が急展開することとなった．同じ頃，ジョルジュ・ジャン・フランツ・ケーラー Georges Jean Franz Köhier（1946〜95）とセーサル・ミルスタイン César Milstein（1927〜2002）が開発したモノクローナル抗体作製法は（1975．1984，ノーベル生理学・医学賞），生体をつくるさまざまな分子を特定して精製するための新たな手段を提供することとなり，人体の構造を分子レベル，遺伝子レベルで解明しようとする分子生物学の研究は，基礎的な医学・生物学研究の中心課題となった．こうした中で，利根川進（1939〜）は，抗体タンパク質という巨大分子を設計する遺伝子構造を解明する（1976．1987，ノーベル生理学・医学賞）という画期的な成果を得た．

　1950〜60年代に始まった遺伝暗号解明の研究が急展開する中で，国際的な共同研究によってヒトを設計するDNAの全塩基配列を決定する試みが1990年代の始めに計画され，2004年にほぼ完結，2006年5月にその成果の全容がまとめて公開された．

### 3 生命科学の展開を支えた微生物学と免疫学の創始

　前述した生化学と分子生物学の創始と展開は，微生物学と免疫学のそれと互いに深くかかわり合いながら進んだ．生化学と分子生物学の研究の展開に際しては微生物学と生体防御にかかわる免疫学が重要な材料と方法を提供し，逆に，生化学的および分

子生物学的研究の手法が微生物学と免疫学の発展を推進するといったように，この二つの研究領域が両輪となって，生物科学を大きく進展させることとなった．

　顕微鏡を使って微生物を最初に発見したのはオランダのアントニ・ファン・レーウェンフック Antonie van Leeuwenhoek であるが，19世紀になって，フランスのルイ・パスツール Louis Pasteur（1822～95）は，乳酸菌や酪酸菌を発見して発酵や腐敗が微生物によって起こることを明らかにするとともに，微生物の自然発生説を否定し，低温殺菌法を開発した．こうして生化学者でもあった彼は，炭疽菌を培養し，結核菌，コレラ菌など多くの種類の病原細菌を発見したドイツの細菌学者ロベルト・コッホ Robert Koch（1843～1910）とともに，近代微生物学（細菌学）の開祖となった．

　その後，前項②でも紹介したように，オズワルド・セオドア・エイヴリー Oswald Theodore Avery は，肺炎レンサ球菌の核酸（DNA）が菌の形質転換を引き起こすことを示してDNAが遺伝物質であることを証明した（1944）．この後，細菌や酵母の細胞質内に存在する環状2本鎖構造のDNA（プラスミド Plasmid）は，分子生物学を大きく進展させるのに中心的な役割を果たした遺伝子組み換え技術に必要な組み換えDNAの運び屋（ベクター vector）として汎用されることとなった．

　生化学や分子生物学の手法を用いて複雑な生体のしくみが解明されていく出発点となった成果が，①項に記したポーターとエーデルマンによる抗体タンパク質の一次構造の解明と，利根川による抗体遺伝子の解明であった．

　一方で，これもすでに②項で紹介したように，ケーラーとミルスタインがモノクローナル抗体作製法を開発したことにより，生体のしくみを分子レベルで解明するために，DNAとDNAの間の結合に基づく分子生物学的識別法だけでなく，抗体と高分子（抗原）の間の結合による免疫学的識別法を用いることが可能となった．

# 人体の構造と機能

さまざまな経験と実験を反復することで，人類は人体の構造と機能を明らかにしてきた．本章では，人体の構造（解剖学）と機能（生理学）の骨組みを解説する．

## A. 解剖学と生理学の概要

### 1 解剖学と組織学

人体の構造を明らかにしようとする学問は，古代ギリシャの時代から，解剖学 anatomy として発展してきた．肉眼で人体の内部を観察することによる古典的な解剖学（マクロのからだのしくみ，図3-1）に続いて，光学顕微鏡を用いて微細構造を解析する組織学（ミクロのからだのしくみ，図3-2）が17世紀に開発され，展開した．

表面から見た人体は，まず頭部，頸部，胸部，腹部，四肢（手足），そして身体の前面と背面，上半身と下半身に分けられる．人体の内部についても，人体解剖によってはじめはマクロの解剖学として，消化，呼吸，循環，泌尿，生殖，運動，内分泌，造血・免疫，神経，感覚といった図3-1に示す器官と器官系が存在することが知られた．

マクロの解剖学に続いてミクロの組織学 histology の研究が進み，人体は幾種類もの細胞が集まってつくられる数種類の組織，固有の細胞と複数の組織が集合して特定の

**表面からみたからだのつくり**
- 頭部
- 頸部
- 胸部
- 四肢（手足）
- 身体の前面
- 身体の背面
- 上半身
- 下半身

**からだの内部のつくり**

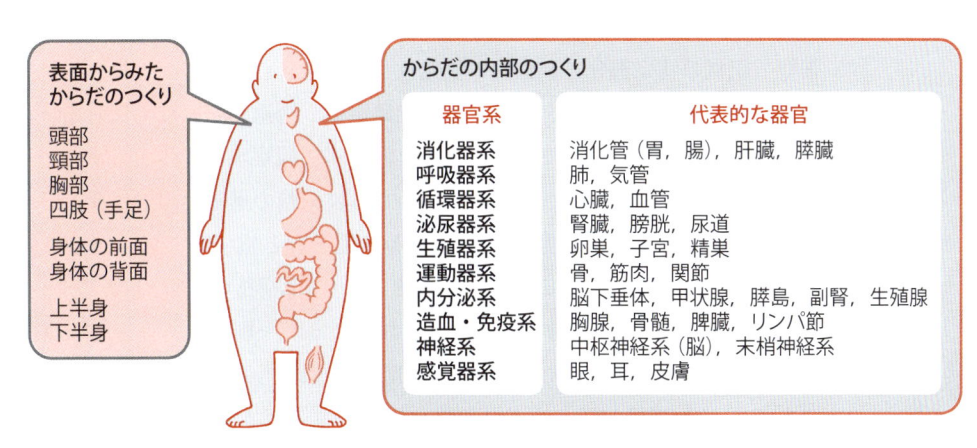

| 器官系 | 代表的な器官 |
|---|---|
| 消化器系 | 消化管（胃，腸），肝臓，膵臓 |
| 呼吸器系 | 肺，気管 |
| 循環器系 | 心臓，血管 |
| 泌尿器系 | 腎臓，膀胱，尿道 |
| 生殖器系 | 卵巣，子宮，精巣 |
| 運動器系 | 骨，筋肉，関節 |
| 内分泌系 | 脳下垂体，甲状腺，膵島，副腎，生殖腺 |
| 造血・免疫系 | 胸腺，骨髄，脾臓，リンパ節 |
| 神経系 | 中枢神経系（脳），末梢神経系 |
| 感覚器系 | 眼，耳，皮膚 |

図3-1　マクロのからだのつくり（解剖学）

**からだの内部のミクロのつくり**

組織：幾種類もの細胞が規則性を持って集合

　上皮細胞
　結合組織
　筋肉組織
　神経組織

器官：固有の細胞と複数の組織が集合し，特定の生理機能を担う

　臓器/内臓：体内にある器官
　器官系：同類の複数の器官の集合

**顕微鏡の種類**

光学顕微鏡
　生物顕微鏡
　位相差顕微鏡
　蛍光顕微鏡
　倒立顕微鏡
　実体顕微鏡

特殊顕微鏡
　透過型電子顕微鏡
　走査型電子顕微鏡
　共焦点レーザー顕微鏡

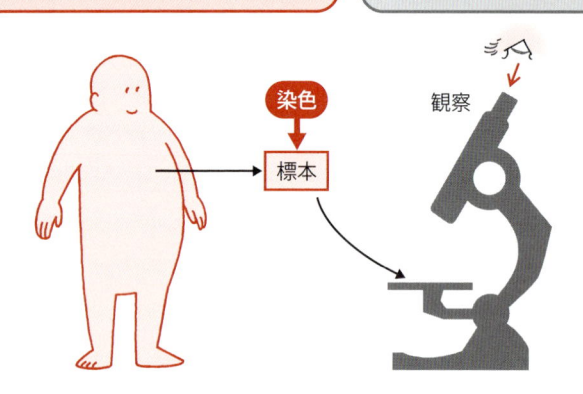

図3-2　ミクロのからだのつくり（組織学）

　生理機能を担う各種の器官，および同種類の複数の器官からなる器官系で構築されるという概念が確立された．ここから，それぞれの組織・器官の詳細な構造が，ミクロのレベルで少しずつ明らかにされていった（図3-2）．

　組織をホルマリンなどによって化学的に固定，あるいは凍結した生体材料から薄片を切片（標本）として切り出し，これを生標本のまま，または多くの場合ヘマトキシリン・エオジン Hematoxylin-Eosin などの細胞の各部分を特異的に染め出す色素で染色して染色標本を作製した上で観察する．組織学はまず，これらを光学顕微鏡で観察することによって展開した．光学顕微鏡には，一般的な生物顕微鏡の他，各部分の屈折率の違いによって生まれる明暗の差を利用して生標本（細胞）を観察する位相差顕微鏡，細胞・組織の特定部分を選択的に蛍光色素で染色した切片に紫外線を照射し，蛍光色素から発光する可視光線を観察する蛍光顕微鏡，透過光ではなく反射光を利用して観察する倒立顕微鏡，切片ではなく生体を低倍率で観察する実体顕微鏡などがある．これらが次々と開発されて，組織と器官，さらに細胞の構造の理解が進んだ．

　1930年代に，光線と光学レンズに代わり電子線と電子レンズを用いて高倍率・高分解能のもとで観察することができる透過型（内部構造の解析）および走査型（表面構造の解析）電子顕微鏡が発明された．これによって，細胞小器官を含む超微細な構造を解析できるようになった．また，適切に蛍光染色した細胞の特定部位にレーザー光線を当ててそこから発する可視光線を集め，コンピューターで解析する共焦点レーザー顕微鏡も開発された．この顕微鏡を利用することで，細胞内の微細構造を精密に

分析できる．

さらには，人体をつくるタンパク質などの高分子の超微細構造も，その結晶をX線回折によって解析したデータをコンピューターで分析することで明らかにされてきている．

## 2 生理学

人体の構造（かたち）を解明しようとする解剖学や組織学とともに，人体の機能（働き）の解明をめざす生理学physiologyが進展した．解剖学と生理学のそれぞれの成果がはじめて直接的につながったのは，ウィリアム・ハーヴェー William Harveyが閉じられた血管系の構造と機能の両方を明らかにした17世紀前半であった．その後，クロード・ベルナール Claude Bernardが実験的手法を生理学に導入した19世紀以降に神経生理学や内分泌学が進展し，20世紀に誕生した生化学や分子生物学と歩みをともにして現在にいたっている．

人体には，基盤的と統合的の2種類の生理機能が備わる．前者は，摂取した栄養を消化し吸収する消化器，酸素を取り込み二酸化炭素を排出する呼吸器，老廃物を排泄する泌尿器，そして個体の再生を行う生殖器など（生理学Ⅰ，図3-3）が担い，後者は，体内で細胞，分子，体液を循環させる循環器，生体の働きを調節する微量物質（ホルモン）をつくる内分泌系，異物を排除し個体を守る免疫系，光，音，物質などによる外界の情報を受け入れる感覚器，感覚器などから入る情報を分析した上で生命活動全体を制御する神経系，神経系などに制御されて人体の運動を支える運動器など（生理学Ⅱ，図3-4）が担う．

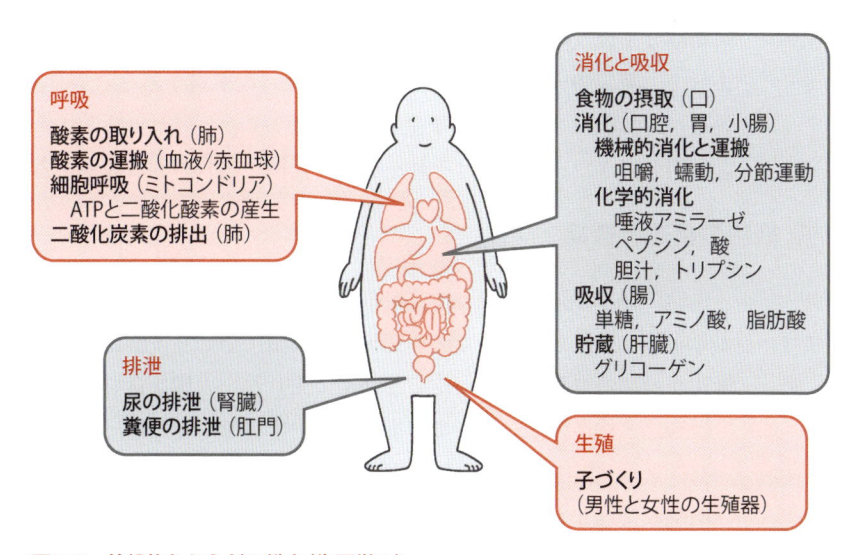

**呼吸**
酸素の取り入れ（肺）
酸素の運搬（血液/赤血球）
細胞呼吸（ミトコンドリア）
　ATPと二酸化炭素の産生
二酸化炭素の排出（肺）

**消化と吸収**
食物の摂取（口）
消化（口腔，胃，小腸）
　機械的消化と運搬
　　咀嚼，蠕動，分節運動
　化学的消化
　　唾液アミラーゼ
　　ペプシン，酸
　　胆汁，トリプシン
吸収（腸）
　単糖，アミノ酸，脂肪酸
貯蔵（肝臓）
　グリコーゲン

**排泄**
尿の排泄（腎臓）
糞便の排泄（肛門）

**生殖**
子づくり
（男性と女性の生殖器）

図3-3　基盤的なからだの働き（生理学Ⅰ）

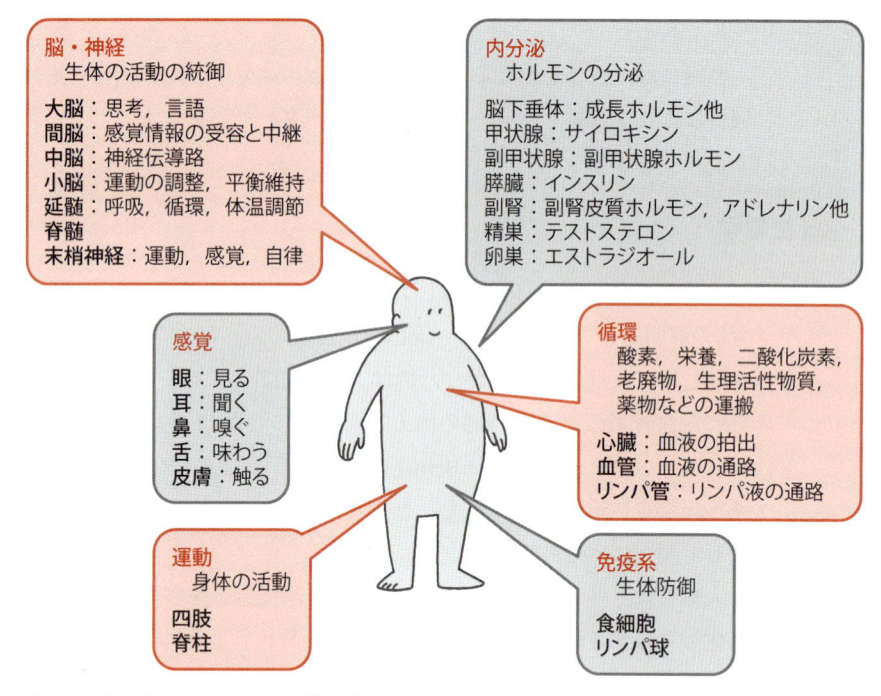

## 図3-4 統合的なからだの働き（生理学Ⅱ）

**脳・神経** 生体の活動の統御
- 大脳：思考，言語
- 間脳：感覚情報の受容と中継
- 中脳：神経伝導路
- 小脳：運動の調整，平衡維持
- 延髄：呼吸，循環，体温調節
- 脊髄
- 末梢神経：運動，感覚，自律

**内分泌** ホルモンの分泌
- 脳下垂体：成長ホルモン他
- 甲状腺：サイロキシン
- 副甲状腺：副甲状腺ホルモン
- 膵臓：インスリン
- 副腎：副腎皮質ホルモン，アドレナリン他
- 精巣：テストステロン
- 卵巣：エストラジオール

**感覚**
- 眼：見る
- 耳：聞く
- 鼻：嗅ぐ
- 舌：味わう
- 皮膚：触る

**循環** 酸素，栄養，二酸化炭素，老廃物，生理活性物質，薬物などの運搬
- 心臓：血液の拍出
- 血管：血液の通路
- リンパ管：リンパ液の通路

**運動** 身体の活動
- 四肢
- 脊柱

**免疫系** 生体防御
- 食細胞
- リンパ球

## B. 人体の構造と機能の基本

　多細胞生物である人間は，60兆個という桁外れに多数の細胞からなる．これらの細胞は，卵子と精子が合体した1個の受精卵が分裂することでつくられ，すべて基本的に同じ遺伝情報を持つ．細胞は，それぞれが持つ同じ遺伝情報の違う部分を活用して，違う構造（かたち）と機能（働き）を持ついくつかの集団をつくる．同じ特定の遺伝情報部分を使う細胞集団が一つの組織をつくる．そして複数の異なる組織や細胞が集まって，特定の一つの働きを担うようになった構造を器官という．解剖学（組織学を含む）と生理学（生化学，分子生物学を含む）により，人類は人体の構造と機能の基本を解明してきた．以下ではそれを細胞，組織，器官の別に説明する．

### 1 細胞の構造と機能

　生命の基本単位は細胞cellであり，細菌のような原核の単細胞が原虫のような真核の単細胞に進化し，ついでこの真核の単細胞生物から多細胞生物が誕生して「生命」の構造が飛躍的に複雑となったことは先に記した．人間を含む多細胞生物の中にある細胞は構造と機能の異なるさまざまな組織や器官をつくるが，そうした細胞の基本的な内部構造は共通である．動物の細胞の内部構造を模式的に示したのが図3-5である．
　細胞膜で囲まれ，細胞骨格により一定の形を保ちながら運動する細胞（生命の最小単位）の活動は，核に収められたDNA（ゲノム）に刻み込まれた遺伝情報と，細胞の外

B. 人体の構造と機能の基本　35

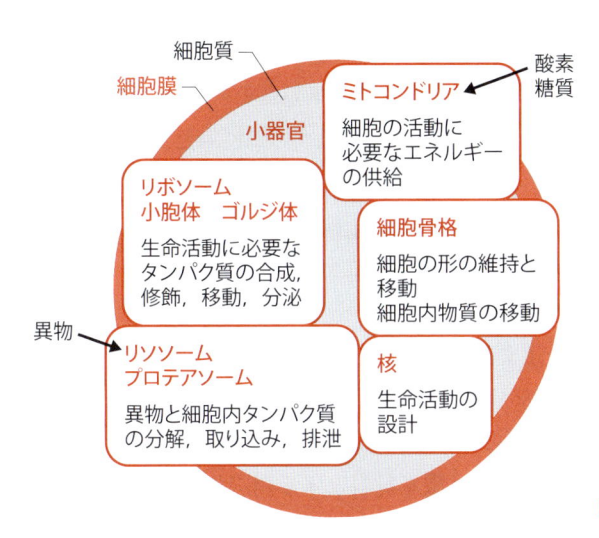

```
細胞質
細胞膜
小器官

ミトコンドリア ← 酸素 糖質
細胞の活動に
必要なエネルギー
の供給

リボソーム
小胞体　ゴルジ体
生命活動に必要な
タンパク質の合成,
修飾,移動,分泌

細胞骨格
細胞の形の維持と
移動
細胞内物質の移動

異物 → リソソーム
プロテアソーム
異物と細胞内タンパク質
の分解,取り込み,排泄

核
生命活動の
設計
```

**図3-5　生命活動の基本的なしくみ**

　から内に入る環境情報の二つにより推進,あるいは制御される.生命の基本は高度に制御された物質の代謝にあり,この代謝を制御するのが,細胞の外から取り入れる栄養(アミノ酸)を材料とし,核内の遺伝情報(設計図)をもとにしてつくられる酵素などのタンパク質である.タンパク質をつくる細胞内の工場(小器官)がリボソームであり,そこでつくられたタンパク質を必要な場所に運ぶのが小胞体やゴルジ体である.細胞の外から取り入れる異物や細胞内でつくられるタンパク質は,その一部がリソソームやプロテアソームで分解される.細胞のすべての活動を支えるエネルギーは,外から取り入れる栄養(炭水化物)と酸素をもとに,ミトコンドリアでATP(細胞のエネルギー源)としてつくられる.以下に,これら細胞内小器官の構造と機能を説明する.

### (1) 細胞膜

　分子の頭部に親水性,尾部に疎水性の構造を持つリン脂質が互いに尾部を向け合って2重に配列し,細胞膜cell membraneがつくられる.その細胞膜で取り囲まれた水空間の中に「生命」が宿り,細胞膜は生命の最小単位である細胞の内(自己)と外(非自己)を区分する.多くのタンパク質や糖タンパク質が,分子内の疎水性の構造部分でこの膜と結合している.こうして,細胞膜は,細胞の外と内をつなぐイオンチャンネル(イオンの通り道)として,あるいは環境情報を細胞の外から内に伝える受容体として働く.

### (2) 細胞骨格

　細胞の基本的な形を維持する,収縮と進展をくり返して移動する,細胞分裂に伴って運動する,細胞内で物質を移動させるなどの細胞の働きには,細胞内の線維状構造である細胞骨格cytoskeletonが必要である.顕微鏡下では,アクチンactin(タンパク質)が重合してできるミクロフィラメント(マイクロフィラメント)microfilamentやチューブリンtubulin(タンパク質)でつくられる微小管として観察される.

### (3) 核

　生命活動を支える代謝制御のしくみを設計する遺伝情報を担うのは,核nucleusの

中のDNA鎖(ゲノム)である．細胞周期の分裂期に，長いDNA鎖はヒストンなどの塩基性のタンパク質と結合し折り畳まれて，染色体と呼ばれるひも状の構造物をつくる．人間の細胞の核には，22対の常染色体と1対の性染色体(X染色体とY染色体)の計46本の染色体が存在する．各対となる染色体はセントロメアcentromereで結合してX字型のかたちをつくり，セントロメアを挟んで短腕と長腕に分かれる．なお，核の中には核小体と呼ばれる構造が存在することも知られている．

### (4) リボソーム，小胞体，ゴルジ体

核内のDNA鎖に組み込まれた遺伝情報が読み取られてつくられるmRNAは，スプライシングによって不要部分が切り取られて細胞質内に移動する．そこに，大小二つのサブユニットでつくられる**リボソーム**ribosomeが集まり，その場でmRNAを鋳型に，tRNAにより運ばれるアミノ酸を材料とする翻訳作業が触媒されて，ペプチドがつくられる．

細胞質内にはまた，1重の生体膜で囲まれた小胞体endoplasmic reticulumと呼ばれる網状の膜系構造物があり，粗面小胞体と滑面小胞体の二つが区別される．前者には**リボソーム**が付着しており，膜に結合するタンパク質(ペプチド)や細胞外に分泌されるタンパク質がこの部位の**リボソーム**でつくられる．また，後者では脂質がつくられる．リボソームでつくられるペプチドの先端部分には，疎水性のリーダー構造(ペプチドが疎水性の膜を貫通するのに必要な，疎水性のアミノ酸でつくられたペプチド先端部の微小構造)がある．リボソームでつくられたペプチドは，この構造部分を使って膜を通過して粗面小胞体の中に移動し，折りたたみやジスルフィド結合，あるいは糖鎖の付加などの修飾を受けた後，細胞小器官や細胞膜に運ばれる．その場合，多くはゴルジ体Golgi bodyを経由する．小胞体にはまた，細胞の情報伝達に重要な役割を果たすカルシウムが貯蔵される．

### (5) リソソーム，プロテアソーム

リソソームlysosomeは生体膜で囲まれた細胞内小器官の一つであり，消化を行う．内部には各種の加水分解酵素が含まれ，細胞の外から入る異物を加水分解する．分解産物のうち有用なものは細胞内に取り込まれ，不用なものは細胞外に排出される．

一方，プロテアソームproteasomeは，細胞内のタンパク質をエネルギーを使って分解する巨大な酵素複合体である．この酵素の働きで細胞内のタンパク質の合成と分解のバランスが保たれ，同時に異物認識の標的となるペプチド断片もつくられる．

### (6) ミトコンドリア

ミトコンドリアmitochondrionは外膜と内膜の2重の生体膜で囲まれた細胞小器官であり，電子伝達系による酸化的リン酸化によってエネルギー(ATP)を産生する酸素呼吸(酸素の段階的還元)の場となる．内膜上には，電子伝達系の酵素群が並び，内膜に囲まれたマトリックスには，核DNAとは別に，卵細胞のミトコンドリアによってのみ子孫に伝えられる環状DNAが存在する．なお，もとは酸素を利用できなかった真核細胞の中に酸素を利用できる好気性細菌が共生することでミトコンドリアが生まれたとする説が有力である．

## 2 組織の構造と機能

高等な多細胞生物では，同じゲノム（遺伝子）セットを持ちながらその中の異なるゲノム領域を利用して互いに違う働きを担う多数の細胞が集合し，個体をつくる．この場合，同じゲノム領域を使い同じ働きを担う幾種類かの細胞が規則的に配列し，集合してつくられる構造を組織と呼ぶ（図3-2）．動物にみられる四つの組織の基本形とそれぞれの特性を以下に説明する．

### (1) 上皮組織

生命個体の表面で横方向に互いに密に接して面をつくり，環境と個体の間を境する細胞集団．重層して皮膚を覆う扁平上皮（表皮）や，腸粘膜表面の一層である円柱上皮が例である．

### (2) 結合組織

特定の細胞とこれが細胞外に分泌する基質とでつくられ，身体全体の形態を保持する．線維芽細胞とコラーゲン線維でつくられる皮膚の真皮，骨細胞とカルシウム塩でつくられる骨がその例である．

### (3) 筋肉組織

伸長と収縮を反復する筋細胞（筋線維）が規則的に配列して，身体の運動を支える．栄養素と酸素を供給し老廃物を排泄する血管と，運動を調節する神経線維がこの組織の中に入り込む．手足を動かす骨格筋（横紋筋），心臓を動かす心筋（横紋筋），消化管や血管の運動を支える平滑筋がある．骨格筋は運動神経により，また心筋と平滑筋は自律神経により働きが調節される．

### (4) 神経組織

神経細胞とグリア細胞でつくられる．脳や脊髄などの中枢神経系と，ここから出て身体の各所に向かう末梢神経系とがある．

## 3 器官の構造と機能

固有の細胞と，多くの場合に複数の組織とが有機的に集合し，特定の生理機能を担う器官（臓器）となる．身体は，それぞれ別の役割を担う消化器系，呼吸器系，循環器系，泌尿器系，生殖器系，運動器系，内分泌系，造血・免疫系，神経系といったいくつもの器官系が集まってつくられ，各器官系には複数の器官が含まれる（図3-1）．各器官は，器官固有の細胞と上で説明した組織とが有機的に組み立てられてつくられる．このうち，内分泌系，造血・免疫系，神経系は，所在が固定した臓器と細胞，およびそこから出て個体全体の活動を調節する線維状の構造（神経線維）あるいは分子（ホルモン，抗体），または運動性に富む細胞（赤血球，白血球，リンパ球）で構成される．各器官系とその中の代表的な器官の特性を下に説明する（図3-1～3-4）．

### (1) 消化器系

身体をつくりこれを動かすために必要な水と栄養素（食物）を体外から取り込み，取り込んだ炭水化物，脂肪，タンパク質をそれぞれ単糖（ブドウ糖など），脂肪酸，アミ

ノ酸に分解（消化）して，ミネラル，ビタミンなどの微量成分とともに体内に吸収し，残渣を体外に排泄する働きをする．口腔，食道，胃，小腸（十二指腸，空腸，回腸），大腸（結腸，直腸），肛門などの消化と吸収，ならびに残渣の排泄を行う消化管，およびこの消化管の中に消化を助ける酵素や胆汁などの化学成分を分泌する唾液腺，膵臓，肝臓などがこの系に含まれる．肝臓では，個体に必要な炭水化物，脂肪，タンパク質が取り込まれた栄養素をもとにして合成されるともに，アルコールなどの身体に有害な物質が解毒される．

### (2) 呼吸器系

身体を動かすためのエネルギー（ATP）を調製するために，消化器系が取り込んだ栄養素に加えて，必要な酸素を体外から取り入れ，老廃物である炭酸ガスを排出する（外呼吸）．鼻腔，喉頭，気管，肺（気嚢，気管支）で構成される．肺には，肺から取り込んだ酸素を心臓に運ぶ肺静脈と，全身で発生した炭酸ガスを肺に運ぶ肺動脈が入り込む．

### (3) 循環器系

肺で酸素を受け取った赤血球や消化管で吸収した栄養を全身の各器官，組織に運び，そこで行われる細胞内呼吸により発生する二酸化炭素を肺に，また，代謝により生ずる老廃物を腎臓に運ぶ回路となるのが血管である．血管はまた，生体防御に必要な白血球やリンパ球，あるいは抗体，ならびに身体の働きを調節するやホルモンを全身に運ぶ回路ともなる．循環器系は，血液を血管に送り出すポンプの働きをする心臓，心臓から全身と肺に血液を送り出す動脈，全身と肺から血液を心臓に戻す静脈，動脈と静脈をつなぐ毛細血管といった閉じられた血管と，末梢組織で血管の外に出た体液と血液細胞を回収して血管に戻すリンパ管とで構成される．

### (4) 泌尿器系

消化器から体内に取り込まれた栄養が代謝され，その結果として生ずる老廃物を体外に排泄する．血液中の老廃物を選別して尿に集める腎臓と，尿を一時貯留する膀胱，腎臓と膀胱をつなぐ尿管，膀胱から尿を体外に導く尿道からなる．

### (5) 生殖器系

人間を含む多細胞生物は，一定の寿命を持つ個体（世代）をつくる細胞と，世代を超えて脈々と生命を伝承し続ける生殖細胞の2種類の細胞からなる．生殖器は，生殖細胞を再生して保持するとともに，生殖細胞から新たな個体を新生する．女性では，生殖細胞である卵子を再生する卵巣，卵子を子宮に導く卵管，精子と合体した卵子が胎児に発育する場となる子宮，精子を受け入れて子宮に導く腟がある．男性では，生殖細胞である精子を再生する精巣，精子を女性の腟に導く精管と尿道（陰茎）がある．卵巣と精巣はエストロゲンestrogen（女性ホルモン），アンドロゲンandrogen（男性ホルモン）などの性ホルモンを分泌する内分泌腺でもある．

### (6) 運動器系

人間のすべての活動は，他のすべての器官系の働きに支えられながら，運動器を使って行われる．手と足，および脊柱とその中の骨，関節，筋肉が運動器である．基本的な形態を保持するための骨，複数の骨の間にあって互いの関係に可動性を与える

関節，この可動性を利用して運動を実行する筋肉，その運動を制御する神経，運動に必要な栄養と酸素を供給し老廃物を除去する血管などの総合的な働きによって，運動器は機能する．

### (7) 内分泌系

運動とその恒常性の維持に集約される生命活動は，運動を基本的に制御する神経，微量で生理機能を調節するホルモン，個体を攻撃する異物を排除する免疫の三つの働きで調節される．このうち，生命活動に伴うさまざまな代謝を調節するホルモンは，各種の内分泌腺でつくられる．副腎皮質，甲状腺，女性生殖腺(卵巣)などといった他の内分泌腺を刺激しその働きを強めるホルモンや成長ホルモンを分泌する脳下垂体，下垂体からのこれらのホルモンの放出を促すホルモンをつくる視床下部，甲状腺ホルモンをつくる甲状腺，コルチゾール，アルドステロンなどの副腎皮質ホルモンやアドレナリンなどの副腎髄質ホルモンをつくる副腎，上皮小体ホルモンをつくる副甲状腺，インスリンをつくる膵臓のランゲルハンス島，男性ホルモンをつくる精巣，エストロゲン，プロゲステロンなどの女性ホルモンをつくる卵巣などがある．

### (8) 造血・免疫系

酸素を運搬する赤血球，異物を排除して生体を防御する白血球とリンパ球，損傷した血管からの血液の流出を阻止する血小板は，骨髄と脾臓(一部)の中で再生をくり返しながら維持される造血幹細胞が分化して発生する．このうち，一部のリンパ球(T細胞)は，骨髄から移動した細胞が胸腺で分化・成熟してつくられる．分化・成熟したリンパ球(T細胞とB細胞)と白血球(好中球，好酸球，好塩基球，単球/マクロファージ)は血管とリンパ管を通って全身を巡回し，とくに脾臓とリンパ節に集結し，共同して生体防御の働きを担う．個体の内と外を区分する皮膚や粘膜も，胃の消化機能(異物を破壊する働き)とともに，異物の体内への侵入を阻止する最も原始的であって最も基本的な生体防御の役割を担う．

### (9) 神経系

上記の(1)〜(8)までのすべての器官/臓器の働きを全体としてまとめて神経系が調節する．神経系は，脳と脊髄で構成される中枢神経系と，全身に分布する神経節と神経線維からなる末梢神経系とからなる．頭蓋腔内にある脳は，大脳，間脳，中脳，小脳，橋，延髄に区分される．脊髄から出て全身に分布する神経(線維)は，運動神経，知覚神経，自律神経(交感神経と副交感神経)に分かれる．神経は外からの情報を受け入れて生命維持に必要な対応を各器官に指令するが，外からの情報の窓口となるのが，次項で説明する眼(視覚)，耳(聴覚)，鼻(嗅覚)，舌(味覚)，皮膚(触覚)などの感覚器である．

### (10) 感覚器系

身体外の環境からの刺激(情報)を受け取って脳に伝達する器官系を感覚器系と呼ぶ．①視覚器としての眼は，眼底にある網膜細胞で受容した光情報を視神経により脳に伝達する．同様に，②聴覚器としての耳は，内耳蝸牛で受容した音(空気の振動)情報と，内耳前庭・三半規管で受容した平衡(位置，回転)感覚情報をそれぞれ蝸牛神経

と前庭神経により，③嗅覚器である鼻は，鼻腔奥の鼻粘膜にある嗅覚神経端末で受容した嗅(空気中の化学物質)情報を嗅神経により，④味覚器である舌は，舌乳頭にある味蕾で受容する味(食物などに由来する化学物質)情報を舌神経により，⑤触覚器である皮膚や粘膜は，そこに分布する感覚神経端末で受容する触覚・痛覚(機械刺激)情報あるいは温度覚(熱刺激)情報をそれぞれの感覚神経により，脳に伝達する．

## 4 器官と細胞小器官の比較

ヒトを含む多細胞動物個体の構造と機能の基本は，生命の基本単位である細胞のそれ(図3-5)の模倣であるともいえる．以下に個体の中の主な器官と対応する細胞小器官との比較を行う(図3-6)．

### (1) 核と生殖器，神経系

生命の基本プログラムは核の中のDNAに収められており，この情報によって細胞と個体の生命活動は全体として調節されるとともに，単細胞の場合にはDNAの複製により，また，ヒトなどの多細胞個体では，寿命を持つ体細胞とは区別される生殖細胞の自己再生により，世代を超えて生命を引き継ぐ．核が細胞の働きを調節するしくみは，ヒト個体では細胞間の相互作用にかたちを変えて引き継がれる．ヒトを含む高等動物では，このしくみが高度化し神経系と内分泌系が生まれたと理解される．この

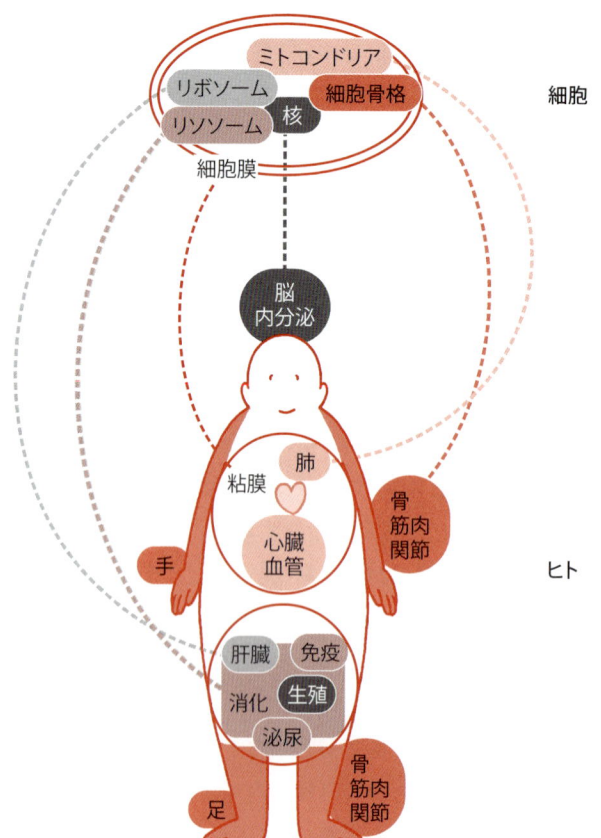

**図3-6　ヒトにおける器官系の機能分担：細胞との比較**

神経系が例外的に顕著に高度化した生物がヒトである．

### (2) リソームと消化器，免疫系，泌尿器

外から取り込んだ異物を分解して細胞に必要な成分を栄養として内に取り込み，不要なものを外に排出するリソームの働きは，単細胞生物が異物を貪食し消化する働きを起源とし，ヒトの消化器と泌尿器，および免疫系の中の食を専門とする細胞系（白血球）の働きに連なる．

### (3) リボソームと肝臓

細胞の構造と機能に必要な分子（タンパク質）を遺伝情報に従って合成するリボソームの働きは，各器官を構成するすべての細胞の生命活動に必要なものであり，ヒト個体の生命活動に必要なさまざまな分子をつくりだす肝臓の働きに理念の上で連なる．

### (4) 細胞膜と皮膚，粘膜

生命体の内と外を区分し，内への異物の侵入を阻止する細胞膜の働きは，ヒトの皮膚や粘膜が示す防御の働きと直接的に関連する．

### (5) 細胞骨格と運動器

細胞の形態を保ち，その活動を支える細胞骨格の働きは，ヒトの手や足といった運動器に引き継がれている．運動器の働きは，動物のあらゆる活動を支える上で重要であると同時に，最も原始的な生命活動そのものでもある．

### (6) ミトコンドリアと呼吸器

外から取り入れた栄養と酸素から細胞のすべての活動を支えるエネルギーをつくり出すミトコンドリアの働きは，ヒト個体をつくるすべての細胞に必要であり，個体として外から酸素を取り込み外に二酸化炭素を排出する呼吸器（外呼吸）の働きと密接にかかわる．

### (7) 物質運搬と循環器

上記の(1)〜(6)で説明した細胞の生命活動を支えるための細胞内での働きには，さまざまな物質の適切な移動が必要であり，そのための特別なしくみが備わる．ヒト個体内では，細胞間でこれが適切に行われる必要があり，循環器がこれを担う．

## 5 生体の恒常性

生体は，個体全体，個体をつくるそれぞれの器官，器官をつくる一つひとつの細胞，そのいずれにあっても，遺伝子による基本設計のもとで，生まれてから死ぬまでの間，高度に秩序正しい代謝を維持する．個体，器官，細胞のいずれもが，互いにそれぞれの代謝（活動）を調節しあい，その活動の恒常性を保つためのしくみを必要とする．個体内の器官同士，細胞同士が絶えず情報を交換しあい，調節しあう中で生体の恒常性は維持され，それらの活動を全体として調節し恒常性を維持するしくみを担う細胞集団（器官系）が，神経系，感覚器系，内分泌系，循環器系，そして免疫系である．これらの器官系の個別の働きについては3器官の構造と機能で説明したが，これらの器官系がどのような位置づけで互いに連携し生体全体の恒常性を保っているかを，一部くり返しも含めて以下に説明する．

生体の恒常性は，内外の情報を適確に収集・分析し，結果に基づいて体内のすべての器官系に適切な指令を送ることで保たれる．感覚器系が収集する体外環境情報と体内情報を総合し，生体の恒常性を保つために必要な判断を下すのが中枢神経系，なかでも脳である．適量の食物と水が絶えず供給されなければ生体の恒常性は維持されない．このため，環境からの食物情報（どこにどれほどの食物が存在し，どのようにしてこれを獲得できるか，などの情報），身体内の飢餓情報（人体がどの程度に食物の補給を必要としているかの情報）を総合し，いつどれほどの食物を体内に取り入れるかを脳が判断する．この結果，生体の代謝の基本的な恒常性が維持される．

　脳神経系の情報伝達は，神経線維を介して行われる．この神経の働きを直接的に補うのが内分泌系である．内分泌系は，ホルモンと呼ばれる微量の化学物質を介して情報を伝達する．生体の恒常性を維持するために必要な微量の化学物質には，生体がみずからつくることができるホルモンとは別に，環境から食として取り入れなければならないビタミンがある．

　生体の恒常性は，環境から体内に侵入する病原微生物，または体内に発生する「がん」からの攻撃によっても破綻する．これらの攻撃を迎え撃つのが生体に備わる免疫系の働きである．この免疫系の働きにより，生体のより高次の恒常性が維持される．

　また，内分泌系や免疫系の働きを根底で支えるのは，循環器系である．神経とともに全身に分布する循環器系（血管）は，個体の恒常性維持に不可欠な酸素や栄養素を補給し，老廃物を排出するとともに，恒常性を維持するのに必須のホルモンや免疫系の細胞・分子の補給・移動路としても重要な器官系である．

　これらの器官系の持続的で適切な働きがあってはじめて，生体全体の恒常性，すなわち健康が保持される．

# 4 環境・文化と人間の健康

"人間の「健康」とは何か"という問いに答える前に，人間の身体と心の正常な構造（しくみ）と機能（働き）を理解する必要がある．この正常な構造と機能が適切に維持されることが健康の原点である．人間は，みずからに備わっている特異な能力，すなわち「考える力」によって，自分自身の構造と機能を細部にわたって理解しようと努力を重ねてきた．この努力は絶えることなく続き，その結果，現在までに人間の構造と機能の多くが明らかにされた．そして，そうした努力の積み重ねの上に，"「健康」とは何か"という基本的な問いへの答えがより客観的に示されるようになってきている．

ここでは，まず時空を超えて広がる世界における人間の位置づけを展望する．その上で，古来より人間がみずからの構造と機能を明らかにしようしてきた歴史を振り返って，「健康」の理念（コンセプト）とは何かを考え，この永遠の問いに対する答えに現時点でどこまで到達しているのかを解説する．

## A. 環境と人間

人間は，人間を取り巻く他の生物と共有する自然環境および生物環境の中で，また人間に固有の社会環境の中で，活動する．さまざまな要因がそれらの環境をつくっており，これらの要因は人間が生存し活動する上で不可欠なものである一方，時に人間の生存を脅かしたり活動を阻害したりすることがある．ここでは，こうした環境要因の種類を概観し，それぞれの環境要因がどのように人間の活動を支え，あるいは妨げるかを考える．

### 1 人間を取り巻く環境要因の種類

生命の基本単位である細胞の活動は，細胞内（自己）と細胞を取り巻く環境（非自己）の間の途切れることのない秩序ある物質交換を前提として営まれる．人間を含む多細胞生物の活動も個体内と個体を取り巻く環境との間の適正な物質交換に依存しており，生命活動を支える，あるいは妨げるさまざまな種類の環境要因に囲まれて，人間は生活している（表4-1）．生命活動に欠かせない環境要因として，適正なレベルの酸素（空気），気圧，温度，振動，水，ミネラル（食物にも含まれる）といった自然環境と，適量の食物（炭水化物，脂質，タンパク質，ビタミン，ミネラルなど），生物，微生物

表4-1　人間を取り巻く環境

| | | 正常 | 異常 | 異常の原因(例) |
|---|---|---|---|---|
| 自然環境 | 酸素(空気) | 適量 | 欠乏 | 隕石の衝突，火山の噴火 |
| | | 清浄 | 汚染 | 有害化学物質，病原微生物 |
| | 気圧 | 正常 | 減圧 | 台風，高山 |
| | 温度 | 適温 | 高温 | 火災，温暖化 |
| | | | 低温 | 氷河期 |
| | 振動 | 安定 | 強振 | 地震 |
| | 水 | 適量 | 欠乏 | 干ばつ，砂漠化 |
| | | | 過剰 | 豪雨，洪水，津波 |
| | | 清浄 | 汚染 | 有害化学物質，病原微生物 |
| | ミネラル | 適量 | 不足 | 供給の途絶 |
| 生物環境 | 食物 | 適量 | 不足 | 凶作，耕作面積の縮小，人口の増加 |
| | | | 過剰 | 暴飲暴食，飽食 |
| | | | 汚染 | 有害化学物質，病原微生物 |
| | 生物 | 共生 | 闘争 | 食物連鎖 |
| | 微生物 | 共生 | 寄生 | 感染 |
| 社会環境 | 家庭 | 平穏 | 不和 | 家族の離反 |
| | 職場 | 活気 | 沈滞 | 不景気，失業 |
| | 地域，国 | 平和 | 混乱 | 犯罪，紛争，戦争 |

などの適正な生物環境(自然環境の一型)があり，これらの環境が適正であることで良好な生命活動が維持される．

　人間の生命活動の特徴の一つは，多くが複数の人間が共同してつくる社会の中で進められることである．このため，自然環境や生物環境と並んで，生物環境の特殊型ともいえる社会環境が重要である．社会の単位としては，家庭があり，職場があり，地域があり，国があり，そして世界がある．平穏で活気のある平和な社会のもとで一人ひとりの人間が適正に役割を分担し，社会を構成するすべての人間が共同して自然環境と生物環境に適応し，高度の生命活動を継続することができる道が求められ続けている．

## 2 人間の生存と活動を妨げる環境要因

　酸素(空気)，気圧，温度，振動，水といった自然環境，食物，生物，微生物など生物環境，家庭，職場，地域，国などの社会環境が量または質において異常となると，人間の健康は障害され，時に死にいたる(表4-1)．

　隕石の衝突，大規模な干ばつや砂漠化，極度の温暖化や氷河期の到来など地球規模の自然環境の大きな変化や，地震，津波，台風，豪雨，洪水，火災，火山の噴火など頻発する自然災害，突発する有害化学物質(放射性同位元素を含む)または病原微生物による空気や水の汚染などは，生命活動に欠かせない空気(酸素)や水，そして塩分などのミネラルの供給に必要な基本的な自然環境を破壊して人間の生存そのものを脅かす．

人間はまた，生命活動を維持するために欠かせない食物の大部分を生物環境に求める．このため，自然環境に社会環境の異常も加わって起こる農作物の凶作や耕作面積の縮小，あるいは人口の増加などによる食物の不足，または暴飲暴食や飽食といった食物の過剰摂取，あるいは有害な化学物質や病原微生物による食物の汚染は，いずれも人間の正常な生命活動を阻害し，時にその存続を脅かす．また，地球上に誕生して以来，人間と人間以外の生物や微生物は互いに共生する関係にある一方で，食物連鎖にかかわる闘争の歴史が続いており，病原性の細菌やウイルスといった微生物の感染により現在も多くの人間の命が失われている．

さらに，本来は人間の生命活動（生活）を支えるためにつくられた社会も，その秩序が乱れて異常となると，家族の離散，不景気と失業，地域の犯罪や紛争，国と国との戦争などにより，人間の正常な生活をしばしば大きく阻害する．

### 3 人間の生命活動を支えるための環境の整備

人間は生命を保持して活発な活動を展開するために，これを支える環境を保全するさまざまな努力を重ねて現在にいたっている．このためには，多くの人間が共同してつくる社会と，その中でルール（法）に従って活躍する人間一人ひとりの力と，そうした力を大きく束ねる政治の力が重要である．また，そうした社会において，一人ひとりの人間が健康な身体と心を持って健全な生命活動を継続できるよう努力するのが医学であり医療である．

## B. 人間の本質：文化の構築

生命が38億年という長い間，進化を続け，その流れを受けておよそ20万年前に誕生した人間（ホモ・サピエンス）には，他の生物と比べてどこにその本質的な特徴があるのか．また，そうした特徴はどのようにして生まれたのか．さらに，そうした特徴を持つ人間がつくり出した文化の本質が何であり，それは人間に備わるどのような能力によりつくられ，生命進化の流れの中でどのような意義を持つのか．ここでは，これらの問いかけを受けて，科学的に説明できる人間の原点を論じたい．

### 1 人間と他の霊長類との違い

生命は，生命の基本を設計するゲノム（DNA）の塩基を置換したり位置を組み換えたりする中で，環境に適応できる変異を選択するという原理によって進化してきたと考えられている．

こうした進化の最終段階で誕生した霊長類の一つの種として，同じ霊長類の祖先を持つチンパンジーとは別の人類の遠い祖先（猿人）が誕生したのは，今から約700万年前とされる．その後およそ20万年前に人類の直接の祖先とされるホモ・サピエンス（ヒト）が出現し，現在にいたっている．ホモ・サピエンスとチンパンジーとを比較すると，そこには量的な違いを超えた質的な違いが観察される．

その違いは，ヒトとチンパンジーの手や足などの身体構造にある以上に，人間あるいはチンパンジーが持つ脳の働きと，脳がつくり出す文化の内容にあるといえる．20～17万年という人間の歴史の中で人間固有の脳の働きによってつくられ大きく発展した「自然科学」という学問，およびそれに関連する技術と産物，音楽や絵画，演劇といった「芸術」，「人文・社会科学」とそのもとで組み立てられた体系的な文化・社会構造などは，いずれもチンパンジーを含む他の生物が獲得することのなかった新たな生命活動の成果である．

一つひとつの生命個体の特徴的な構造と機能がゲノムがつくる生命の設計図の中に求められるとするなら，こうしたヒトの特性を決める基本情報はゲノムのどこに組み込まれているのだろうか．20世紀末の1990年代に入って，ヒトの全DNAの配列を解読する国際的な共同作業が始まり，21世紀に入って間もなく基本的に完了し，2006年5月にはその成果の集大成が世界に公開された．その結果，ヒトの遺伝子（タンパク質の構造を決める単位情報）の数は予想を大きく下回って3万に満たず，数においてヒトとチンパンジーとの間で大きな差はないこと，また全体で30億対ある塩基を比較した場合にも，ヒトとチンパンジーの差は1％程度にすぎないことが判明した．文化のレベルの差として理解されるヒトとチンパンジーの間の違いは，それぞれの文化をつくりあげた脳の働きの違いにあると考えられるが，それを決める情報はこの1％程度のDNAの中に組み込まれていることになる．

700万年前に最初の人類（広義）である猿人が誕生した後，DNAにより子孫に伝えられるヒトの遺伝情報はどのようにして進化したのだろうか．その多くは不明である．しかし，30万年前にホモ・サピエンス（現世人類）の前にあらわれてその後絶滅した旧人のホモ・ネアンデルターレンシスでは，遺伝的に口蓋の構造が言語の発声に適しておらず，このため言語の発声に適した構造の口蓋を持つホモ・サピエンスが代わって繁栄することになったという説がある．ホモ・サピエンスの種の中でも，DNAにいくつもの変異と選択が観察されている．たとえば，マラリア原虫がヒト赤血球に侵入して増殖するのに必要な赤血球の膜や内部の特殊構造（ヘモグロビン）がDNAの変異によって変化すると，感染への抵抗性が獲得されることが知られている．マラリアが蔓延するアフリカでは多くの個体がこの変異DNAを保有している．しかし，こうした感染への抵抗性に関係するDNA情報の正の選択は，ヒトだけではなく多くの生物に共通の事象と考えられている．おそらく，ホモ・サピエンス誕生時の種を特徴づけるDNAの変化は劇的であり，この変異はホモ・サピエンスのすべての子孫に引き継がれているものであろう．

## 2 人間の脳による思考

チンパンジーと比較した場合のヒトの生物学的な最大の特徴は，飛躍的に高度な脳の働きと，この脳の働きを支える高次の言語機能にあると考えられる．脳の働きの基本は，①感覚器を通して自然から受け取った環境素情報をしばらく記憶として留めた上で，②その素情報を高度の計算力（コンピューター機能）により演算し，個々の情報

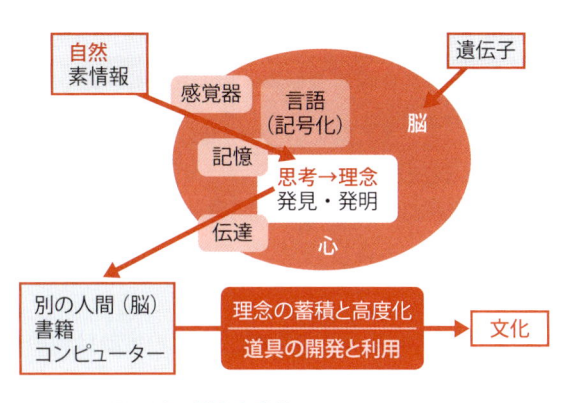

**図4-1 人間の脳の働きと文化**

を階層構造のもとで整理し秩序化する，すなわち「思考する」過程を経て，③秩序ある考え＝「理念」を構築し，④その中で自然の中に潜む原理や原則を発見し，そして⑤そうした発見に基づいて道具を発明する，ということになるだろう（**図4-1**）．人間はみずからの存在を含む世界（自然）の骨組みを「理念」として脳の中に再現できるようになり，このことを意識できたことで，人間に固有の「心」が生まれた．この脳における自然の骨組みの秩序ある「理念」への再現は，神経細胞が担うものである．しかし，限られた数の神経細胞が極微の世界から宇宙の果てにまで及ぶ自然の骨組みを「心」の中に再現できる秘密は，遺伝子に設計された人間の神経系が，他の生物の神経系にはない高度の計算力を備えているところにある．この働きは，もともと人間がみずからの脳の働きを模倣してつくった高性能のコンピューター（人工知能）の働きとも対比できる．

### 3 人間の思考と言語

　感覚器から映像や音による素情報を受け入れ，その素情報に基づいて直接的に行動の内容を決定するのが動物一般に備わる神経系の基本的な働きである．神経系の働きは，空腹の状態のときに食物があればただちにそちらに向かってこれを取り込んだり，みずからを攻撃する敵を映像や音で察知すればただちにそれを回避したりという一般的な動物の行動を，全体として調節する．そこでは空腹であるという内的な情報や，敵を特定するために記憶された過去の情報が，行動の決定に一定の役割を果たす．しかしこの場合，行動を決定するまでの情報量は一般に限られたものである．

　これに対して，外から取り入れた素情報を長期に保持する記憶力と，記憶した素情報を人間の脳に特有の高度の計算力（「思考力」）により整理・秩序化して自然の骨組みを再現する「心」によって，人間は，受け入れた新たな情報のもと，どのような行動をとるべきかを高度な判断により決定できるようになった．

　こうした人間の高度な判断を可能にする思考力は脳に備わった高度な計算力を基礎とするが，この計算力が効果的に作動するために，人間に固有の言語が重要な働きをする．人間以外の動物も，個体の生存と種の繁栄に必要な基本的な生活情報を音声によって個体間で伝える．言語の本質は，こうした基本的な生活情報を音声で暗号化（記

**表4-2 身体と心をつくる記号としてのゲノムと人間の言語の比較**

|        | 記号           | 単位構造           | 高次構造     |
|--------|----------------|--------------------|--------------|
| ゲノム | 核酸の塩基     | アミノ酸 タンパク質 | 生物（身体） |
| 人間の言語 | 母音と子音 文字 | 単語 文          | 理念（心）   |

号化）することにある．その中で，人間の言語は他の動物に比べ桁違いに多種類の情報をそれぞれ異なる組み合わせの音声（単語）で記号化することに成功し，その種類は時を重ねるにつれて増加し蓄積されてきた．現在では，人間は数十万もの単語を収めた辞書を持つまでにいたっている．感覚器から取り入れた素情報を言語により記号化することで，人間の脳が情報を計算処理して秩序化し理念を持つ「心」をつくる作業，すなわち「思考」の過程が，飛躍的に高度になったと理解される．

　母音と子音からなる音声は，そのさまざまな組み合わせによって数多くの音節（シラブル）となり，この音節が組み合わさって単語となる．単語は，自然界に存在する具体的な物を記号化して示す具象名詞，物の状況を示す抽象名詞，物の動きを示す動詞，名詞と動詞を修飾する形容詞と副詞など，いくつもの種類に分けられる．名詞と動詞を中心に多くの単語が組み合わさって文となり，文と文が組み合わさって章となるといったように，固有の文法に従って階層的な構造がつくられる．その中でさまざまな情報が秩序化されて「理念」が生まれる．自然情報の枠組みをとらえる「理念」のもとで，個体の行動を決める高度の判断力が生まれる．

　段階的に高次の階層構造を組み立てるのに適した暗号である言語大系は，ゲノム（DNA配列）と対比できる（**表4-2**）．ゲノムは遺伝情報をアデニンadenine（A），チミンthymine（T），シトシンcytosine（C），グアニンguanine（G）の4種類の核酸塩基を基本暗号として，そのうちの三つの組み合わせを20種類のアミノ酸を示す上位暗号とし，さらなる上位暗号の連鎖によって，より高次の構造を持つ特定のタンパク質を表示する．この事実は，ゲノムと人間の言語が，それぞれ核酸塩基と母音・子音あるいは文字を基本暗号に用いて，ともに高次情報を階層的に秩序化し，一方でアミノ酸やタンパク質といった単位構造を積み上げ高次構造を備えた生物個体（身体）をつくり，もう一方では単語や文といった単位情報を積み上げ高次構造化した「理念」（心）をつくるという，生命そのものの本質に共通するつくりとして興味深い．

　言語の最も基本的な働きは，個体間で情報を伝達しあうことである．これによって一人の人間が考えてつくった「理念」が，別の人間に伝えられる．人間は言語を使って複数の人間が持ついくつもの「理念」を受け取り，これを統合してより高度の「理念」をつくる．このくり返しによって，人間は一人の力ではつくることができない高度な「理念」を創造し，これを社会の中で多くの人間が共有することとなった．この過程をいっそう確かなものにしたのが文字の発明であり，一人ひとりの人間が考えてつくり出した「理念」は，音声言語によって近隣の仲間に伝えられるだけでなく，書籍によって離

れて生活するより多くの人間，さらには世代を超えて原理的にはすべての人間に伝えられることが可能となった．こうしたしくみを維持し推進するために，人間が社会の中に仕組んだのが「教育」の制度である．こうした流れの中での努力の積み重ねによって文化の高度化が加速度的に進むこととなり，人間による最高度の文化が花ひらくにいたったと理解される．

### 4 人間の思考と感情

　人間は，脳に備わる人間固有の高度の思考力（計算能力）とこれを支える言語の力によって，宇宙に広がる自然の骨組みを「心」の中にイメージとして再現し意識できる唯一の生物である．この能力を使って人間は充実した生命活動を推進し，その中で内に「理念」を備え外に「理念」の産物ともいえる「道具」を有する固有の文化を誕生させた．こうした人間の活動は，それを引き起こす（起動する）力を必要とする．こうした力はどこから生まれるのだろうか．

　人間のすべての活動を起動するこの力こそ，「生命力」といえるものであろう．高度な思考力も，もともとはよく生きるために人間が手にした新たな方法だった．人間がよく生きるための「思考」とそれに基づく「行動」は，意欲という「感情」に支えられている．「感情」は，生命の本質である「秩序」とおそらく表裏の関係で生まれる．社会の中での共同をその生命活動の原点とする人間の場合，社会の秩序を求める心にこの感情が宿る．このため，何かをしたいと考える意欲である「感情」は，社会の中でどのような「思考」と「行動」が秩序ある共同を進める上で役立つ「善」かという「倫理観」と表裏の関係で生まれると考えられる．こうした「倫理観」は，人間が出生して後，家庭の中で，そしてより多くの人間と共同生活を営む社会の中で成熟するときに，「人間性」の核心として培われる．活動することに前向きの人間の「感情」（意欲）が最も純粋な形で表現されるのが音楽や絵画などの芸術であり，その意味で芸術は，原始の時代から人間の文化の発展を牽引する役割を担ってきたといえる．

### 5 人間の脳の働きによる文化の創造（まとめ）

　人間の脳の働きによりどのようにして人間固有の文化がつくられてきたか，これまで記した内容をまとめると次のようになる．
　①感覚器を通して「自然」から素情報を取り込む．
　②取り込んだ素情報をイメージとして記憶する．
　③記憶した素情報を言語により記号化する．
　④記号化した素情報を脳の高度の思考力（計算力）を使って秩序化する．
　⑤これによって「理念」を創造し，「理念」を持つ心をつくる．
　⑥上記の脳の思考力は，「生命力」ということもできる「感情（意欲）」に支えられる．
　⑦一つの個体が創造した「理念」は言語（音声または文字）によって別の個体に伝達される．
　⑧「理念」はさらに，「教育」により世代を超えて蓄積され，しだいに高度化する．

⑨高度化した「理念」のもとで，自然の骨組み（イメージ）が「心」に意識され，その中で自然を組み立ている原理や原則が発見される．

⑩発見された原理や原則をもとに，遺伝子産物である手足などを模倣した「道具」（後述）が発明される．

⑪この結果，人間は，壮大な「理念」を抱く心を内に，そして「理念」のもとでつくられた高度の道具を外に持つことになる．

⑫こうして，「心」と「道具」でつくられる人間に固有の文化と文明が生まれる．

## C. 人体の構造と機能に基づく健康の概念

上に説明した人体の構造と機能に基づいて，人間の健康とは何か，人間の健康と人間が創りだしてきた文化とのかかわりは何か，国と世界は健康をどのようにとらえているのか，そして健康を守るためにどのようなしくみが置かれているのかを以下に考える．

### 1 健康の一般的な定義

健康は一般にどのように定義されているのか．広辞苑には，「健康」とは「身体に悪いところがなく心身がすこやかなこと」とある．一方，世界の健康の番人である世界保健機関（WHO）はその憲章の中で，「健康とは，身体的，精神的ならびに社会的に完全に良好な状態にあることであり，単に病気や虚弱でないことにとどまるものではない」とより積極的な意味を強調している．以下で，「健康」とその周辺についてその意味をより深く考えてみたい．

### 2 健康の原点

健康の原点は，生命のつくりが正常に保たれ，その働きに支障がないことであるといえる．生命の本質に立ち戻って，この点を1個の細胞のレベルで考えてみよう．

生命の基本単位である細胞にも健康の概念があるとしたら，細胞の外（環境：非自己）と内（生命：自己）を隔てる細胞膜のつくりが健常であり，かつ，この膜を介する細胞内外の活発な物質交換に基づいて細胞内でつくられるエネルギー（ATP）に支えられながらゲノムによる制御のもと進行する秩序ある代謝に滞りがないこと，また，そうした代謝の流れの中でゲノムが正常に複製されて細胞が分裂し数を増やすことなどにより，生命活動が適正に継続されることが健康の要件となるだろう（図4-2）．このため，細胞を取り巻く水環境，水に溶け込んだ塩分，栄養分，酸素などの濃度，温度，圧力などのあらゆる環境要件と，生命を設計するゲノムの状態の両方が細胞の健康を左右することとなる．

一方，多細胞からなる高等な動物と植物では，個体を構成する多くの細胞のゲノムの中に，個体の健康に必要な環境を整えるさまざまなしくみが設計されている．生命活動に不可欠な水分，塩分，栄養分を消化器から，酸素を呼吸器から取り込み，二酸

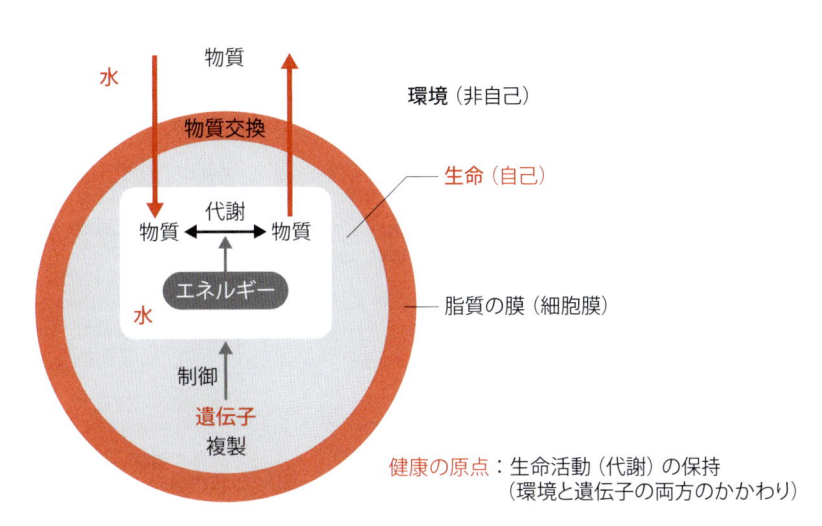

**図4-2 健康の原点：生命の本質からの理解**

化炭素と老廃物をそれぞれ呼吸器と泌尿器から排出し，そして皮膚を通して体温を調整する．これらのさまざまな器官と組織の働きが健常であることが，個体が健康であることの要件となる．

## 3 人間が健康であるための基本要件

　人間の健康は，生命系の中の生物の一種であるヒトとして，および他の生物にない特徴的な文化を備えた人間としての両面において，支障がないことで守られる．つまり，一人の人間が健康であるかどうかは，人間がつくり上げた文化という固有の環境のもとで，身体と心の構造と機能が正常に保たれているかどうかで決まる．また，将来に向けて種を存続させるのに支障がないことも，人間が健康であるために必要である．これらをひっくるめて，人間が健康であるための要件を，生物として健康に生きるための基本的な要件と，人間らしく健康に生きるための文化的な要件に分けて**図4-3**にまとめた．

　人間が生物として健康であるための基本的な要件は，①身体と心(脳)両方の構造と機能が健常な遺伝子によって適切に制御され，②適正な質と量の空気，水，食，温度に恵まれて，痛み，熱さ，暑さ，凍え，乾き，飢えなどの生物学的な苦痛を免れることであり，それにより個体と種の生物学的な健康が保たれる．その上で，人間として健康に生きるための文化的な要件として，③高次の思考の世界における充実感や，芸術などで表現される高度の感情による心の躍動感と，④心が発明し手がつくった道具による利便性の追求から得られる豊かな衣食住と速やかな移動による身体の快適さがある．これらが相まって，心身に「幸福感」が生まれる．以上によって，一人の人間としての心と身体の真の健康が維持される．

　人間らしい心と身体の健康を象徴する幸福感を獲得するために，過去から現在まで人間が歩んできた道程を少し詳しくみてみよう．人間は卓越した脳の働きによって，

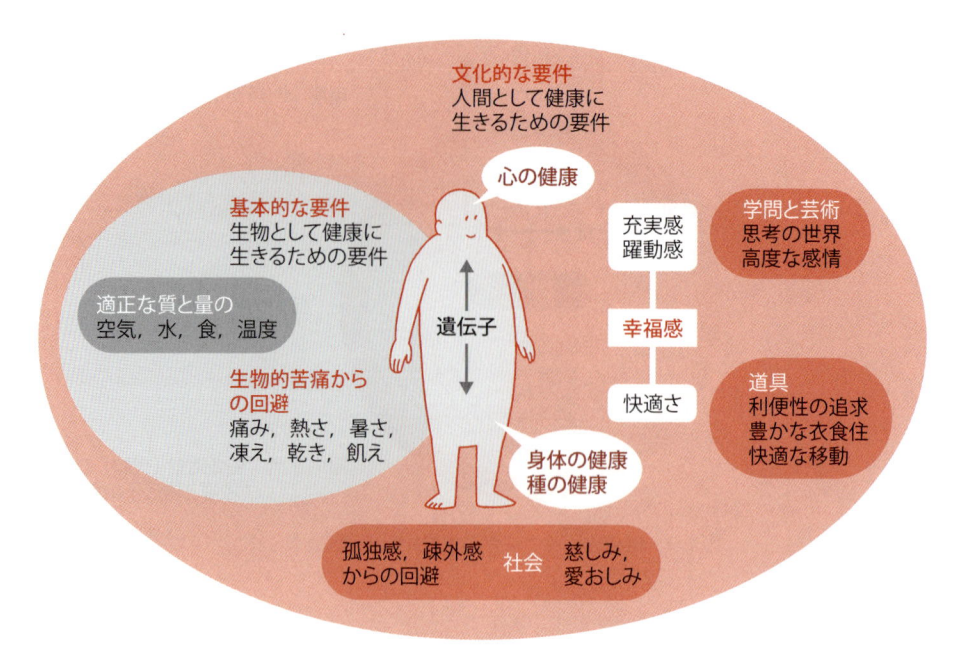

図4-3 人間が健康であるための要件

　遺伝子の産物である手足の構造と機能を模倣しながら，これを超える効率で働くさまざまな道具をつくった．これらの道具は手足の働きを大きく補強し，いわゆる物質文明をつくりあげてきた．食生活を豊かにするために道具を用いた牧畜や農耕が開始され，さまざまな調理法の開発は人間に固有の食文化をつくり出した．適切な身体温度を守り，自然災害や肉食動物・微生物・敵対関係にある他の人間などから保護された安全な生活環境を確保し，また社会環境において人間同士が円滑に共同するために，衣服や住居をつくって服飾と建築の文化（文明）を築いた．「ものづくり」に支えられた物質文明が高度化し社会に広がるには人間とものの移動が必要であり，そこに馬車から始まり，機関車，自動車，飛行機，ロケットへと展開した交通の文化が発達した．さらに，衣食住が満たされる中で，物質文明を超えて思考する脳の働きによって新たな「理念」が生み出され，文学，音楽，美術といった心の文化が花ひらいた．人間が人間として健康であるということは，人間がつくったこうした文明・文化に支えられながら身体と心の両方の活動を滞ることなく展開できる状態にあること，と言い換えることもできよう．

## 4 人間の健康と文明・文化の二面的な関係

　人間の健康を支える文明・文化は，健康な身体と心を持つ人間によってつくられるというように，文化と健康は互いに双方向性にかかわりあう（**図4-4参照**）．文明・文化は，人間の身体と心の両方の健康を支えるために人間の脳が創造した新たな生命界であるという見方もできる．この新しい生命界があまりに急速に進展し大きくなった

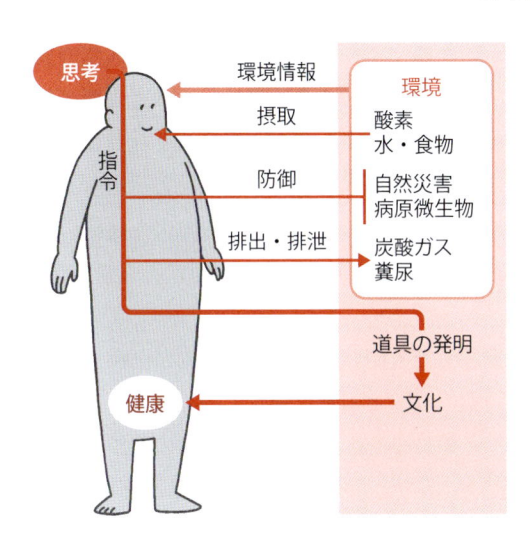

図4-4 文化を支える健康 vs 健康を支える文化

ことから，母体である基本的な生命系とこれを支える大自然の間で，ともすれば調和が乱れ，生身の人間の生存が逆に脅かされるといった事態も生まれている．こうした文明・文化と健康の二面的な関係を適切に理解する必要がある．

### (1) 健康な人間による文明・文化の創造

人間の身体と心が健康でなければ高度の文明・文化は育たない．健康な身体と心は，創意工夫により，人間らしい健康をつくりだすために必要な道具を発明する．

### (2) 身体と心の人間らしい健康を支える文明・文化

人間がつくった文明・文化は，人間の身体と心の活動を高度で活発なものとし，人間らしい健康を支える．

### (3) 人間の文明・文化が蝕む生物学的な健康

一方で，高度の文化的な生活を送ることが二つの点で人間の生物学的な健康を蝕む可能性がある．第一に，人間が高度な文明をつくり出すのに伴って，既存の生物環境や自然環境が一部破壊されてきている．第二に，遺伝子の直接の産物である手足に代わる文明の利器を重用するあまり，生身の身体を使う活動が不活発となって代謝が停滞し，不健康な状態が生まれている．この点に関しては次章の「病気の基本」で詳しく説明する．

## 5 人間の健康の保持

人間のすべての活動が心身の健康をもととすることから，健康を保つことは一人ひとりの人間にとって最も重要なことである．別の見方をすれば，人間の生物学的あるいは文化的なすべての活動が最後にめざすところは，心身両面の健康と，それに伴って心に生まれる「心地よさ」を求めるものであるともいえる（図4-3）．

### (1) 健康を守る社会の活動

人間が集まって叡智を結集する社会も，一人ひとりの人間の心身の快適さと豊かさ，すなわち健康を求め続けてきた．衣食住を充実させる工・農によるものづくりと

商によるその流通，心を豊かにする文学や芸術，そして複数の人間の共同による活動を円滑に進めるための法の制定と法のもとでの政治は，すべて人間の健康を願う社会の活動である．こうした社会の働きにもかかわらず，自然と社会に発生するさまざまな事象が人間の健康を妨げる．地震や風水害などの自然災害，戦争あるいは疫病の蔓延による文化の破壊，それに伴う衣食住の欠乏と心身の障害や疾病の発生などがそれである．社会は，そうした事象から人間の健康を守るためにあらゆる策を講じてきた．

### (2) 社会の中の医療

心身の障害や疾病に焦点を絞った人間および社会の活動が医療であり，この医療を支える学問が医学である．長期の経験と実験を通して，心身の障害や疾病が発生する原因やしくみを明らかにし，その結果をもとに障害や疾病の種類と程度を明らかにし(診断)，その状態から回復させ(治療)，あるいはその状態となることを防止する(予防)医療が社会の中で大きく展開した．

### (3) 健康への留意

人間の健康を保持しようとする社会の取り組み(体制)が医療である．一人ひとりの人間の健康が適正に保たれるには，社会の医療体制が適切であることに加え，個人がみずからの健康に十分留意することが重要である．これは一人ひとりの日常生活のあり方がその人間の健康を左右するからである．

### (4) 健康への努力

健康を保つ上で最も重要なのは，障害や疾病が発生する兆しを早期に発見して，これを正す努力である．健康の逆の概念である病気は多くの場合，小さなほころびから始まり，時間とともに進行して回復困難となる．したがって，早期発見と早期治療が医療を適正に進める上での原則である．そのために必要なことの一つは，心身が正常な状態とは何かということについて正しい知識を持ち，発生する異常を早期にみずから自覚して医院などを受診することである．もう一つは，容易には自覚できない異常を早期に発見するため定期的に健康診断を受けること，三つ目には，健康を害するとされる行為(喫煙など)を避けるとともに健康を増進すると考えられる行為(適度の運動，適正な食生活，休養など)を続けることである．このためには，一人ひとりの人間が健康とは何かを理解するとともに，病気が発症する原因やしくみの概要を理解し，これを予防し治療するための一般的な知識を持つことが重要である．

# 病気の基本

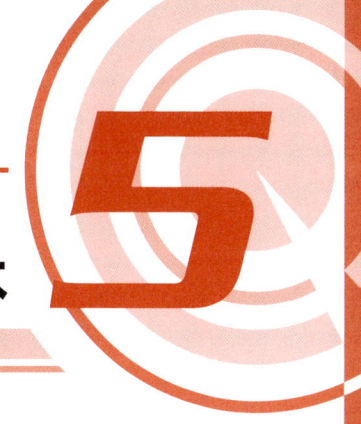

病気(疾病)とは何か，病気はどのような原因によってどのようなしくみで発症するか，この基本を健康の概念と比較し理念(コンセプト)として理解することが必要である．本章では，病気とはどのようなものかという病気の概念を説明した後，病気をさまざまな視点から区分して病気の全体像を解説するとともに，病気に伴ってあらわれる一般的な症状と病気の本態(病態)の基礎となる病理形態学の基本を解説する．これらの学習を通して病気の基本を理解することを本章の学習目標とする．本章に続いて，第6章 病因・病態別の病気の種類と第7章 器官・領域別の病気の種類の2章では，個々の病気の概要を紹介する．

## A. 病気の概念

個体が親から引き継いだ遺伝子の情報と個体を取り巻く環境の働きの両方のやりとりによって，身体は恒常的に平衡状態(ホメオスタシス)に保たれている．これが破綻すると，病気が発生する．破綻が生ずるのは，生命の働きに基本的に必要な情報を担うゲノム(遺伝子)になんらかの欠陥がある場合(遺伝病)，自然災害，事故，犯罪，凶作，人口の過密化などが原因で，生命の維持に欠かせない酸素，水，食のいずれかの環境因子が欠乏する場合(窒息，栄養失調など)，生命の活動を阻害する外力が個体に作用する場合(外傷など)，病原微生物が個体に感染する場合(感染症)，個体が好ましくない生活習慣にさらされる場合(がん，代謝障害などの生活習慣病)などである．また，社会環境が悪化し，それに伴って人間関係が複雑となることで精神的な環境が破綻すると，うつ病や双極性障害(躁うつ病)といった人間に特徴的な心の病が発生する(図5-1参照)．これらの要因の一つまたは二つ以上が複合的にかかわって，さまざまな種類の病気が発生する．

病気は，身体の障害と心の障害(心の病)に大きく分けられ，身体の障害はさらに病態の特徴から，炎症(感染症など)，腫瘍(がんなど)，代謝障害(生活習慣病など)，構造異常(外傷など)に区分される．病気はまた，発生する身体の部位によっても分けられる．病気の大きな区分(枠組み：大分類)と区分された病気群のそれぞれの特徴についてはB 病気の大分類の節で解説するが，それぞれの病気群の中の個々の病気(小分類)については，第6章と第7章で紹介する．

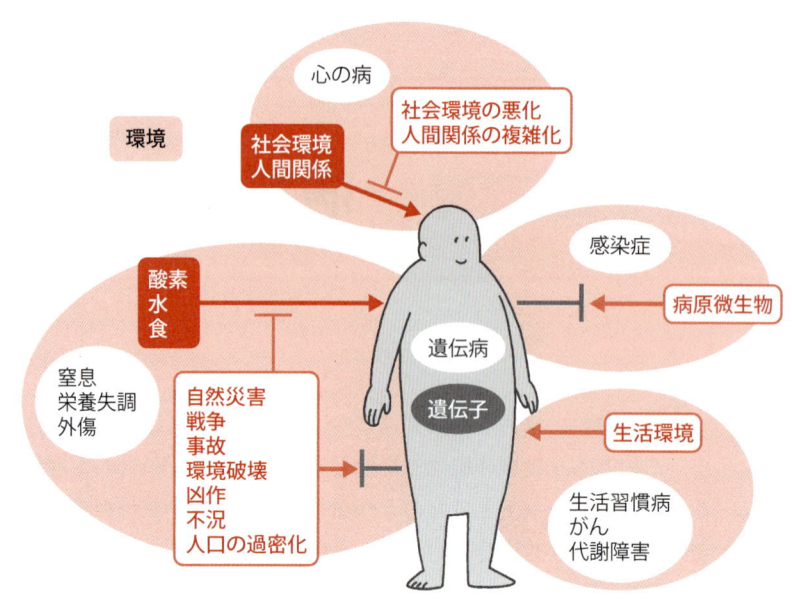

図5-1 病気の概念

## B. 病気の大分類

### 1 発症原因（病因）別に大分類した病気群の総論

　発症原因（病因）別に病気群を大きく分類した際の個々の病気に関する各論は，病態別に大分類した病気群の各論とともに第6章で説明するため，本章ではその総論を解説する．

　生命の設計図であるゲノムと個体をとりまく環境のいずれか一方，あるいは両方に正常な生命活動を妨げる問題が発生すると，健康が障害され病気となる．このため，病気は発症の原因別に，ゲノムに遺伝性の欠陥があって発症するもの，環境要因に主要な問題があって発症するもの，そしてゲノムと環境要因の両方がかかわって発症するものの三つに大きく分類される（表5-1）．

#### （1）ゲノム/遺伝子の異常を主要な原因として発症する病気

　いずれの病気が発症する場合にも環境要因が無関係ではありえない．しかしいくつかの病気は，その発症の主要な原因がゲノム/遺伝子の異常にある．こうした病気群を一般に，遺伝病あるいは遺伝子疾患と呼ぶ．ゲノム/遺伝子の異常には，父親または母親から子に生殖細胞を通して遺伝するものと，放射線や薬物などの環境要因が体細胞に作用して非遺伝性に発生するものとがある．遺伝性のゲノム異常によって発症する病気が狭義の遺伝病であるが，広義には非遺伝性に発症する病気を含めて遺伝病あるいは遺伝子疾患と呼ぶ．いずれの場合も，個体の生存に欠かせないゲノム情報が発生段階で欠失すると，胎児は母体の中で死亡し流産となる．出生した場合にも特別の処置をしない限り，幼小児期に死亡したり，特定機能が障害されたまま生存したり，

表5-1 発症原因による病気の種類

| | 一般病名 | 個別病名 |
|---|---|---|
| ゲノムの異常が主要な原因となる病気の例 | メンデル遺伝病 | フェニルケトン尿症，血友病 |
| | 多因子遺伝病 | 先天性心疾患，口唇口蓋裂 |
| | 染色体異常症 | ダウン症候群，ターナー症候群 |
| 環境要因が主要な原因となる病気の例 | 飢餓，外傷，中毒 | 栄養失調症，切傷，水俣病 |
| | 感染症 | ペスト，インフルエンザ |
| ゲノムの異常と環境要因の両方が原因となる病気の例 | がん | 胃がん，肺がん，白血病 |
| | 代謝疾患 | 糖尿病，痛風，メタボリックシンドローム |
| | 血管障害 | 心筋梗塞，脳出血，脳梗塞 |
| | 神経変性疾患 | 認知症（アルツハイマー型，老人性），パーキンソン病 |
| | 精神疾患 | 感情障害（うつ病，双極性障害），強迫性障害，統合失調症 |
| | アレルギー | 花粉症，食物アレルギー |
| | 自己免疫病 | 重症筋無力症，関節リウマチ |

幼小児期には症状があらわれず成人になってから発症したりするなど，ゲノム情報の異常の種類と程度によってさまざまな病気が発症することになる．

遺伝病あるいは遺伝子疾患と大分類される病気群に含まれる個々の病気についての説明は，次章（第6章B）に譲るが，これらの病気はさらに，単一の遺伝子に異常（欠損など）があって発症するメンデル遺伝病，複数のゲノム／遺伝子の異常と環境要因が相互作用して発症する多因子遺伝病，多くのゲノム／遺伝子が集まってつくる染色体に異常がある染色体異常症，核内のゲノムではなくミトコンドリア内のDNAに異常があるミトコンドリア遺伝病などの病気群（中分類）に分けられる．

**(2) 環境要因を主要な原因として発症する病気**

すべての病気は発症し進展する過程でゲノム／遺伝子によって制御されるが，一群の病気は環境要因が発症の主要な原因となる．この病気群として大分類される個々の病気については次章で説明する．人間の生存を脅かす環境要因の例としては，自然災害，物理的な力，毒性のある化学物質があげられる．また，人間が地球上に誕生してから現在にいたるまで最も身近で大きな脅威は，環境要因の一つである病原性微生物により発症する感染症である．

**(3) 遺伝子と環境要因の両方を主要な原因として発症する病気**

現在知られている個別の多くの病気（第6章および第7章参照）は，ゲノム／遺伝子と環境要因の両方が長期にかかわりあって発症するものであることがわかっている．代表的なものはがんや代謝性疾患である．

## 2 障害型（病態）別に大分類した病気群の総論

病態別に大分類した病気群に含まれる個々の病気の各論は，病因別に大分類した病気群の各論とともに第6章に譲り，本章ではその総論を解説する．

病気の原因（病因）ともかかわって，どのような障害型（病態）で発症するかにより，身体の病気は(1)炎症，(2)腫瘍，(3)代謝異常，(4)構造異常に大きく分類される．こ

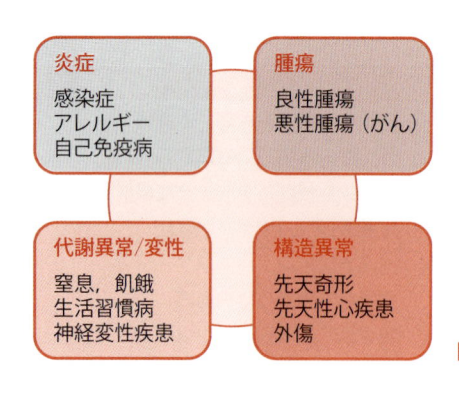

```
┌─────────────┐  ┌─────────────┐
│ 炎症        │  │ 腫瘍        │
│ 感染症      │  │ 良性腫瘍    │
│ アレルギー  │  │ 悪性腫瘍(がん)│
│ 自己免疫病  │  │             │
└─────────────┘  └─────────────┘
┌─────────────┐  ┌─────────────┐
│ 代謝異常/変性│  │ 構造異常    │
│ 窒息,飢餓   │  │ 先天奇形    │
│ 生活習慣病  │  │ 先天性心疾患│
│ 神経変性疾患│  │ 外傷        │
└─────────────┘  └─────────────┘
```

**図5-2　障害の種類による病気の分類**

の大分類は絶対的なものではなく，互いに関連しあい移行しあう便宜的なものである（**図5-2**）．身体の病気と対比される心の病気としては，これらの身体の病気と密接にかかわるものの他，心に固有の病気が知られる．しかし，そうした心に固有の病気のいくつかは，心をつくる脳の上記(1)～(4)のいずれかの障害と深くかかわることも明らかにされている．

　病態別に病気を大きく分類する中で，(1)の炎症（第6章DおよびE節参照）と(2)の腫瘍（第6章F節参照）の二つは，いずれも結果的には，正常な生命活動に必要な代謝が阻害され特定臓器の構造と機能が障害されるという点では(3)代謝異常や(4)構造異常の病気群と同様である．しかしそこにいたるプロセスに大きな特徴があるため，独自の病気群として位置づけられる．

### (1) 炎症

　炎症とは，微生物などの異物（非自己）が個体（自己）を攻撃し，攻撃を受けた個体が異物を排除して個体を守ろうとする免疫の働きとの間のせめぎあいにより生ずる病変である．異物により傷害を受けると，個体は，異物を直接的に排除する食細胞および食細胞の働きを調節するリンパ球などの免疫系の細胞や，さらには異物を局所にとどめ拡散することを防ぎ，また異物の攻撃で傷害された身体部分を修復する炎症性の細胞や液性成分（分子）を異物が侵入する局所（部位）に集結させる．これにより，そうした局所は攻撃する微生物など（異物）とこれを迎え撃つ免疫系や炎症性の細胞との間の戦いの場となり，ここに微生物などによる破壊と防御反応に伴う自己損傷の両方が重なって，さまざまな障害が生じる．これが炎症と総称される病態（病変）であり，感染症，アレルギー疾患，自己免疫疾患が発症する基本的なしくみでもある．炎症は，多くの場合に異物を排除する防御の働きに伴って生ずる一過性の病変であるが，この防御の働きによっても微生物などが排除されない場合，あるいは防御の働きの対象が自己の組織である場合，個体は時に死にいたる強い障害を受けることになる．また，微生物などを完全に排除できなかったり，排除した後で組織を適切に修復できなかったりすると，そこに次項で説明する腫瘍が発生することもある．

### (2) 腫瘍

　個体内では，精密に設計されたゲノム/遺伝子の働きのもとで組織，臓器がつくられ，それら組織，臓器の働き全体が適切に調節されて正常な活動が営まれる．こうし

た調節の枠組みから外れて無秩序に増殖する細胞の集団が個体内にあらわれた場合，これを腫瘍と呼ぶ．腫瘍は，秩序正しく配置された異なる細胞の集団がそれぞれの特定の役割を分担する，という多細胞生物の基本設計のほころびによって発生する．そのため，構造や機能の部分的な障害が発症の原因となる他の多くの病気とは質的に異なる病態であるといえる．

腫瘍は，細胞が限定的に無秩序に増殖して生ずる良性腫瘍と，無秩序な増殖を無制限にくり返して個体の生命を脅かす悪性腫瘍（がん）とに分けられる．無脊椎動物でも腫瘍は発生するが頻度は低く，個体の構造がより複雑となった脊椎動物の場合に高頻度に発生する．異物（非自己）としての腫瘍の個体内での発生とこれを排除する免疫の働きの高度化とが，生物進化のプロセスで互いにリンクしている点は興味深い．

### (3) 代謝異常と構造異常

生命活動は，ゲノム/遺伝子に組み込まれた基本的な設計図と絶えず変化する環境要因のもとで，秩序正しく展開される継続的な「代謝」を基本とする．このことから，すべての病気はこうした代謝の異常であるといえなくもない．また，代謝の異常を引き起こすゲノム/遺伝子の欠陥や環境要因の異常は，なんらかの構造異常（それが科学的な方法で検出できるかどうかは別として）を引き起こすとも考えられる．このため，すべての病気が代謝異常と構造異常の両方を伴うというように理解することもできる．しかし実際には，構造異常が明白であり第一義的であると判断される先天奇形，先天性心疾患，外傷による身体の損傷などの病気を「構造異常」のカテゴリーに入れるのが適当であろう．生命活動の基本となる正常な代謝が障害されて発症する窒息や飢餓，正常な代謝のバランスが乱れて発症する肥満症，糖尿病，動脈硬化による脳や心臓の血管性病変などの生活習慣病，特定酵素などが遺伝性に欠損してあらわれる病気などが「代謝異常」のカテゴリーに入れられる．アルツハイマー病やパーキンソン病など大脳の変性疾患も基本的には代謝異常が原因と考えられることから，広義には同じカテゴリーの病気と考えることができる．

## 3 発症部位（器官）別に大分類した病気群の総論

病気は，その発症する身体の部位（器官）別によっても大分類される．部位別に大分類した病気の各論は，診療科などの領域別に大分類した病気の種類と各論とともに第7章に譲り，ここではその総論を解説する．

特定の器官に発生する障害も多かれ少なかれ全身に影響を及ぼすことから，いずれの病気も全身の問題として理解される必要があるが，主要な障害部位がどこであるかにより病気は大分類される．この場合，主要な障害部位（組織・器官）の名称と，2項で説明した障害型（病態）の両方を含めた病名がつけられることが多い．こうして命名された代表的な病気を，心臓・血管，呼吸器，消化管，肝臓・膵臓，運動器，生殖器，腎臓・膀胱，皮膚，血液・免疫，内分泌腺，感覚器，脳・神経といった器官別に例示すると図5-3のようになる．このように，それぞれの器官に炎症と腫瘍，代謝異常（変性を含む）または構造異常に大分類される病気が発症する．

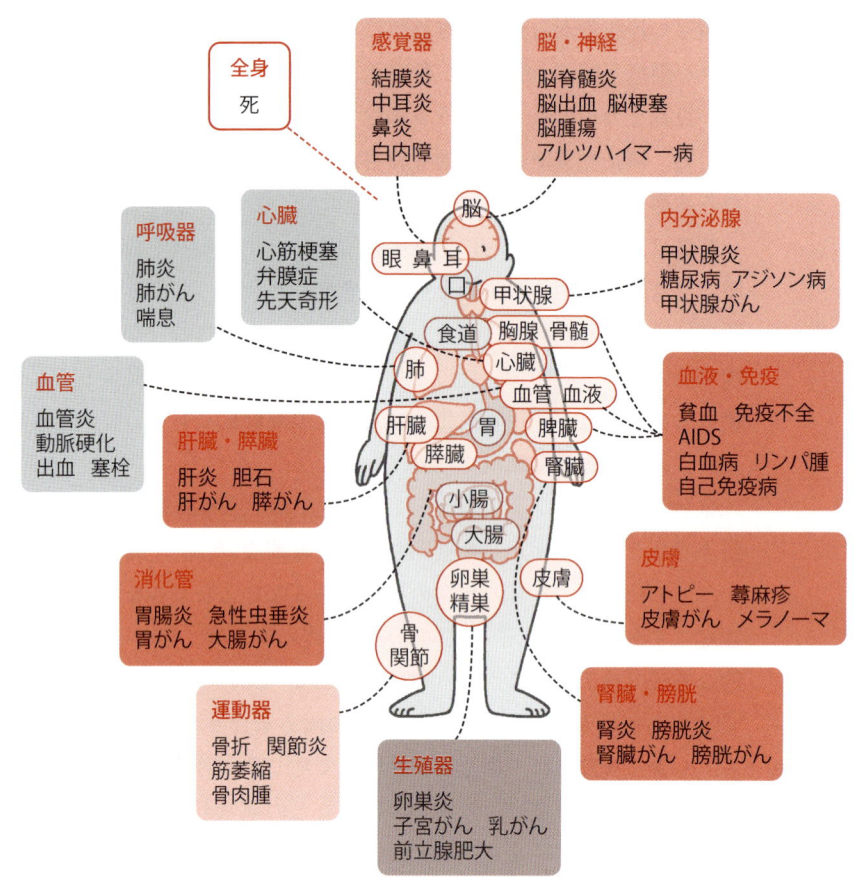

## 図5-3 発症する部位別の代表的な病気

**全身**: 死

**感覚器**: 結膜炎, 中耳炎, 鼻炎, 白内障

**脳・神経**: 脳脊髄炎, 脳出血, 脳梗塞, 脳腫瘍, アルツハイマー病

**心臓**: 心筋梗塞, 弁膜症, 先天奇形

**呼吸器**: 肺炎, 肺がん, 喘息

**内分泌腺**: 甲状腺炎, 糖尿病, アジソン病, 甲状腺がん

**血液・免疫**: 貧血, 免疫不全, AIDS, 白血病, リンパ腫, 自己免疫病

**血管**: 血管炎, 動脈硬化, 出血, 塞栓

**肝臓・膵臓**: 肝炎, 胆石, 肝がん, 膵がん

**消化管**: 胃腸炎, 急性虫垂炎, 胃がん, 大腸がん

**皮膚**: アトピー, 蕁麻疹, 皮膚がん, メラノーマ

**運動器**: 骨折, 関節炎, 筋萎縮, 骨肉腫

**腎臓・膀胱**: 腎炎, 膀胱炎, 腎臓がん, 膀胱がん

**生殖器**: 卵巣炎, 子宮がん, 乳がん, 前立腺肥大

## 表5-2 急性の病気と慢性の病気

|  | 特徴 | 例 |
|---|---|---|
| 急性の病気 | 多くの場合に<br>①一つまたは少数の因子が関与<br>②予防・治療法が確立<br>③短期に悪化または回復 | 感染症：ペスト，コレラ，はしか，インフルエンザ<br>急性中毒：青酸カリ中毒，一酸化炭素中毒<br>窒息，外傷 |
| 慢性の病気 | 多くの場合に<br>①多因子が関与<br>②予防・治療法が未確立<br>③長期に遷延 | 感染症：結核，AIDS，ウシ海綿状脳症<br>慢性中毒：水俣病，イタイイタイ病<br>がん：胃がん，肺がん，白血病<br>生活習慣病：糖尿病，脂質代謝異常，痛風<br>神経変性疾患：アルツハイマー病，パーキンソン病 |

## 4 急性の病気と慢性の病気

　病気には，特定の病気の原因が作用すると速やかに発症し，その後短時間で治癒あるいは死亡する急性の病気と，一つまたは複数の病気の原因が長期に作用して緩やかに発症し，症状が緩やかに進む慢性の病気とがある（**表5-2**）．

　ペスト，コレラ，はしか，インフルエンザに代表される多くの細菌性・ウイルス性

の感染症，青酸カリや一酸化炭素などの毒物による急性中毒，それに窒息や外傷などが急性の病気の代表である．一方，結核，AIDS，ウシ海綿状脳症などの特定病原体による感染症，水俣病やイタイイタイ病に代表される慢性中毒，胃がん，肺がん，白血病などのがん，メタボリックシンドローム（糖尿病，脂質代謝異常，高血圧，肥満），痛風，動脈硬化などの生活習慣病，アルツハイマー病やパーキンソン病といった神経変性疾患が慢性の病気の例である．

急性と慢性の病気には，いくつかの基本的な違いがある．多くの場合，急性の病気では特定された一つまたは少数の因子がかかわり，慢性の病気ではまだすべてが特定されていない多数の因子が発症にかかわる．予防・治療法が確立された病気の多くが急性の病気であるのに対し，慢性の病気の場合，その大部分で根本的な予防・治療法がわかっていない．

急性の病気では，適切な医療のケアがあれば多くは短期間で回復し，ケアが難しい場合には症状が悪化して死にいたることもある．一方，慢性の病気では，多くの場合に抜本的な予防・治療法が開発されていないこともあって，長期にわたって病状が遷延し，この間に対症療法を含むさまざまな医療のケアを必要とする．

具体的には，代表的な急性疾患である急性肺炎，あるいは強い伝染力を持つペスト菌やチフス菌などによる急性感染症の多くは，抗生物質が発見されて以降，抜本的な治療が可能となった．また，天然痘や小児麻痺など，かつて人間にとって大きな脅威であったいくつものウイルス性感染症の発症が，ワクチンの開発によって非常に効果的に抑えられるようになった．

反面，がんやメタボリックシンドロームなど，生活習慣が密接にかかわって緩徐に発症し進展する慢性疾患の多くについては，化学療法，手術療法，放射線療法などのがんの治療法が進歩したものの，抜本的な治療法は確立されていない．

なお，抗生物質などに対する多剤耐性菌による再興感染症，およびAIDSや新型インフルエンザなどの新興感染症は，急性か慢性かの区分を越えて人類にとって大きな脅威である．

## C. 病気の主要症状

病気になると，正常にはないさまざまな変化があらわれる．これを症状という．自覚症状と他覚症状があり，医師は問診で自覚症状を，視診，聴診，打診，触診といった診察や検査によって他覚症状を把握するように努める．得られた症状に関する情報は，病気を診断する上で有用であり重要である．

一つの症状が特定の1種類の原因にかかわるとは限らないため，一つの症状のみから病気の種類を特定することは難しい．しかし，症状の多くが特定の器官系の病気と関連してあらわれることから，症状の種類や程度を把握することで病気の種類や病状をある程度推定することができる．

複数の症状がセットで観察される場合，そうした症状を示す病気の原因が特定でき

ない場合であっても，特定の症候群としてその治療法や予防法が検討される．この場合，病気の原因や本態が明らかになった時点で病名がつけられる．

ここでは各器官系に発症するさまざまな病気に特徴的に観察される代表的な症状と，それぞれの症状から推定される病気の種類，病状および症状があらわれる主なしくみを紹介する．

## 1 全身の症状

### (1) 発熱

病気に伴ってあらわれる最も一般的な全身症状の一つが発熱である．発熱は，感染症など炎症性の病気に特徴的な症状である．病原微生物がつくる毒素や炎症部位の組織がつくるサイトカインなどが脳内の体温調整中枢に作用すると，体温が上昇する．37℃前後の微熱は結核などの慢性の炎症性の病気，また38℃を超える高熱は急性の感染症によることが多い．病気の種類によっては，長期に高熱が続く稽留熱や，熱の高さが日内で大きく上下する弛張熱などの熱型を示す．なお，発熱は生体防御反応のあらわれの一つでもあり，対応にあたっては，高温に弱いウイルスなどの病原微生物の増殖を抑える働きがあることなどを留意すべきである．

### (2) 全身倦怠

全体として心身の健康状態がすぐれないとき，全身の倦怠感(けだるさ)を自覚する．特定の病気に特徴的な症状ではないが，しばしば，過度の活動による心身の疲労，ビタミンなど特定の栄養分の不足，風邪などの感染症，精神的なストレスなどに伴う．長期にこの症状が続く場合は，慢性の感染症や腫瘍など，隠れた病気の存在が示唆される．

### (3) 発疹

肉眼で観察することができる皮膚や粘膜にあらわれる症状として発疹があり，紅斑，紫斑，丘疹，水疱，膿疱，膨疹，などの種類がある．天然痘，水痘，麻疹，風疹などのウイルス感染症や腸チフスや発疹チフスなどの細菌感染症では，皮膚や粘膜にそれぞれ特徴的な発疹があらわれる．腸チフスによる発疹などの病原体に対するアレルギーによる発疹や，薬物による発疹(薬疹)もある．しばしば，発疹の種類から，時に特徴的な熱型とも組み合わせて，病名が特定される．

## 2 消化器系の症状

### (1) 腹痛

消化器系の病気の最も一般的な症状が腹痛である．腹痛の種類，程度，部位などから，多くは熱型などの他の症状とも組み合わせて，病名と病状が推定される．腹膜炎や腸閉塞などの激しい腹痛を訴えて緊急の措置が必要な病気は，急性腹症と総称される．

### (2) 食欲不振

胃腸や肝臓などの消化器系の病気を中心に，多くの一般的な病気や心身の疲弊など

に食欲不振が伴う．

### (3) 悪心・嘔吐

悪心・嘔吐は，病原性の細菌やウイルスの感染，食中毒，薬物服用などによる急性の胃腸炎といった消化管系の病気で頻発する．なかでも，ノロウイルス感染により強い悪心・嘔吐の症状があらわれることはよく知られている．嘔吐は，消化器系から自律神経を介して延髄の嘔吐中枢を刺激することで発生するが，血液中にある嘔吐誘発物質や薬物が嘔吐中枢を直接的に刺激する場合にも生ずる．脳圧が亢進する場合に，頭痛とともに発生することもしばしばである．

### (4) 吐血・下血

消化管の内部で発生した出血が消化管の上部（口）または下部（肛門）から外に出ると，吐血または下血となる．胃潰瘍や十二指腸潰瘍，あるいは食道静脈瘤破裂による吐血，細菌・ウイルスなどによる感染性大腸炎や大腸がん，痔核による下血および血便（タール便）が代表的である．

### (5) 下痢・便秘

コレラ菌，腸炎ビブリオ菌，ノロウイルスなどの感染，毒物による食中毒，あるいは消化不良といった刺激により腸管の運動や分泌が過剰になると下痢が起こる．下痢の程度は軟便から水様便までさまざまである．強い下痢が続くと脱水症になる．ただし，下痢には腸管内の病原体や異物を体外に排出する生理的役割がある点に留意すべきである．逆に，植物繊維などの食物残渣による刺激が減って腸管の運動が低下すると，便秘が起こる．腸閉塞となると排便が止まる．

## 3 呼吸器・循環器系の症状

### (1) 胸痛

胸膜炎，気胸などの呼吸器の病気，狭心症，心筋梗塞などの心臓の病気の場合に，胸痛があらわれる．呼吸器の病気による胸痛は呼吸運動と連動する．一方，心臓の病気による胸痛は心窩部（みぞおち）の締めつけられるような痛みを特徴とする．

### (2) 呼吸困難

呼吸困難は，誤嚥や絞首などによる気道の物理的な閉塞，気管支喘息，慢性気管支炎，肺気腫などの閉塞性（気道の狭窄や肺の過膨張による）肺疾患，気胸などの呼吸機能が低下する胸部疾患，肺機能の低下と連動して起こる心臓機能の低下による心不全，気圧の低下などによる酸素の不足，重症筋無力症などによる胸部筋力の低下などが原因で生じる．

### (3) 咳・喀痰・喀血

感冒，インフルエンザを含む上気道炎，気管支炎，肺炎などの急性感染症，肺結核などの慢性感染症，アレルギー性の気管支喘息，肺がんなどでは，咳が観察される．咳は，気道内部の病原体を含む異物を喀痰として排泄する生理的な働きである．喀痰の中に排泄される細菌やがん細胞を検出して，診断に供することができる．肺結核や肺がんなどで肺組織に出血を伴う病変があらわれる場合，多くは咳とともに血液が喀

出され，喀血となる．

### (4) 動悸

心臓の拍動を感ずる（自覚する）症状である動悸は，多くが身体の激しい動作に伴ってあらわれる．時に，頻脈などの不整脈がある心臓疾患や貧血に伴う．

## 4 脳・神経系・運動器の症状

### (1) 頭痛

細菌やウイルスによる感染症，くも膜下出血，脳腫瘍など，脳・神経系の多くの病気の最も一般的な自覚症状が頭痛であり，しばしば頭蓋内圧の亢進がかかわって発生する．精神的なストレスによる頭痛もある．

### (2) めまい

平衡感覚に異常がある場合などにあらわれる自覚症状である．内耳や前庭がかかわる末梢性のめまいと，脳幹，小脳など中枢神経系の障害による中枢性のめまいがある．前者にはメニエール病や良性発作性頭位めまい症がある．この場合のめまいは回転性であり，起立性低血圧などでみられる「たちくらみ」とは区別される．

### (3) その他

以上の他，脳・神経・運動器の働きの異常によるさまざまな症状が知られる．その一つに不眠がある．一定の睡眠は生命維持に不可欠であり，これが阻害された状態が不眠である．しばしば，うつ病など精神的な障害に伴ってみられる．また，神経の働きが異常となってあらわれる症状の一つに神経痛がある．外傷やウイルス感染による他，必ずしも明らかでない原因であらわれる局所の強い疼痛であり，三叉神経痛（顔面神経痛）やヘルペス（帯状疱疹）後神経痛は広く知られる．また，運動を制御する大脳や小脳中枢機能が障害された場合に起こる振戦（ふるえ）などの意図しない運動は不随意運動と呼ばれ，てんかんなどによるけいれん，神経変性疾患などにおける異常運動が含まれる．

一方，正常な神経の働きが失われると，運動麻痺や感覚麻痺の症状があらわれる．運動麻痺には，脳血管障害などによる中枢神経性運動麻痺（多くは片麻痺）と，筋萎縮性側索硬化症や重症筋無力症などによる末梢性の運動麻痺とがある．脳血管障害などによる中枢性運動麻痺の多くは，無感覚，感覚鈍麻などの感覚麻痺を伴う．

この他，運動器に関して広く知られる症状に，関節痛や腰痛がある．関節痛は，外傷，痛風，関節リウマチなどで発生する．急性腰痛症の多くはストレスを受けた筋肉や筋膜の痛みによる．椎間板ヘルニアによる腰痛には，抜本的な外科的治療が必要となる．

## 5 泌尿器・生殖器系の症状

泌尿器系で多くみられる症状としては，排尿異常，排尿痛，血尿がある．加齢とともに進む前立腺肥大や前立腺がんでは排尿障害が，膀胱炎や尿路結石などで排尿痛が，急性糸球体腎炎や膀胱炎などで血尿がみられる．

生殖器系でよく訴えられる症状に不妊があり，女性不妊（排卵障害など）と男性不妊（無精子症など）が知られる．

## D. 病理学総論

　健康な生体の形態と機能を明らかにする学問である「解剖学」や「生理学」と対比される「病理学」は，本来は病気の本態や発症のしくみを解明する学問領域に対応する用語である．しかし，病態を解析するための先端技術として早期に登場したのが顕微鏡であったという事実もあり，歴史的に病気の本態（病理）は，形態学，とくに顕微鏡下で観察される微小構造の変化を中心に理解されてきた．このため，形態学に基軸を置く病理学が，古く19世紀にルドルフ・ウィルヒョウ Rudolf Virchow に代表されるドイツ学派により確立された．こうして，各種病気に検知される特徴的な形態学的変化をもとに，病気は炎症，腫瘍，変性などと類型化され，体系化されることとなった．多くの病気の発症にかかわる病原微生物も，ロベルト・コッホ Robert Koch らによりまず顕微鏡下で発見され，形態学的特徴から球菌，桿菌，らせん状菌などという分類が行われた．

　こうした経緯で，生体のさまざまな遺伝因子，環境因子の作用で多様な病像を示して発症する病気の病態は，まずは「病理学」のもとで形態学的な変化を主軸として解析されることとなった．病気の本態（病態）をその発症原因に深くかかわる微生物ともども形態学的に種別化しようとする学問の流れの中で，組織や微生物の物性を知る手がかりとなる各種の色素が開発された．そうした色素で組織や微生物を染色することで，より高度の情報が得られることとなり，病理形態学は大きく進展した．その後，特異抗体と蛍光色素，そしてレーザー光線を組み合わせて特定分子の組織上の所在部位を検出し，データをコンピューターで2次元，3次元の画像として表示し解析する先端機器（共焦点レーザー顕微鏡）が開発された．これによって，病態をいっそう詳しく形態学的に解析することができるようになり，さらには生化学的，分子生物学的な方法とも組み合わせた最先端の解析法が開発されて，現在にいたっている．

　病理学は，病態を解析する基礎的学問領域として重要であるとともに，個々の患者の病気を診断する最も権威ある方法としての役割を果たしてきている．すなわち，患者の病名は診察と臨床検査の結果をもとに，担当医師により診断されるが，最終的な病名は患者の死後に行われる病理解剖（剖検）により決定される．

　患者の生存中に外科手術の適応などの治療方針を決定するために重要な病気の確定診断は，基本的に患者から採取した生検材料（組織片や細胞）を対象とした病理学的診断（病理診断）の結果による．この場合の病理診断は，患者から採取した組織片などを特定の色素で染色した後，顕微鏡下で病理医が観察して行う．血液や穿刺液の中の細胞をスライドグラスに塗抹して染色し，顕微鏡下で観察する場合は細胞診と呼ぶ．多くの臨床検査の結果が数量化され，自動化（オートメーション化）される中で，病理診断は現在でも経験を積んだ病理医の眼力に頼っている．

**表5-3　主要な病理学的変化**

| 病態の種類 | 原因 | 肉眼的変化・症状 | 組織学的変化 | 病気の例 |
|---|---|---|---|---|
| 炎症 | 感染，外傷，アレルギー | 発赤，腫脹，疼痛 | 急性炎症：微小血管の拡張，白血球・赤血球・血漿の血管外への漏出<br>慢性炎症：線維芽細胞の増殖，肉芽の形成，マクロファージ・リンパ球の浸潤 | 感染症，外傷性炎症，アレルギー疾患，自己免疫病 |
| 腫瘍 | がん遺伝子，がん抑制遺伝子の遺伝性または環境因子による障害 | 腫瘤形成，転移 | 無秩序な細胞増殖（がん），正常な組織構造の破壊，がん細胞の細胞浸潤・転移，細胞の異形成・分裂像の増加 | 良性腫瘍，悪性腫瘍（がん） |
| 代謝異常/変性 | ウイルス感染，自己免疫，遺伝要因，加齢・生活習慣などがかかわる代謝障害 | 臓器・組織の変性像と機能異常 | 組織・細胞の死，障害組織の肉芽・瘢痕への置換，アミロイド・アテローム・尿酸結晶などの組織沈着，細胞・組織の萎縮または肥大 | 神経変性疾患，動脈硬化，糖尿病，痛風，栄養失調，肥満症 |
| 循環障害 | 動脈硬化，外傷，アレルギー | 出血，組織の壊死，機能不全 | 血管壁の動脈硬化，血管の梗塞・血栓・塞栓・拡張，出血：血管外への細胞・血漿の漏出，血管障害による組織・細胞の壊死 | 脳血管障害，心筋梗塞，アナフィラキシー |

## 1 病理学の基本的な所見

　身体内各臓器の基本的な病理学的変化としては，炎症，腫瘍形成，変性，循環障害などがある．病理解剖を行うときに，肉眼的に観察される身体内各臓器の表面および内部の状態などから，これらの病変があることを推測する．こうして臓器から採取し作成した組織標本を顕微鏡下で観察することによって，診断が確定される（**表5-3**）．

## 2 病理学的変化の基本

### （1）炎症性病変

　炎症は，病原微生物の身体内への侵入（感染），身体の物理的あるいは化学的障害（外傷），異物に対するアレルギー反応などが原因となって生ずる病変である．これらの原因が作用すると，局所の微小血管が拡張し，血管壁を通して白血球などの血液細胞や血漿などの液性成分が組織内に浸出して局所に集まる．この局所において，侵入した微生物などの異物に抗体や補体が結合し，それによって全身から局所に動員された白血球による異物の捕食が促進され，さらには血液凝固系タンパク質などが活性化される．こうして引き起こされる生体反応による病変が炎症である．

　炎症が起こる局所では，浸出液や白血球が動員されることによる腫脹や，赤血球が動員されることによる発赤などの肉眼で観察される変化と，疼痛などの症状があらわれる．顕微鏡下では，微小血管の拡張，白血球や赤血球の浸潤（細胞浸潤），液性成分である血漿の血管外への漏出（浮腫），そして微生物などの炎症誘発因子の局所組織への集積といった組織学的変化がみられる．急性と慢性があり，急性では多くの場合，血液中の血漿が血管外に滲出して膨疹をつくり，はじめに好中球，ついで単球・マクロファージやリンパ球が組織に浸潤する．慢性となると，線維芽細胞が増殖して肉芽

がつくられ，マクロファージやリンパ球の浸潤が優位となる．

化膿性細菌などによる急性感染症や異物反応性のⅢ型アレルギー症（第6章E節参照）では，好中球などの組織への集積が特徴的な組織像となる．抗酸菌などによる慢性感染症やⅣ型アレルギー症ではマクロファージやリンパ球（Tリンパ球）の，またⅠ型アレルギー症では好酸球やマスト細胞（喘息），あるいは水分（蕁麻疹）の集積が特徴的にみられる．

### (2) 腫瘍性病変

異物などに対する生体反応である炎症と対比される病変が腫瘍である．細胞が持つがん原遺伝子やがん抑制遺伝子が遺伝性または環境因子の作用により障害されると，無秩序に増殖する細胞集団である腫瘍が発生する．この病変は，正常の組織にはみられない腫瘤として肉眼で観察される．無秩序な細胞増殖が無制限に進行することなく局所にとどまる場合は良性腫瘍である．一方，細胞が無制限に増殖し，その一部が局所を離れて他所に移動（転移）し，そこで増殖を続ける場合が悪性腫瘍（がん）である．悪性腫瘍では，腫瘤の大きさが増すとともに，腫瘍内の血行障害などによって一部に肉眼でも観察される壊死が生ずる．また，しばしば原発部位から離れた他の臓器・組織に転移する．

良性腫瘍か悪性腫瘍かを判断するには，肉眼で観察される病変以上に顕微鏡下での組織病変のなかみが重要となる．悪性腫瘍に特徴的な組織病変は，腫瘍の増殖による正常な組織構造の破壊，残存する正常組織と病変組織の間の境界の不鮮明化，腫瘍が発生したとは別の部位への腫瘍細胞の浸潤・転移などである．

悪性腫瘍の場合，腫瘍細胞一つひとつに正常細胞にない変化（異型性）が顕微鏡下で観察される．この変化の特徴は，①細胞の大きさ，形，配列が不揃いであること，②細胞の核のクロマチンが増加して核小体が明瞭となり，未分化の細胞に近い性状を示すこと，③分裂期にある細胞が数多く観察されることなどである．

良性腫瘍の場合は，正常組織との境界が鮮明であり，正常細胞に近い分化が観察され，離れた部位への転移がない．

### (3) 変性／代謝異常に伴う病変

変性の文字どおりの意味は組織の状態が正常でなくなることであるが，病理学的には，持続的あるいは反復する原因によって，変化が固定化し特定の組織・細胞が正常な形態と機能を失う病態をさすことが多い．こうした病変による代表的な病気が神経変性疾患である．もともと再生能力が低い神経組織に，これを変性させる要因が持続あるいは反復して作用することで，特定部位の神経組織が恒常的に変性し機能を失うことによる病気である．神経組織に持続あるいは反復して作用する要因としては，特定ウイルスの持続感染，自己免疫，老化，遺伝要因もかかわる脂質代謝異常（ニーマン・ピック病），タンパク質代謝異常（アミロイド変性によるアルツハイマー病）などがある．また，持続する脂質代謝異常により動脈壁にアテローム（粥状の塊）が沈着し発生するアテローム性動脈硬化症も，代表的な変性疾患の一つである．長期にわたる生活習慣のもとでの糖代謝の異常から発症する糖尿病の場合にも，身体の各所に修復

困難な変性病変があらわれる．

　組織学的には，組織や細胞が正常な構造や機能を維持することができなくなる変性や細胞死，あるいは萎縮や肥大といった変化も，さまざまな原因がかかわってあらわれる．なお，細胞死には壊死（ネクローシス）necrosisとアポトーシスapoptosisの2型があり，壊死は炎症を伴うが，アポトーシスは伴わない．変性した組織には，上にも記したように，しばしばアミロイド（神経変性疾患）やアテローム（動脈硬化）が沈着する．

　栄養障害や老化により，あるいは長期に組織・臓器を使用しないときに，組織や細胞は萎縮する．逆に，過食や運動不足により血管壁の細胞や内臓の脂肪細胞が肥大すると，動脈硬化症や2型糖尿病が発症する．人体のさまざまな組織・細胞に生ずる変性の多くは一過性であり，変性した組織・細胞は速やかに修復される．しかし，変性を引き起こす原因が長期に作用し修復が困難となると，病気として認められることとなる．なお，慢性の炎症の後に，障害された組織に置き代わって血管が新生し線維芽細胞が増殖してできる肉芽組織や瘢痕組織も一種の変性組織である．この変性組織に置換することで正常組織の働きが失われる一方，欠損した組織が構造的には修復されることにもなる．

　なお，一部くり返しになるが，栄養障害や代謝異常症の主な病理所見をまとめると以下のようになる．栄養の不足や過多，糖や脂肪の合成・分解などの正常な代謝に異常が生じると，栄養失調や肥満症，あるいは糖尿病や痛風などの病気が発生する．この場合の病理形態学的な変化としては，栄養失調に伴う筋肉組織などの萎縮，肥満に伴う脂肪細胞の肥大，2型糖尿病における破壊された膵島β細胞とアミロイド沈着の組織像，痛風における尿酸塩結晶の組織沈着とそれに対する異物反応として生ずる肉芽腫（痛風結節）などがある．

### (4) 循環障害に伴う病変

　動脈硬化や外傷が原因で心臓や脳などの特定部位の血管の機能が破綻し，下流の酸素と栄養の補給および老廃物の回収が困難となってあらわれる病変が循環障害である．循環障害による大きな病変は肉眼でも観察されるが，微小な変化は顕微鏡下でのみ検出される．脳や心臓の血管障害の場合，出血や梗塞による障害の部位と範囲の診断が，適切な治療を行うためにとくに重要である．

　血管壁が破綻すると，血液が外に漏出し出血が起こる．大きな出血は肉眼で観察されるが，顕微鏡下で血管壁の動脈硬化や損傷，および血管外組織への赤血球の漏出（出血）を確認することができる．また，血管がなんらかの原因で閉塞しその下流の組織が壊死に陥ると，組織は変性して血色を失うとともに，その部位は色素で染色されなくなる．血管が閉塞する原因として，動脈硬化などによる梗塞，血栓，空気塞栓などがあり，顕微鏡下でこれらを鑑別するとともに動脈硬化の進行度を診断することができる．

　循環不全の原因としては，多量の出血の他，全身のアナフィラキシーショックによる血管内血流量の相対的な不足があげられる．この場合には，末梢血管の拡張が顕微鏡下で観察される．

　循環障害が心不全によって生ずる場合，心筋梗塞，不整脈，心筋症などが原因疾患となるが，それぞれの病理組織像については成書の各論を参照されたい．

# 6 病因・病態別の病気の分類

　本章では,「病気」がどのように分類されるかについて,病因・病態別に区分した病気群を紹介しながら説明する.まず病気の統計や医療管理に用いられる国際疾病分類とは何かを述べる.その後,第5章B節①発症原因(病因)別に大分類した病気群の総論の項で紹介した(1)遺伝的要因が主要な原因で発症する遺伝病,(2)外力や病原体などの外的要因が病因となる外傷および炎症(感染症,免疫病),(3)内的病因と外的病因の両方がかかわる腫瘍や変性疾患と,さらに②障害型(病態)別に大分類した病気群の総論の項で紹介した(1)炎症,(1)腫瘍,(3)代謝異常と構造異常として大分類される病気群について,それら主要な病気群とそこに含まれる個々の病気の種類を知り,それぞれの病気群と病気の発症の原因,発症のしくみ,基本的な特徴などを説明する.こうして病因・病態別に大分類した病気群と病気の概要を理解することを本章の学習目標とする.

　本章は,第5章B節③発症部位(器官)別に大分類した病気群の総論の項で紹介した,別の視点から病気群を大分類したときの代表的な個々の病気の種類および特徴を説明している第7章とあわせて学習すると,病気の全体像を理解するにあたってより有用である.

## A. 国際疾病分類

　世界共通の疾病分類として,世界保健機関World Health Organization(WHO)が最初1900年に制定し,その後およそ10年ごとに改定がくり返されているICD(International Statistical Classification of Diseases and Related Health Problems;疾病と関連保健問題の国際統計分類)が知られる.この分類は当初は死因分類で始まり,後に疾病分類が加わって,現在,1990年にWHOが10回目の改定を終えたICD-10が,厚生労働省の統計調査や医療機関の診療記録などに利用されている.ICD-10では,表6-1に示すそれぞれの分類見出しをつけた21章の基本分類表のもと,疾病の発生原因や発生部位などの別に,ICDコードが付された数多くの疾患と関連保健問題が配置されている.わが国では,ICD-10に準拠して作成された「疾病,傷害および死因の統計分類」が,厚生労働省などによる統計調査に使用されたり,医学的分類として医療機関における診療録の管理などに活用されたりしている.

### 表6-1　病気の分類：国際疾病分類

| 章 | ICDコード | 分類見出し |
|---|---|---|
| 1 | A00-B99 | 感染症及び寄生虫症 |
| 2 | C00-D48 | 新生物 |
| 3 | D50-D89 | 血液及び造血器の疾患並びに免疫機構の障害 |
| 4 | E00-E90 | 内分泌，栄養及び代謝疾患 |
| 5 | F00-F99 | 精神及び行動の障害 |
| 6 | G00-G99 | 神経系の疾患 |
| 7 | H00-H59 | 眼及び付属器の疾患 |
| 8 | H60-H95 | 耳及び乳様突起の疾患 |
| 9 | I00-I99 | 循環器系の疾患 |
| 10 | J00-J99 | 呼吸器系の疾患 |
| 11 | K00-K93 | 消化器系の疾患 |
| 12 | L00-L99 | 皮膚及び皮下組織の疾患 |
| 13 | M00-M99 | 筋骨格系及び結合組織の疾患 |
| 14 | N00-N99 | 腎尿路生殖器系の疾患 |
| 15 | O00-O99 | 妊娠，分娩及び産褥 |
| 16 | P00-P96 | 周産期に発生した病態 |
| 17 | Q00-Q99 | 先天奇形，変形及び染色体異常 |
| 18 | R00-R99 | 症状，徴候及び異常臨床所見・異常検査所見で他に分類されないもの |
| 19 | S00-T98 | 損傷，中毒及びその他の外因の影響 |
| 20 | V00-Y98 | 傷病及び死亡の外因 |
| 21 | Z00-Z99 | 健康状態に影響を及ぼす要因及び保健サービスの利用 |
| 22 | U00-U99 | 特殊目的用コード |

［厚生労働省：ICD-10（2003年版）準拠 疾病分類表より］

　本書では，こうした国際疾病分類に準拠しながらも，病気の発生原因や病態別に分類される主要な病気群と病気の概要を本章で，また，病気が発生する器官別または病気の医療が行われる領域（診療科）別に大分類した上で，比較的頻度が高く広く知られた個々の病気の基本を第7章 器官・領域別の病気の種類で説明する．

## B. 遺伝病（遺伝子病）：遺伝子の欠陥による病気

　大部分の病気の発症とその後の病状の進展に遺伝要因（ゲノム／遺伝子）と環境要因（環境因子）の両方がかかわると考えられ，ゲノムあるいは遺伝子のなんらかの欠陥が第一義的な原因となって発症する一群の病気を遺伝病と呼ぶ（図6-1）．その多くは病因が生殖細胞を介して世代を越えて伝わる遺伝性の遺伝病（遺伝子病）であるが，体細胞の遺伝子だけが変異して発症する病気も，広義には遺伝病とされる．

### 1 メンデル遺伝病

　最も定型的な遺伝病として，単一の特定遺伝子に欠損，重複，挿入，点変異などがあって，その病気の形質がメンデル型の遺伝をする単一遺伝子病がある．この型の遺

B. 遺伝病（遺伝子病）：遺伝子の欠陥による病気　71

**単一遺伝子病**
特定の単一遺伝子の異常
ハンチントン病
フェニルケトン尿症
家族性くる病
血友病，赤緑色盲
鎌状赤血球症

**染色体異常症**
染色体の一部または全体の欠損や挿入
ダウン症候群
ターナー症候群

**ミトコンドリア遺伝病**
ミトコンドリアDNAの異常
ミトコンドリア脳筋症
遺伝性視神経症

**多因子遺伝病**
複数の遺伝子と環境因子の相互作用
口唇口蓋裂
先天性心臓病

**体細胞遺伝病**
体細胞遺伝子の異常
がん

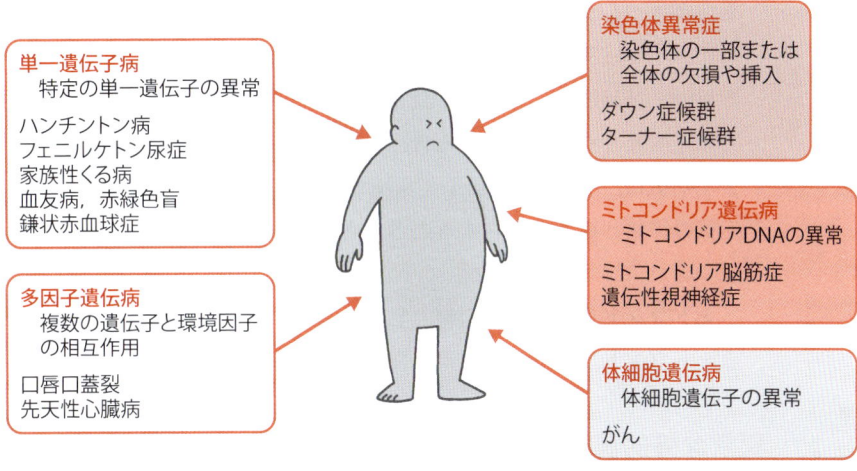

**図6-1　遺伝病（遺伝子病）**

伝病は約3,000種類に及ぶ．病気の原因遺伝子が体細胞の染色体（常染色体）にのっている場合と性染色体にのっている場合とがあり，それぞれに優性遺伝をする場合と劣性遺伝をする場合とがある．単一遺伝子病を持つヒトは人口の1％を占め，小児が入院して死亡する場合の5～10％に相当する．ハンチントン病Huntington's diseaseなどの常染色体性優性遺伝病，フェニルケトン尿症phenylketonuriaなどの常染色体性劣性遺伝病，家族性くる病などのX連鎖（伴性）優性遺伝病，血友病hemophiliaや赤緑色盲などのX連鎖劣性遺伝病がある．鎌状赤血球症（ヘモグロビン異常症）のように，相互優性遺伝（正常と異常の両方の遺伝子が発現）する遺伝病もある．

## 2 染色体異常症，多因子遺伝病，ミトコンドリア遺伝病

その他の遺伝病として，特定の染色体の一部または全部の欠陥あるいは挿入による染色体異常症，複数の遺伝子と環境因子の相互作用により発症する多因子遺伝病，ミトコンドリアDNA異常の母性遺伝によるミトコンドリア遺伝病がある．

### （1）染色体異常症

染色体異常症には，ダウン症候群（21番染色体トリソミー）に代表される常染色体異常症と，ターナー症候群（X染色体モノソミー）などの性染色体異常症とがある．

### （2）多因子遺伝病

多因子遺伝病の例としては，口唇口蓋裂，先天性心臓病などがある．

多発性内分泌腫瘍症などの一部のがんは家族性に発症し遺伝病として位置づけられるが，多くのがんは，正常の細胞に備わるがん原遺伝子やがん抑制遺伝子が紫外線や発がん性化学物質などの環境因子などの作用で段階的に変異してがん遺伝子として働き，多段階のプロセスを経て発症すると考えられている．このため，多くのがんは，生殖細胞の遺伝子異常による遺伝病であるとはいえないが，体細胞遺伝病であると考えられている．がんが発症するしくみについては，F腫瘍：がんの節を参照のこと．

なお，多因子遺伝病とも考えられているメタボリックシンドロームや痛風などの代

謝性疾患，これらと関連して発症する心筋梗塞，脳出血，脳梗塞などの血管障害，アルツハイマー病（認知症）などの神経変性疾患，うつ病，強迫性障害，統合失調症などの神経・精神疾患，花粉症や食物アレルギーに代表されるアレルギー疾患，重症筋無力症，関節リウマチといった自己免疫疾患など，現代社会で脅威となっているさまざまな病気は，ゲノム/遺伝子と環境要因の複雑な絡みあいの中で発症し，その両方が症状の種類と程度を左右すると考えられている．

### (3) ミトコンドリア遺伝病

ミトコンドリア遺伝病の例としては，エネルギーを多用する筋肉や脳神経に発症するミトコンドリア脳筋症，遺伝性視神経症などがある．

## C. 異常な外的要因による障害：外傷，中毒

遺伝要因と並んで重要な病気の原因となるのが環境要因である．

### 1 外 傷

災害や戦争，事故や犯罪などに際して作用する物理的あるいは化学的な外的要因（環境要因）により，外傷と総称される病気群として，さまざまな身体の障害が発生する（図6-2）．こうした外的要因の例としては，異常に高いレベルの物理的外力，温度，圧力，放射線，紫外線，レーザー光線，化学的作用があげられる．

### (1) 外力，熱，圧力

強い物理的な外力が身体に働くと，切創や裂創などの皮膚の創傷，骨折，内出血や脾臓破裂などの臓器損傷が起こる．また皮膚が異常な高温や低温にさらされれば，熱傷あるいは凍傷となる．高い圧力がかかる深海に潜水した後で急に浮上すると，高圧下で血液に溶け込んだ多量の空気が泡となって血管を閉塞し，組織への酸素の運搬が途絶えて潜水病が発症する．また，酸素分圧の低い高山に登ると，肺から取り込む酸

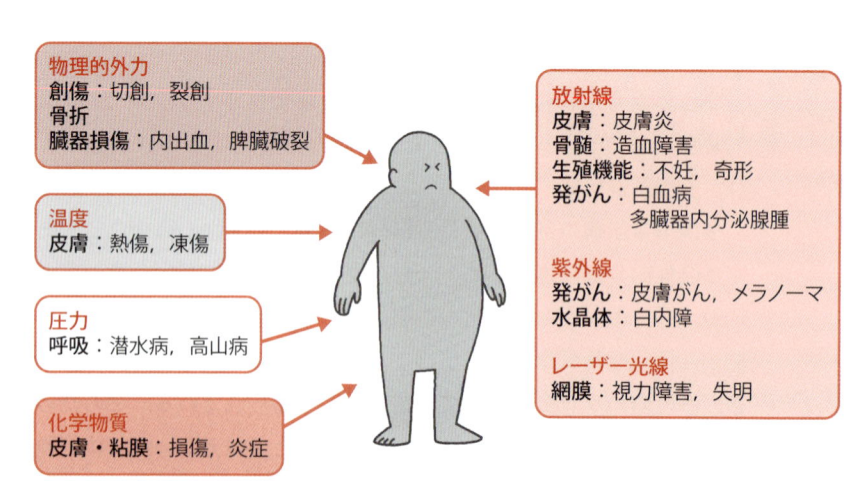

**図6-2　異常な外力による障害**
災害，戦争，事故，犯罪などに伴う異常な外力による身体の障害．

素の量が減り高山病となる．

### (2) 放射線，紫外線，レーザー光線

　核兵器の使用や医療事故などにより高いレベルの放射線が身体に照射されると，皮膚炎，骨髄の造血機能の低下，不妊や奇形などの生殖機能の障害，白血病や多臓器内分泌腺腫瘍などのがんが発生する．また，オゾン層の破壊に伴って強い紫外線が皮膚に照射されると皮膚がんやメラノーマが，電気溶接などに際して眼の水晶体に紫外線が照射されると白内障が，さらに，事故によってレーザー光線が目に誤照射されると失明を含む視力障害が発生する．

### (3) 化学物質

　強酸や強アルカリなどの強い化学物質が皮膚に作用すると，皮膚が損傷されて皮膚炎が発生する．また，強力な神経毒であるサリンなどの毒ガスが肺や皮膚から吸収されると，強い神経伝達麻痺が起こり，時に死にいたる．これは次項で説明する中毒症の一つでもある．

## 2　中　毒

　毒性の高い化学物質が消化管，気道，皮膚などから体内に入ることによって生ずる身体の障害は，中毒と総称される．中毒を引き起こす物質は，細菌毒素，毒キノコ，フグ毒，シアン化カリウム(青酸カリ)，農薬，一酸化炭素，サリンなどさまざまである．

# D. 感染症：炎症（その1）

　病気の原因となる環境因子の中で最も重要なのが，微生物を中心とする病原性生物(病原体)である．過去の歴史において，人類の健康を守るための闘いの多くは細菌やウイルスなどの病原性微生物に対してのものだったといっても過言ではない．感染症は，病原性微生物を病因とし炎症を病態とする一群の病気の総称である．

　人々に古くから恐れられてきた代表的な感染症として，6世紀と14世紀のヨーロッパで大流行し多くの人の命を奪ったペストと，人類の最も古い歴史の記録に残る天然痘がある．ワクチンの開発と抗生物質の発見によってこれらの脅威の多くは消滅したが，同時に，新興・再興感染症の新たな脅威が生まれてきてもいる．

## 1　感染症の種類

　地球上にはじめて生命が誕生して以来，進化の過程でさまざまな生物種が生まれ，多様な生物種間の相互依存と敵対関係のバランスの中で生命系全体の調和が保たれながら，現在にいたっている．動物と植物の酸素と炭酸ガスの出し入れによる大気環境の保持，生物種間の食物連鎖などがその例である．その中で，ヒトを含む多細胞生物と細菌やウイルスなどの微生物との間にある共存と敵対の関係は，特記すべきものである．ヒトと微生物との間の敵対関係によりヒトに発症する病気が感染症であるが，

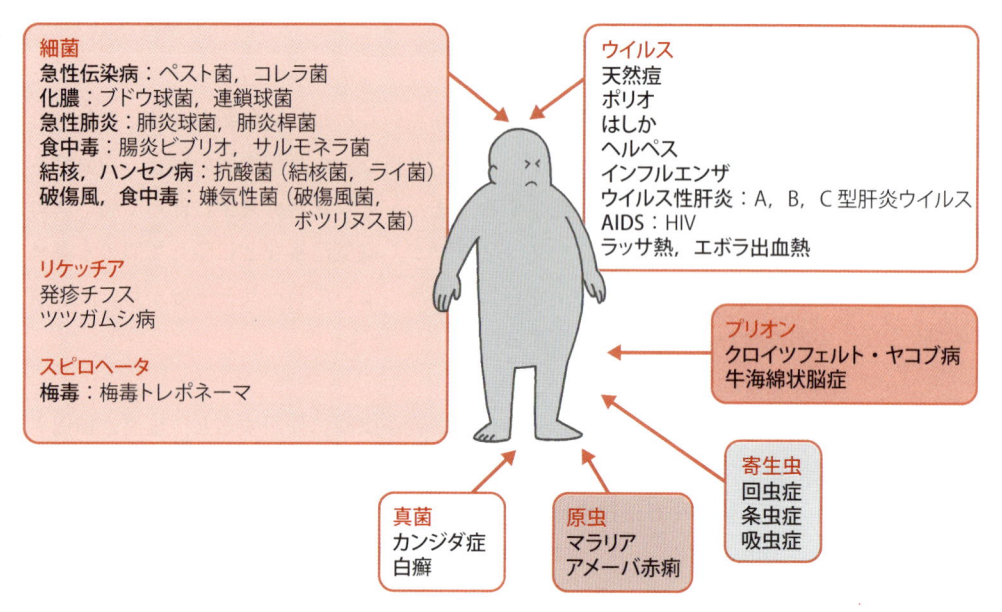

**図6-3 感染症**

細菌
急性伝染病：ペスト菌，コレラ菌
化膿：ブドウ球菌，連鎖球菌
急性肺炎：肺炎球菌，肺炎桿菌
食中毒：腸炎ビブリオ，サルモネラ菌
結核，ハンセン病：抗酸菌（結核菌，ライ菌）
破傷風，食中毒：嫌気性菌（破傷風菌，ボツリヌス菌）

リケッチア
発疹チフス
ツツガムシ病

スピロヘータ
梅毒：梅毒トレポネーマ

ウイルス
天然痘
ポリオ
はしか
ヘルペス
インフルエンザ
ウイルス性肝炎：A，B，C型肝炎ウイルス
AIDS：HIV
ラッサ熱，エボラ出血熱

プリオン
クロイツフェルト・ヤコブ病
牛海綿状脳症

寄生虫
回虫症
条虫症
吸虫症

真菌
カンジダ症
白癬

原虫
マラリア
アメーバ赤痢

　一方で，ヒトの腸内などに常在する非病原性の多数の細菌はヒトと共生し，食物の消化を助けたり病原性微生物の増殖を抑えたりする．さらに，ヒトは特定の微生物の力を借りてさまざまな発酵食品やアルコール飲料，あるいは病原性微生物による感染症を治療するための抗生物質をつくる．このように微生物から多くの恩恵を得ている事実も忘れてはならない．
　ヒトに病気を発症させる病原性生物にはさまざまな種類がある（図6-3）．細菌，ウイルス，真菌，原虫（原生動物）などのいわゆる微生物と，小型の多細胞生物である寄生虫があり，これらは病原体と総称される．最近，新たな微小な病原体としてプリオンも発見されている．

### (1) 細菌

　感染症を引き起こす病原体として最初に特定されたのは細菌bacteriaで，17世紀に顕微鏡を使って発見された．細菌は単細胞の原核生物であり，その一部がヒトを含む動植物に寄生して病原性を示す．光学顕微鏡のもとで観察され，その形から球菌，桿菌（0.1～3.0μmの大きさ）などと呼ばれる．色素による染色のされ方によってグラム陽性菌と陰性菌，生存するために酸素を利用するか否かによって好気性菌と嫌気性菌などに分類される．ペスト，コレラ，腸チフス，赤痢など古くから知られる急性伝染病の原因菌，創傷部の化膿や全身の敗血症を引き起こすグラム陽性のブドウ球菌や連鎖球菌，急性肺炎の原因菌となる肺炎球菌や肺炎桿菌，食中毒の原因となるグラム陰性の腸炎ビブリオやサルモネラ菌，抗酸菌に分類され慢性の感染症である結核やハンセン病を発症させる結核菌およびライ菌，破傷風や神経障害性の食中毒を引き起こす嫌気性の破傷風菌およびボツリヌス菌などがその例である．
　細胞内に寄生する小型の細菌としてリケッチアが知られる．一部のリケッチアは発

疹チフスやツツガムシ病の病原体となる．また，らせん状の形と運動性を持つ細菌の一種にスピロヘータがあり，その中の梅毒トレポネーマは梅毒の病原体として知られる．

### (2) ウイルス

ウイルスvirusは細菌と違って細胞の形態を持たず，核酸(DNAまたはRNA)とこれを覆うカプシドまたはエンベロープと呼ばれる構造からなる．微小(20～200 nm)であるため濾紙を通過する．特定の宿主細胞に寄生して，その代謝系を利用して増殖し，これによって宿主に病気を引き起こす．古くから知られる天然痘，ポリオ(小児麻痺)，はしか，ヘルペス(帯状疱疹)，インフルエンザなどの病原体がその例である．このうち，天然痘は古来最も恐れられた致死性の高い病気であるが，最近では，高頻度に変異して感染力と致死性の高い新型ウイルスが出現するインフルエンザなどの脅威が身近なものとなっている．感染の拡大が近年とくに懸念されているのは，輸血などの医療行為によって感染し，急性および慢性の肝炎とそれに続く肝硬変や肝がんを発症させるB型・C型肝炎ウイルス，性交渉あるいは血漿製剤の注射によって感染が広がるAIDSの病原体(HIV：ヒト免疫不全ウイルス)である．この他，致死性がとくに高いラッサ熱やエボラ出血熱などの新興感染症もウイルスによりもたらされる．

### (3) 真菌，原虫，寄生虫

真菌は，原核細胞である細菌とは異なり真核細胞であり，単細胞のもの(酵母など)と，連なって糸状体をつくるもの(カビ)とがある．一部の真菌は，白癬などの皮膚真菌症や，放線菌症やカンジダ症などの内臓真菌症の病原体となる．

原虫(原生動物)は運動性に富む単細胞の下等動物で，一部がマラリアやアメーバ赤痢を引き起こす．

寄生虫は，ヒトを含む他の生物に寄生して生活する小動物の総称であり，人体に寄生して回虫症，条虫症，吸虫症などの寄生虫症を引き起こす．

最近注目される新たな病原体としてプリオンがある．プリオンは，核酸を含まないことでウイルスと区別される．脳内にある正常のプリオン(タンパク質)が変性して感染性を備えた病原性を獲得し，脳組織が広範に破壊されるクロイツフェルト・ヤコブ病Creutzfeldt-Jacob disease(ヒト)や牛海綿状脳症(ウシ)を引き起こす．

## 2 病原体の感染経路

上に記した各種の病原体は，それぞれ固有の経路で人体に侵入し，病気を引き起こす．病原体の感染経路による感染様式は，飛沫・空気感染，経口感染，接触感染，経皮感染，経胎盤感染に区分される(図6-4)．

### (1) 飛沫・空気感染

飛沫・空気感染は，病原体で汚染された飛沫や塵埃を吸入することによる感染である．この経路での細菌やウイルスの感染によって，ジフテリア，猩紅熱，百日咳などの細菌性急性伝染病や肺結核などの慢性呼吸器感染症，あるいは麻疹，インフルエンザ，ムンプス(流行性耳下腺炎)，風疹などのウイルス感染症が発症する．感染者が咳

**飛沫・空気感染**
**飛沫・塵埃**
　ジフテリア，猩紅熱，百日咳
　肺結核
　麻疹，インフルエンザ，ムンプス，風疹

**経口感染**
**食物・水**
　コレラ，腸チフス，赤痢
　A型ウイルス性肝炎
**食中毒**
　寄生虫症

**接触感染**
**接吻・性交**
　梅毒，淋病，AIDS
**感染動物との接触**
　狂犬病
**汚染環境・器物との接触**
　化膿，破傷風
　流行性角結膜炎

**経皮感染**
**蚊媒介**
　日本脳炎，マラリア
**ノミ媒介**
　ペスト
**ダニ媒介**
　ツツガムシ病
**注射**
　B型・C型ウイルス性肝炎
　AIDS

**経胎盤感染（垂直感染）**
　梅毒，風疹

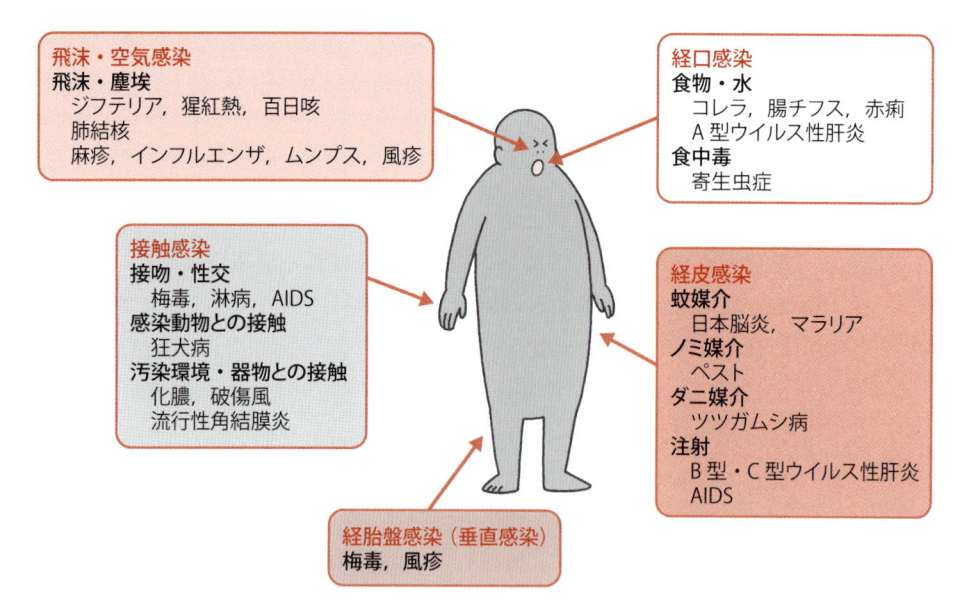

**図6-4　病原体の感染経路**

によって排出した病原体を含む飛沫や，そうした飛沫が付着した状態で空中に浮遊する塵埃を呼吸器から吸入することで，感染が成立する．なお，これらの病原体の多くは，感染者と直接的に接触することによっても感染する．

**(2) 経口感染**

　経口感染は，摂取する食物や水を介して成立する感染であり，この経路での感染により，コレラ，腸チフス，赤痢，A型ウイルス性肝炎などの急性の伝染病，細菌性，ウイルス性あるいは毒素による食中毒，そして回虫，条虫，吸虫などによる寄生虫症が発症する．経口感染においては，被感染者（患者および未発症の感染を受けた者）の排泄物（糞便など）中の病原体や病原体が産生する毒素が，食物や飲料水，あるいはこれらに触れる健常者の手を汚染することで感染が広がる．

**(3) 接触感染**

　接触感染は，粘膜や体液に病原体を持つ被感染者や被感染動物に直接接触したり，病原体に汚染された土や水，あるいはタオルなどに触れたりすることによる感染である．接吻や性交により粘膜を介して感染する梅毒，淋病，AIDSなどの性行為感染症（性感染症），被感染動物に咬まれることで感染する狂犬病などの人獣共通感染症，汚染された環境や器物が創傷部または眼の粘膜などに接触して感染し発症する局所の化膿や破傷風，あるいは流行性角結膜炎などがこの感染経路による感染症の代表である．

**(4) 経皮感染**

　経皮感染は，通常は侵入困難な健常な皮膚から，節足動物が刺入する針や医療用の注射針を通して病原体が体内に侵入することによる感染である．この感染経路による感染症としては，蚊に媒介される日本脳炎やマラリア，ノミが媒介するペスト，ダニが媒介するツツガムシ病，そして輸血や血漿製剤の注射，あるいは汚染された注射針

の刺入によるB型・C型ウイルス肝炎，AIDSなどがあげられる．

#### （5）経胎盤感染

母親から子どもに病原体が伝搬する経胎盤感染は，被感染母体から胎盤を経由して胎児に病原体が移行することにより，垂直感染とも呼ばれる．この感染様式の例としては梅毒や風疹がある．

## E. アレルギー（疾患）：炎症（その2）

異物を排除しようとする免疫（防御）の働きが過剰に働くと，アレルギーallergieが誘発される．また，免疫の働きが質的に異常となって身体自身（自己）を攻撃するようになると，自己免疫病があらわれる（図6-5）．免疫の働きそのものの基本は炎症であり，炎症を主要な病態としながら，アレルギー（疾患）や自己免疫病は感染症とは異なる病因で発症する．

### 1 アレルギー

免疫の働きは病原性微生物などの異物（非自己）を排除するために欠かすことのできない生理機能であり，異物の排除は，食細胞や細胞傷害性T細胞，これらの働きを調節する抗体や補体，およびヘルパーT細胞とそれらがつくる生理活性物質（サイトカイン）などを局所に動員することで行われる．結果としてあらわれる生体反応が炎症であり，炎症は多かれ少なかれ，その部位の正常な組織や器官・臓器を障害する．こうした組織障害の一部は，急性炎症に続いてあらわれる慢性の炎症反応により修復されるが，時に修復が不完全なために組織や器官・臓器に障害が残る．急性感染症にしばしば伴う皮膚の発疹や，結核やハンセン病などの慢性感染症にみられる結節などの結合織性病変は，こうした炎症反応の中で出現するアレルギー性病変の一種であるといえる．アレルギー一般については以下で述べる．

もともとは異物を排除するための生体反応が過剰となったものをアレルギーと総称する．花粉のようにそれ自身は病原性を持たない異物や，薬物のように本来は生体に

**免疫の低下**
先天性免疫不全症
無ガンマグロブリン血症（Bruton型）
胸腺低形成症（DiGeorge症候群）
重症複合型免疫不全症
慢性肉芽腫症
補体成分欠損症

後天性免疫不全症候群
AIDS：HIV感染
抗がん薬，放射線による免疫機能の障害

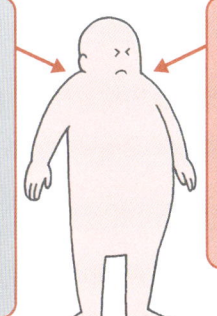

**免疫の異常**
アレルギー
自己免疫病
Ⅰ型：花粉症，食物アレルギー
Ⅱ型：免疫性溶血性貧血
Ⅴ型：重症筋無力症
Ⅲ型：急性糸球体腎炎，ループス腎炎
Ⅲ・Ⅳ型：関節リウマチ，橋本病
Ⅳ型：多発性硬化症

図6-5 防御のしくみの異常による病気

有用な化学物質を排除する過剰な炎症反応は，時に重篤な病気を引き起こし，とくに有害なアレルギーである．

アレルギーにより発症する病気(アレルギー疾患)は，発症のしくみからⅠ〜Ⅳ型，さらにⅡ型の亜型であるⅤ型に分類される．Ⅰ〜Ⅲ型およびⅤ型はB細胞(抗体)の働きで発症する病気であるのに対し，Ⅳ型は発症の主な原因がT細胞の働きにある．

### (1) Ⅰ型アレルギー(疾患)

Ⅰ型はIgE抗体の働きで発症する．IgE抗体を細胞表面に結合するマスト細胞に抗原(アレルゲン)が作用することで，マスト細胞からヒスタミンなどの化学メディエーターが放出される．この化学メディエーターの働きを介して微小血管の透過性が高まって，血管中の液性成分が血管の外に出て蕁麻疹と呼ばれる膨疹をつくったり，気管支の平滑筋が収縮して喘息の発作が誘発されたりする．Ⅰ型アレルギーによる病気の代表が花粉症や食物アレルギーである．

### (2) Ⅱ型・Ⅴ型アレルギー(疾患)

Ⅱ型はIgMあるいはIgG抗体と，補体の作用およびそれらにより動員される食細胞の働きで細胞が直接的に障害されて発症する．赤血球の表面に付着した薬物や赤血球表面の固有の自己抗原と反応する抗体が原因となって発症する免疫性溶血性貧血がその代表である．

Ⅱ型の亜型であるⅤ型は，細胞表面の特定の受容体と反応する抗体が，その受容体を介して細胞内に活性化シグナルが入るのを阻害したり，あるいは逆に増強したりすることで起こる病気である．神経筋接合部のアセチルコリン受容体にこの受容体に対する自己抗体が作用して，神経から筋へのアセチルコリンを介する指令を阻害することで発症する重症筋無力症がその例である．この場合，筋力の低下は眼筋に始まることが多いが，呼吸筋に及ぶと呼吸が困難となる．

### (3) Ⅲ型アレルギー(疾患)

Ⅲ型は，タンパク質やDNAなどの抗原分子とそれに対するIgG抗体とが結合してつくる免疫複合体が，腎臓の糸球体などの微小血管の血管壁に蓄積し，これを排除しようとする好中球などの食細胞が組織を障害することで発症する．溶血性連鎖球菌の感染に続いて発症する急性糸球体腎炎や，抗核抗体がつくられる自己免疫病である全身性エリテマトーデスSystemic Lupus Erythematosus(SLE)のループス腎炎が代表である．

### (4) Ⅳ型アレルギー(疾患)

Ⅳ型は，抗体ではなく細胞傷害性T細胞，あるいは遅延型過敏反応誘起性T細胞が正常組織を障害することで発症する病気である．例として，T細胞性自己免疫が原因で神経線維を覆う鞘が障害され，病巣が脳と脊髄に多発的にあらわれる多発性硬化症がある．T細胞性免疫を強く誘導する補助薬とともに脳組織を実験動物に反復注射すると，類似の病態が引き起こされる．リウマチ因子が陽性となる関節リウマチや甲状腺に対する自己免疫によって発症する橋本病(慢性甲状腺炎)などでは，Ⅲ型とⅣ型の病型が併存する．

### 2 自己免疫疾患

　Ⅰ型からⅤ型までのアレルギー（疾患）は，一般的には微生物や薬物などの外来抗原に対する量的に過剰な免疫が組織・臓器を障害して発症するが，自己の組織・臓器に向けられた自己免疫が成立する場合にも，同じⅠ～Ⅴ型の障害があらわれる．このしくみで発症する病気を自己免疫病（自己免疫疾患）と呼ぶ．自己免疫病には，特定の臓器にだけ発症する臓器特異的自己免疫病と，全身に障害が及ぶ全身性自己免疫病とがある．前者の例としては自己免疫性溶血性貧血，重症筋無力症，橋本病などがあり，後者の例としては全身性エリテマトーデス（SLE）や関節リウマチがある．SLEや全身性強皮症（全身性硬化症）など，全身の結合組織と血管の炎症を基本とする病気は膠原病とも呼ばれる．免疫は，自己の抗原には免疫寛容が働くため本来は働かない．細菌やウイルス感染などを含む環境因子と遺伝要因の両方の働きにより免疫寛容のしくみが破綻すると，自己免疫が成立すると考えられている．

## F. 腫瘍：がん

　病原体の攻撃により炎症を伴って発症する感染症と，病原体を迎え撃つ免疫による炎症がかかわって発症するアレルギーや自己免疫病と対比されるのが，腫瘍と総称される病態を示す一群の病気である．外から侵入した微生物が増殖して身体のしくみが破綻する感染症とは異なり，腫瘍は，個体全体の秩序を守るしくみをかいくぐって自己の一部の細胞が無秩序に増殖し，その結果，個体内で細胞が秩序正しく共同する体制が破綻して発症する病気である．腫瘍にはどのような種類があり，それぞれどのようなしくみで発生するかをみてみよう（図6-6）．

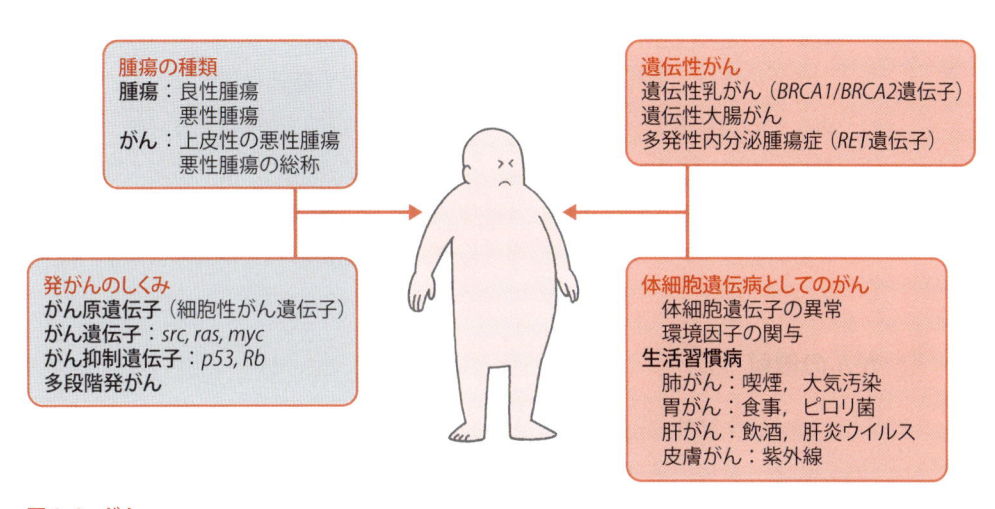

**腫瘍の種類**
腫瘍：良性腫瘍
　　　悪性腫瘍
がん：上皮性の悪性腫瘍
　　　悪性腫瘍の総称

**遺伝性がん**
遺伝性乳がん（*BRCA1/BRCA2*遺伝子）
遺伝性大腸がん
多発性内分泌腫瘍症（*RET*遺伝子）

**発がんのしくみ**
がん原遺伝子（細胞性がん遺伝子）
がん遺伝子：*src, ras, myc*
がん抑制遺伝子：*p53, Rb*
多段階発がん

**体細胞遺伝病としてのがん**
体細胞遺伝子の異常
環境因子の関与
**生活習慣病**
　肺がん：喫煙，大気汚染
　胃がん：食事，ピロリ菌
　肝がん：飲酒，肝炎ウイルス
　皮膚がん：紫外線

図6-6　がん

## 1 腫瘍の種類

腫瘍は大きく良性と悪性に分けられる．身体のある組織・臓器の中の特定の細胞が自律的に増殖するようになると腫瘍をつくるが，増殖が一定の範囲にとどまり他の部位に移動することもない腫瘍を良性腫瘍と呼ぶ．一方，無制限に増殖して他の部位にも移動（転移）し，その結果，身体の正常な構造と機能を障害してしばしば個体を死にいたらせる腫瘍が悪性腫瘍である．もとは上皮性組織由来の悪性腫瘍をがんと称したが，最近では由来する組織の種類にかかわりなく悪性腫瘍をがんと総称することが多い．顕微鏡下で観察し比較すると，正常組織の細胞や良性の腫瘍細胞に比べ，悪性の腫瘍（がん）細胞は一般に大型で，かたちが不揃いであり，しばしば分裂像を伴った大きな核を持つ．

## 2 発がんのしくみ

細胞が増殖し活動するためには，細胞内のさまざまなシグナル伝達分子の働きが必要である．これらシグナル伝達分子の構造を設計する遺伝子が変異して，がん遺伝子となる．がん遺伝子ははじめ，動物に腫瘍をつくるウイルスの中にある発がん原因遺伝子として発見されたが，続いてこれと質的に同じ遺伝子が，正常な動物細胞の中にがん原遺伝子あるいは細胞性がん遺伝子として存在することが明らかにされた．がん原遺伝子としては，細胞の増殖や活性化に必要なシグナルを細胞表面で受け取る受容体，受容体から細胞内へとシグナルを伝達するタンパク質チロシンリン酸化酵素（Srcなど）やGタンパク質（Rasなど），それら分子の下流で働く転写因子（mycなど）などの遺伝子がある．これらのがん原遺伝子ががん遺伝子に変異すると，対応するシグナル伝達分子が恒常的に活性化されて，細胞の無秩序な増殖と活性化が誘導される．

また正常な細胞は，細胞の過剰な増殖と活性化を抑えるしくみ（制御分子）も備えており，こうした制御分子（p53，Rbなど）を設計する遺伝子が，がん抑制遺伝子として知られる．がん抑制遺伝子の変異による細胞の過剰な増殖や活性化を抑えるしくみの破綻も，がん発生に向かう重要なステップとなる．

多くの場合，個体が出生し老化するまでの長い時間の間に発がん性化学物質や紫外線などの環境因子が作用することで，細胞が増殖し活性化するプロセスにかかわる複数のがん遺伝子とがん抑制遺伝子が多段階的に変異し，この結果，段階的にがん化が進むと考えられている．なお，遺伝子の変異以外に，酸化ストレスなどの環境因子による脂質やタンパク質の構造変異も間接的に発がんのプロセスにかかわる可能性がある．

## 3 がんの種類

がんは，活性型がん遺伝子が生殖細胞により親から子へと運ばれて発症する遺伝性がんと，環境因子の作用で誘導される体細胞遺伝子の異常が主な原因となって発症する体細胞遺伝子病としてのがんに大別される．遺伝性がんとしては，*BRCA1/BRCA2*

遺伝子の変異による遺伝性乳がん，*RET*遺伝子の変異による多発性内分泌腺腫症の他，多くの小児がんや遺伝性大腸がんなどが知られる．一方，発がん性化学物質や紫外線などの作用で体細胞のがん原遺伝子やがん抑制遺伝子が変異して，多段階的に発症する，より一般的な体細胞遺伝子病としてのがんがある．これらは生活習慣病としても知られ，発症に喫煙や大気汚染がかかわる肺がん，食餌内容やヘリコバクター・ピロリ *Helicobacter pylori* の感染がかかわる胃がん，過度の飲酒や肝炎ウイルスの感染がかかわる肝がん，過度の紫外線照射がかかわる皮膚がんなどがある．

## G. 代謝障害：栄養・ホルモンの不足と過剰

感染症（炎症）であれがん（腫瘍）であれ，直接的に障害されるのは特定の組織・臓器の生理的な代謝（栄養の異化と同化）である．これら以外のさまざまな原因で，生命を維持するために必要な酸素や栄養が欠乏したり過剰になったりすると，正常な代謝が障害される（図6-7，表6-2）．代謝はまた，食事から摂取するビタミンやミネラル，および内分泌腺が産生するホルモンなど，代謝を調整するための微量化学物質の供給が不足したり過剰になったりしても障害される．これらの場合，代謝障害を共通の病因・病態とする一群の病気が発症する．

### 1 酸素，水，食料の遮断による個体の死

天体の衝突，火山の噴火，津波，土砂崩れ，雪崩などの自然災害や，気道を閉塞する事故や犯罪などの人的災害により，生命を維持するために欠かせない空気（酸素）との接触が遮断されると，窒息と呼ばれる致死的な健康障害が発生する（図6-7）．空気を体内に取り込む働きをする呼吸器に，重度の喘息，肺炎，肺線維症，あるいは重症筋無力症などの病気が発生したり，呼吸器の運動を調節する脳内の中枢神経機能が麻

**空気（酸素）の欠乏**
災害
　自然災害：隕石の衝突，火山の噴火，津波，
　　　　　　土砂崩れ，雪崩
　人的災害：事故，犯罪
　　　　　　高山病，潜水病
呼吸器の病気
　喘息，肺炎，肺線維症，重症筋無力症
その他
　呼吸中枢麻痺，一酸化炭素中毒，循環障害

→ 窒息

**水，食料の欠乏**
災害
　自然災害：地震，暴風雨，干ばつ
社会経済的な理由
　過剰の人口，貧困
　文化活動と連動する地球環境破壊
消化管の病気
　口腔内腫瘍，顎関節炎
　食道がん，胃がん，大腸がん
　胃腸炎

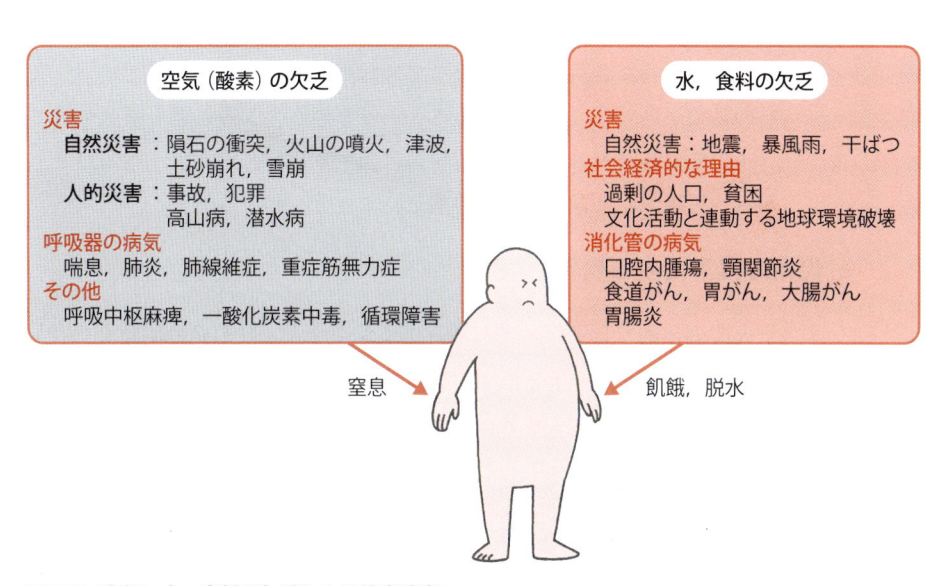

← 飢餓，脱水

図6-7　空気，水，食料の欠乏による健康障害

### 表6-2　代謝の異常による病気

| | | |
|---|---|---|
| 生理的な代謝の阻害 | 栄養失調症 | クワシオルコル：タンパク質不足<br>消耗症：エネルギー不足 |
| | ビタミン・ミネラル欠乏症 | 夜盲症：ビタミンA不足<br>壊血病：ビタミンC不足<br>くる病：ビタミンD不足<br>脚気：ビタミンB$_1$不足<br>貧血：鉄不足，ビタミンB$_{12}$不足<br>骨粗鬆症：カルシウム不足 |
| | 遺伝性の酵素等欠損症 | フェニルケトン尿症<br>血友病：血液凝固因子欠失<br>鎌状赤血球貧血 |
| 内分泌腺機能異常 | | 下垂体性小人症：成長ホルモンの不足<br>バセドウ病：甲状腺ホルモンの過剰<br>クレチン病：甲状腺ホルモンの不足<br>糖尿病：インスリンの不足<br>クッシング病：副腎糖質コルチコイドの過剰 |
| メタボリックシンドローム | | 肥満症：脂質や糖の異常な蓄積<br>糖尿病：糖代謝の異常<br>脂質代謝異常：脂質代謝の異常<br>高血圧症：動脈硬化 |

痺したりしても，窒息は起こる．肺から血液中の赤血球に取り込まれた酸素は，血管を通って全身の組織に運ばれる．そのため酸素を運ぶ赤血球の働きが一酸化炭素中毒などで障害されたり，血液を運ぶ血管とポンプの役割を果たす心臓の働きが破綻して心不全を起こしたりする場合にも，全身の各組織への酸素の供給が絶たれ，死にいたる．

また，生命を維持するために必須である水や食料を，地震，暴風雨，干ばつといった自然災害などの災害により確保できなくなると，飢餓，脱水の状態となる．水や食料の遮断は，人口の過剰や貧困などの社会経済的な理由によっても生ずる．さらに，人間の文化的な活動が原因となって地球環境が破壊され，その結果，人間への水と食料の供給が世界レベルで途絶えるという事態が生ずることも懸念されている．個体レベルでの食料と水の遮断は，消化器に発生する口腔内腫瘍，顎関節炎，食道がん，胃がん，大腸がん，胃腸炎などの病気によっても起こる．

### 2 代謝の異常による病気

人間の体内では，継続的に秩序正しい物質代謝（栄養の同化と異化）が行われている．代謝に必要なさまざまな物質の多くは，食物として体外から取り込まれなければならない．このような物質として，糖質，脂質，タンパク質の三大栄養素と，ナトリウム，カリウム，カルシウム，鉄などのミネラル，そして体内でみずからつくることのできない微量の生理活性物質である各種ビタミンがある．このいずれの取り込みが不足しても，生理的な代謝が阻害されて病気が発生する（**表6-2**）．

地球上のいくつもの地域では，食料を十分に確保することが難しく，三大栄養素の

摂取が不足して栄養失調症が引き起こされる．このうち，主にタンパク質が不足するものをクワシオルコル kwashiorkor，糖質が不足するものを消耗症という．重度の栄養失調症では，体内に蓄積した脂肪も枯渇して飢餓の状態となり，餓死にいたる．また，水の摂取が排泄を大きく下回って体内の水分が不足すると脱水症となり，重症の場合は脱水死にいたることは先に説明した．特定の種類のビタミンやミネラルが不足（欠乏）すると，夜盲症 nyctalopia（ビタミンAの不足），壊血病 scurvy（ビタミンCの不足），くる病 rachitis（ビタミンDの不足），脚気（ビタミン$B_1$の不足），貧血（鉄やビタミン$B_{12}$，あるいはビタミンEの不足），骨粗鬆症（カルシウムの不足）が発症する．

　個体内の代謝に必要な特定の因子が遺伝的に欠損したり機能が低下したりする場合にも，さまざまな病気が生じる．フェニルケトン尿症では，必須アミノ酸の一つであるフェニルアラニンから別のアミノ酸であるチロシンをつくるのに必要な酵素の働きが遺伝的に欠損するために，フェニルアラニンとその代謝産物が蓄積して知的障害が引き起こされる．また，出血時に血液を凝固させるために必要な血液凝固因子のうち第Ⅷ因子または第Ⅸ因子の遺伝子に異常があって出血時に止血が困難となる血友病，赤血球中で酸素と結合するヘモグロビンの遺伝子に異常があって溶血が起こる鎌状赤血球貧血などの病気もその例である．

　一方，体内で秩序正しい物質代謝が行われるために必須の微量な生理活性物質のうち，体外から取り込まれるビタミンとは違ってみずからの体内で合成される物質は，ホルモンと総称される．ホルモンを合成して分泌する内分泌腺の働きの異常によって特定のホルモンのレベルが低すぎたり高すぎたりすると，物質代謝が異常となり病気が発生する．たとえば，下垂体前葉から分泌される成長ホルモンが不足すると下垂体性小人症が，甲状腺でつくられる甲状腺ホルモンが不足するとクレチン病が，逆に過剰になるとバセドウ病が，また，膵臓にあるランゲルハンス島のβ細胞から分泌されるインスリンが不足すると糖尿病が，副腎皮質でつくられる糖質コルチコイドが過剰となるとクッシング病が発症する．

### (1) メタボリックシンドローム

　豊かな生活を楽しむことが可能になった現代の生活習慣のもとでは，糖や脂質が過剰に摂取され続ける場合がある．すると，糖と脂質の代謝を制御する身体のしくみが破綻し，その結果，全身の血管などに回復困難な障害が発生する．関連して，肥満（内臓脂肪：基準値以上の腹囲）に加えて，高血糖（空腹時の高血糖値），脂質異常（血清トリグリセリド値・LDLコレステロール値の高値），高血圧のいずれか二つ以上が検出されると，メタボリックシンドローム metabolic syndrome と診断される．メタボリックシンドロームは，身体がその活動に必要なレベルを超えた過剰の糖や脂質を持続的に摂取することであらわれる．この場合，身体活動のエネルギーとして利用しない糖や脂質が体内に蓄積され，糖や脂質を適時に燃焼させて身体の運動に必要なエネルギーに転換する代謝のしくみが破綻する．こうして肥満，脂質代謝異常，糖尿病が発症し，糖と脂質の正常の代謝が損なわれた状態が継続する中で，動脈硬化に代表される血管の障害が進む．肥満や動脈硬化は高血圧の原因となり，逆に高血圧は動脈硬化

を促進する．動脈硬化などの血管障害が進展すると，次項で説明する梗塞や出血などの個体の死につながる（致死的な）病態が出現する．梗塞や出血が脳で起これば脳梗塞や脳出血が，心臓で起これば心筋梗塞が発症する．

### (2) 栄養不足

飢餓などを引き起こす自然・生物・社会環境要因や，重症な消化器の病気などが原因で，身体が必要とする十分な栄養や水を摂取することができないと，栄養不良，脱水，ビタミン・ミネラル欠乏症が発症する．

### (3) 糖尿病

自己免疫などにより膵島のβ細胞が破壊されてインスリンが分泌されなくなる1型と，生活習慣（過食や運動不足）が原因でインスリンの働きが低下する2型があり，近年増加が著しいのは2型糖尿病である．糖代謝異常症である糖尿病には，糖尿病性の網膜症，腎症，神経障害がしばしば合併する．また，血管の動脈硬化が進行し，心筋梗塞や脳梗塞を起こしやすくなる．さらに，糖尿病では免疫力が低下するため，感染症が起こりやすい．糖尿病が重症となると，糖尿病性昏睡の状態に陥る．逆に，インスリンを過剰に投与すると低血糖発作が起こる．

### (4) ホルモンの過剰と不足

インスリンを含め，脳下垂体，甲状腺，副甲状腺，副腎皮質，副腎髄質，精巣，卵巣などからさまざまなホルモンが適量分泌されて身体の代謝のバランスが維持されており，ホルモンのレベルが低すぎても高すぎても健康障害があらわれる．たとえば，成長ホルモン（脳下垂体）の分泌が異常に少ないと小人症が，甲状腺ホルモンの分泌が過剰となったり不足したりするとバセドウ病 Basedow disease（グレーブス病 Graves' disease，過剰）やクレチン病 cretinism（不足）が，また，副腎皮質ホルモンが過剰に分泌されたり不足したりするとクッシング病・症候群 Cushing's disease/syndrome（過剰）やアジソン病 Addison's disease（不足）が発症する．

## H. 変性・老化

身体の内部では，体外（環境）から受け入れた物質群の代謝（化学反応の連鎖）が，内的な遺伝子と環境要因の両方に調節されながら長期に維持される．遺伝子または環境要因のいずれかに異常が生ずると代謝が破綻し，代謝が破綻した身体部分（組織）は壊死の状態となり，色素への被染色性を失うなど，形態学的にも変化する．こうした変化を変性と呼ぶ．

活動を続ける生体に作用するさまざまな環境要因に対し，生体が適応できない場合，組織が変性する．加齢とともに，変性した組織が体内に蓄積していくことになる．多くの臓器では，変性した組織は代謝によって新たな組織に置き換えられて修復されるが，そうした代謝が起こりにくい脳では，修復されないまま正常組織が変性組織に置き換わり，その部分が機能を失って，個体の生存を脅かす重度の病気が発症する．加齢が進むと，組織の変性による病変は脳以外の臓器・組織にも及び，個体の老化が

進むこととなる．老化はすべての個体にあらわれ，進行を遅くすることはできても避けることはできない．一方で，老化による個体の死は，生殖による新たな生命の誕生とセットで生物進化のしくみを支えてきたという事実も忘れてはならない．

## 1 神経変性疾患

脳神経系の細胞が慢性の経過で進行性に死んでいくために，特定の神経機能が回復せずに失われていく一群の病気を神経変性疾患と呼ぶ．どの種類の神経系細胞が変性するかにより，大脳，脊髄小脳，運動ニューロンの3群の変性疾患に分けられる（表6-3）．

大脳の変性疾患の中で最もよく知られているアルツハイマー病 Alzheimer's disease（アルツハイマー型認知症）は，家族性（遺伝性）に発症する．この病気では，脳内に代謝の異常産物であるアミロイドが沈着してその部位の神経細胞が消失し，大脳皮質が萎縮する．この結果，記憶や見当識の障害を中心とした認知障害があらわれる．なお，高齢者にしばしば発症する老年性認知症には，アルツハイマー型の他に脳血管性が知られる．

アルツハイマー病と似た認知障害を示す病気として，やや若年性に発症するピック病があり，この場合には限局性の脳萎縮がみられる．

また，慢性進行性の不随意運動と認知障害を特徴として遺伝性に発症するハンチントン病では，大脳中心部にある特定部位の神経細胞が変性する．

一方，運動亢進（振戦）と運動低下（無動，固縮）を主症状とするパーキンソン病は，脳内のドーパミンの不足により発症する．

行動異常，認知障害，けいれん発作を主症状としてヒトやウシに発症するクロイツフェルト・ヤコブ病 Creutzfeldt-Jacob disease（ヒト）や牛海綿状脳症（ウシ）は，感染力を備えた異常なタンパク質（プリオン）が蓄積することで発症する．

脊髄小脳の変性疾患としては，運動失調を主症状とする遺伝性脊髄小脳変性症が知られる．また，運動ニューロンの変性疾患として広く知られるのが，筋萎縮性側索硬

表6-3 神経変性疾患

| | | |
|---|---|---|
| 大脳の変性疾患 | アルツハイマー病 | 家族性アルツハイマー病（アルツハイマー型認知症）：遺伝性<br>認知障害，大脳萎縮：アミロイドの沈着 |
| | パーキンソン病 | 運動亢進：振戦<br>運動低下：運動緩徐<br>ドーパミン不足 |
| | ハンチントン病 | 遺伝性<br>慢性進行性不随意運動，認知障害 |
| | クロイツフェルト・ヤコブ病，牛海綿状脳症 | 行動異常，認知障害，けいれん発作<br>プリオンタンパク質の蓄積 |
| 脊髄小脳の変性疾患 | 遺伝性脊髄小脳変性疾患 | 運動失調 |
| 運動ニューロンの変性疾患 | 筋萎縮性側索硬化症 | 遺伝性<br>筋肉萎縮，筋力低下：呼吸筋麻痺 |

化症である．この病気では，運動神経の変性によって重篤な筋肉萎縮と筋力低下が発生し，多くの場合で呼吸筋麻痺に陥る．この病気の一部には，スーパーオキシドジスムターゼ1遺伝子の突然変異が認められている．

## 2 老 化

　老化は，加齢に伴って各臓器の働きが低下し，死にいたる過程である．

　先にも記したように，生殖系細胞による種の継続と個体の死がセットとなって生命の進化を支えてきた事実からも，老化による個体の死は必然の現象である．個体が死にいたるまで最善の生を保証するのが医学と医療の本来の使命であるといえよう．

　このように位置づけられる個体の死は，もともと遺伝子の中に設計されている可能性がある．遺伝子に設計された積極的な死のしくみは，たとえばテロメア短縮説の中にみることができる．この説によれば，正常な体細胞では，染色体の末端にあるテロメアと呼ばれる構造物が分裂のたびに短縮し，50～70回の分裂が限度であり，こうした細胞の分裂寿命が個体の老化の一因であるという．一方，放射線や食事の摂取などの環境因子の作用やミトコンドリアの老化による過剰な活性酸素の生成と，それによるタンパク質，DNA，細胞膜リン脂質の酸化と損傷，およびテロメア短縮の促進など，環境に完全に適応するしくみが設計されていない遺伝子の特性そのものが個体の死を誘導する，という見方もできる．さまざまな遺伝子の働きが個体の寿命の長短にかかわることが示されてきており，長寿遺伝子(熱量摂取を抑制することで活性化する*Sirt1*)，老化抑制遺伝子(カルシウムのホメオスタシスを維持するしくみにかかわる*Klotho*遺伝子)，高血圧，脂質代謝異常，糖尿病などの発症にかかわって多型性を示す遺伝子などが寿命の長短の決定にかかわるともいわれる(表6-4)．

表6-4　老化

| | | |
|---|---|---|
| 寿命とテロメア | 細胞の寿命 | テロメアの短縮：細胞の分裂寿命 |
| | 個体の寿命 | 上記が個体老化の一因 |
| 寿命と活性酸素 | 活性酸素の生成 | 環境因子：放射線，食餌の摂取<br>老化ミトコンドリア |
| | 活性酸素による傷害 | タンパク質やDNAの酸化<br>細胞膜リン脂質の酸化<br>テロメアの短縮促進 |
| 寿命と遺伝子 | 長寿遺伝子 | *Sirt1*：熱量摂取抑制で活性化 |
| | 老化抑制遺伝子 | *Klotho*：カルシウムのホメオスタシス維持 |
| | 遺伝子多型 | 高血圧，脂質代謝異常，糖尿病<br>原因遺伝子の多型 |

# 器官・領域別の病気の種類

　前章(第6章)では，第5章におけるどのような考え方を基礎として「病気」が大きく分類されるかという説明に続いて，病因・病態別に大分類される病気群とそこに含まれる代表的な病気の特徴を説明した．特定の病因・病態により発症する病気は，年齢や性が異なるさまざまな人間のさまざまな器官に発症し，異なる領域の医療の対象となる．

　個々の病気には，発症と病気の診療にかかわるさまざまな要因(病気が発症する病因・病態の種類に加えて，病気が発症する器官の種類や患者の年齢別の診療領域の種類)にちなんだ「病名」がつけられる．たとえば，胃に発症するがんは胃がん，肺に発症する炎症は肺炎，小児に発症するがんは小児がんといったようになる．そして，特定の診療科領域ごとに医療が行われる(第11章参照)．ここでは各器官・診療領域別に分類される代表的な個々の病気について，その概要を説明する．

　なお，第6章と第7章は，病気の種類を横糸(病因・病態別)と縦糸(器官・領域別)の関係の異なる視点から説明する．これによって，個々の病気の特徴を総合的な視点で理解することを学習目標とする．それぞれの病気に対する説明はまた，第11章A節(病因・病態別の医療)とB節(診療科別の医療)における記述に対応する．

## A. 消化器疾患：胃腸，肝臓，膵臓の病気

### 1 胃　炎

　暴飲・暴食などによる時に出血を伴う胃粘膜の急性炎症(急性胃炎)と，食生活，ストレス，ピロリ菌の感染(第6章D節参照)などが原因となって炎症が慢性に経過し，胃粘膜が萎縮して発症する慢性炎症(萎縮性胃炎)とがある．

### 2 胃・十二指腸潰瘍

　胃・十二指腸粘膜の一部が壊死に陥るもので，激しい空腹時痛を訴え，時に出血(吐血，黒色便)を伴う．胃酸過多が発症に重要な役割を果たすが，近年，ヘリコバクター・ピロリ *Helicobacter pylori* の感染が病因に大きくかかわることが明らかになった．

### 3 胃がん，大腸がん

　　胃粘膜上皮に発生する腺がんである胃がん(第6章F節参照)の発症には，慢性胃炎や胃潰瘍と同様にヘリコバクター・ピロリの感染がかかわるとされる．胃がんは，米食を主食とし塩分を好む日本人において，少し前まで発生率第1位のがんであった．しかし食生活の変化もあって，近年は発生率が低下している．代わって大腸がんの発生率が上昇しており，前がん状態として腺腫性ポリープが知られる．

### 4 肝炎，肝硬変

　　肝臓は消化管に付属する最大の臓器であり，これに最も高い頻度で発症する病気が肝炎である．肝炎には，経口感染するA型肝炎ウイルス，あるいは母子感染や輸血など血管を介して感染するB型またはC型肝炎ウイルスにより発症するウイルス性肝炎(第6章D節参照)と，過度の飲酒によって発症するアルコール性肝炎，および非アルコール性脂肪性肝炎などがある．急性ウイルス性肝炎の発症には，ウイルス感染肝細胞を攻撃する細胞傷害性T細胞がかかわる．劇症肝炎を含む急性に発症する急性肝炎と，慢性に進行する慢性肝炎とがある．相当数の慢性肝炎が，肝実質細胞が線維組織に置き換わって回復困難となる肝硬変，さらには肝がんへと移行する．

### 5 肝がん，膵がん

　　肝がんには，C型・B型ウイルス性肝炎，アルコール性肝炎，肝硬変から移行した原発性肝細胞がん(第6章F節参照)と，他の臓器に発生したがんによる転移性肝がんとがある．他方，膵がん(膵臓がん：多くは膵管がん)は無症状のまま進行し，発見時には治療困難な状態である場合が多い．

## B. 呼吸器疾患：肺の病気

### 1 肺炎，肺結核

　　急性肺炎は，細菌性(定型：肺炎球菌，肺炎桿菌など；非定型：マイコプラズマなど)とウイルス性(インフルエンザなど)に分けられるが，真菌などによる肺炎もある(第6章D節参照)．また，慢性に経過する代表的な肺の病気として，結核菌による肺炎がある．一般細菌が原因菌となって慢性に経過する慢性気管支炎，アレルギーが原因となって発症する喘息，あるいは誤嚥性肺炎なども知られる．さらに，肺胞内炎症が中心となる一般的な肺炎とは別に，肺の支持組織に炎症が起こる間質性肺炎があり，進行すると肺線維症となる．

### 2 肺がん

　　喫煙などの生活習慣がかかわって発症するとされる小細胞肺がん，腺がん，扁平上

皮がん（第6章F節参照）が一般的であり，大部分が気管支原性である．

## C. 循環器疾患：心臓と血管の病気

呼吸器や消化器の働きで体外から取り入れられた酸素や栄養，あるいは体内で合成されたホルモンなどの生理活性物質，さらには生体防御の担い手である食細胞やリンパ球が，全身の組織や臓器に絶えることなく供給され，また，代謝によって生ずる老廃物が適切に体外に排泄されることで，個体の生命活動が維持される．このために必要な全身への物質移送を担当するのが心臓や血管などの循環器系であり，循環器系による物質移送が障害されると，重篤な症状が発生し，しばしば致死的となる．循環障害は，血管を通して全身の組織・臓器に血液を送り出すポンプの働きをする心臓の病気，あるいは血液の運搬路となる血管の病気により生じる．

重篤な循環障害を引き起こす心臓や血管の病気の中で近年増加が著しいのが，前項で説明した動脈硬化である．生活習慣がかかわって発生し，重篤な循環障害を引き起こすことで全身の組織・臓器の代謝を大きく障害する．このように，循環障害と代謝障害とは互いに密接に関連することとなる（表7-1）．

### 1 心臓の病気

全身の組織・臓器間の絶えることのない物質循環を支えるのが心臓である．この心臓の働きが大きく障害された状態を心不全という．近年とくに増加が著しいのは，心臓に酸素や栄養を送る血管（冠動脈）が動脈硬化によって閉塞し，その結果心筋が壊死に陥って発症する心筋梗塞や，関連して発症することの多い心室性不整脈による急性心不全である．また，先天性の心臓奇形，心臓弁膜症，心筋症などさまざまな心臓の病気によってその働きが損なわれたときにも，急性または慢性の心不全となる．

#### （1）狭心症，心筋梗塞

動脈硬化などにより，心臓への酸素と栄養の補給路である冠動脈の内腔が狭くなって十分な血液を心臓に送ることが困難となり一過性の虚血が生ずると，狭心症の症状があらわれる．さらに不可逆的な虚血が生ずると，心筋が壊死に陥って心筋梗塞となる．

表7-1 循環障害による病気

| | | |
|---|---|---|
| 心臓の病気 | 急性心不全 | 心筋梗塞，心室性不整脈 |
| | 心不全につながる重篤な疾患 | 先天性心臓奇形，心臓弁膜症，心筋症 |
| 動脈硬化などによる血管の病気 | 動脈硬化 | 梗塞，動脈瘤，出血の主要な原因 |
| | 血管の閉塞 | 梗塞（脳梗塞，心筋梗塞），血栓，塞栓 |
| | 動脈瘤 | 大動脈瘤，脳動脈瘤 |
| | 出血 | 大動脈破裂，吐血・下血，喀血，血尿，脳内出血，くも膜下出血，硬膜下血腫 |
| | 虚血・血管拡張 | 乏血性ショック（外傷），アナフィラキシーショック（アレルギー） |

### (2) 不整脈，心不全，循環障害（ショック）

心臓の拍動数は，自律神経により調節されている．先天性心疾患や虚血性心疾患（心筋梗塞）などが原因となる場合を含め，しばしば洞房結節（右心房）から始まり心筋全体に広がる電気刺激の生成または伝導が障害されることがある．この場合，心臓の拍動が異常に増えたり（頻脈），少なくなったり（徐脈），あるいは不規則となったりする不整脈があらわれる．不整脈には，心房性あるいは心室性，頻脈性あるいは徐脈性（伝導ブロック）の期外収縮や細動といった種類がある．心房性不整脈は心機能の障害を伴わない場合が多いが，心室性不整脈，なかでも心室細動は多くの場合に心停止につながる．

血液を拍出する心臓の働きが低下して循環不全となる心不全と同様に，全身のアナフィラキシーショック，エンドトキシンショック，多量の出血（乏血性ショック）などにより生ずる全身の末梢循環不全も，個体の死につながる重篤な病態である．

### (3) 先天性心疾患

胎生期の発生段階の心臓に生ずる奇形により引き起こされる病気がある．その代表が心房中隔欠損症，心室中隔欠損症，ファロー四徴症 tetralogy of Fallot である．いずれも大循環と肺循環とが短絡し，酸素を効率的に全身に供給することが困難となる．多因子遺伝病の一つで，妊娠中の風疹感染や催奇性薬物の摂取などにより複数の遺伝子が障害されて発症すると考えられている．

## 2 血管の病気

高頻度に発生し重篤な病気を引き起こす主要な血管障害が，生活習慣病であるメタボリックシンドローム（肥満，高血糖，脂質代謝異常，高血圧）と関連してあらわれる動脈硬化である（第6章G節2項参照）．生体の働きを維持するために必要なレベルを超えた多量の糖や脂質を摂取すると，糖や脂質に含まれるカルボニル基による酸化作用が生体に対して酸化ストレスとして働く．酸化ストレスは，絶えず高速で循環する血液と接している血管壁に作用し，血管の内壁に沈着するLDLコレステロールや中性脂肪などとともにこれを障害する．加齢とともにそうした障害が積み重なり，血管の内腔が狭くなるとともに血管壁の弾力性が失われて硬く脆弱となり，動脈硬化となる．動脈硬化が進展すると，特定の組織・臓器の血管が閉塞して梗塞が起こったり，弱くなった血管壁が血管内の圧力により内から外に膨らんで動脈瘤をつくったり，脆弱化した血管壁が破損して出血が起こったりする．血管の閉塞は，動脈硬化によるものの他，血管内の血液が凝固して生ずる血栓や，剝がれた血栓や空気の泡などが細小の血管の内腔を塞ぐ塞栓によっても生ずる．こうした血管の閉塞が心臓の冠動脈に起こると心筋梗塞（1項参照）が，また，脳の血管に起こると脳梗塞（本章F節参照）が発症することとなる．

なお，動脈瘤は胸部または腹部の大動脈にしばしば発生し，破裂すると致死的な大出血が起こる．消化管から出血すれば吐血や下血，肺から出血すれば喀血，また泌尿器系から出血すれば血尿となる．頭蓋内の出血には，脳内血管が動脈硬化によって破損し生ずる脳内出血の他，脳動脈瘤の破裂によるくも膜下出血や外傷に伴う硬膜下血

腫がある．なお，外傷により損傷された血管からも出血は起こる．

### (1) 動脈硬化，高血圧，出血，動脈瘤

血管壁にアテローム性粥腫(プラーク)が蓄積し硬化して，動脈硬化が発生する．動脈硬化は，過食や運動不足といった生活習慣や高齢化を背景に，脂質代謝異常や高血圧とも強くかかわって加齢とともに進行し，さまざまな血管障害とそれに伴う循環障害を引き起こす．血管の内腔は動脈硬化によって狭小となり，血流が阻害されて高血圧が助長されるとともに，血管壁が脆弱となり，破損して出血が起こったり局所の動脈壁が外に向けて拡張して動脈瘤がつくられたりする．

### (2) 末梢性循環障害

強い循環障害は心不全によってだけでなく，末梢の血管の障害によっても生ずる．大血管からの出血によって多くの血液が失われると，乏血性ショックの状態となり，これは時に致死的である．また，アレルギーの症状の一つとして，全身の末梢血管が拡張して循環不全に陥るしばしば致命的なアナフィラキシーショックも知られる．

## D. 腎臓・泌尿器系疾患：腎臓と尿路の病気

体内の代謝によって生ずる老廃物を血液から除去し尿として排出する臓器および周辺臓器には，腎臓，尿管，膀胱，前立腺などがある．これらには，急性・慢性の糸球体腎炎，腎盂炎，膀胱炎，結石，腎臓がん，膀胱がん，前立腺がん，精巣がん，尿細管の機能不全による尿崩症などの病気が発症する．

### 1 糸球体腎炎，腎不全

急性糸球体腎炎の多くは，扁桃などへのA群β溶血性連鎖球菌感染(第6章D節参照)に引き続いて発症する(溶連菌感染後急性糸球体腎炎)．この菌が産生する毒素などの抗原と，それに対してつくられる抗体との複合物が糸球体の基底膜に捕捉され，補体と好中球を活性化して炎症反応が引き起こされる．これにより糸球体が傷害される．急性期から慢性期に進んで腎臓機能が強く障害されると腎不全となり，末期には尿毒症が引き起こされる．

### 2 腎盂腎炎，膀胱炎，結石

腎臓から膀胱にかけての尿路の感染症(第6章D節参照)としては，腎盂腎炎と膀胱炎が一般的である．また，腎臓と尿管によくみられる病態として，腎臓・尿路結石(シュウ酸カルシウム結石や尿酸結石)がある．

### 3 腎臓がん，前立腺がん

泌尿器系のがん(第6章F節参照)としては，腎臓がん(グラヴィッツ腫瘍 Grawitz's tumor)，前立腺がん，精巣がんなどが知られ，高齢者を中心に高い頻度で発症するのが前立腺がんである．前立腺肥大症との鑑別が重要である．

# E. 血液・造血系疾患：血液の病気

## 1 貧血

　血液中の細胞成分のうち，酸素を運搬する役割を担う赤血球数が減少する病態を貧血 anemia という．赤血球の中にあるヘモグロビンによって酸素が肺から全身に運ばれ，そこで組織呼吸により身体機能に必須の ATP がつくられる．赤血球数が減少するとこのしくみが障害され，全身のさまざまな機能が低下する．

　貧血は，骨髄での赤血球の産生が減少する場合，赤血球が破壊される場合，出血によって赤血球が失われる場合に生ずる．生理的または病的な出血により赤血球とともに失われた鉄分が十分に補給されない場合，赤血球を産生することが困難となり，鉄欠乏性貧血となる．胃粘膜に障害があって赤血球の産生に必要なビタミン $B_{12}$ を胃から吸収できなくなり発生する貧血を悪性貧血という．これらの貧血は原因を除けば回復する．特別な原因が特定されることなく，骨髄での赤血球の産生が低下して起こる貧血が再生不良性貧血であり，その治療は容易でない．

　赤血球を攻撃する抗体の働きで赤血球が破壊されても貧血となり，溶血性貧血と総称される．このうち，赤血球表面の自己抗原（特定の血液型抗原）に対する抗体の働きで発症する貧血は，自己免疫性溶血性貧血や夜間血色素尿症と呼ばれる．赤血球の中にあるヘモグロビンが遺伝的に変異しても，赤血球は脆弱となる．鎌状赤血球症がその例である．

　外傷や消化管疾患により大量の血液が失われると，出血性の重度の貧血となる．この場合には輸血により外から血液を補充することが必要となる．

## 2 白血病

　血液幹細胞が骨髄の中で分化してさまざまな種類の血液細胞がつくられる．この分化の過程にあるさまざまな段階の細胞ががん化して（第6章F節参照），骨髄から血液の中に流入する場合に白血病 leukemia となる．白血病は，好中球や単球などの白血球のもととなる未分化骨髄細胞が白血病化して発症する骨髄性白血病と，リンパ球のもととなる未分化細胞の白血病化によるリンパ性白血病とに分けられる．幼若な細胞が急速に増殖して病状も急性に進む急性骨髄性白血病および急性リンパ性白血病と，やや分化の進んだ未熟細胞が緩徐に増殖し病状が慢性に経過する慢性骨髄性白血病および慢性リンパ性白血病とがある．急性白血病が発熱，出血，貧血，神経症状など多彩な症状を示す一方，慢性白血病は，無症状の時期を含めて進行が緩慢である．なお，無症状の慢性骨髄性白血病の多くは，時を経て急性骨髄性白血病に転化する．

## 3 悪性リンパ腫

　悪性リンパ腫 malignant lymphoma はリンパ球のもととなる未分化細胞がリンパ組織

の中でがん化したものであり，リンパ性白血病と起源は同じである．頸部，鼠径部，腋窩などのリンパ節などにおける腫瘍形成が主な症状であるが，腫瘍細胞の多くが血液の中に流入すればリンパ性白血病となる．特徴的な巨細胞がみられるホジキンリンパ腫と非ホジキンリンパ腫に区分され，日本人に多い非ホジキンリンパ腫には，B細胞とT細胞にそれぞれ由来するB細胞リンパ腫とT細胞リンパ腫とがある．リンパ組織のさまざまな部位で，濾胞性リンパ腫，びまん性大細胞型B細胞性リンパ腫，形質細胞性骨髄腫，バーキットリンパ腫などがB細胞から発生する．一方，T細胞リンパ腫としては，成人T細胞性リンパ腫/白血病が知られる．また，形質細胞性骨髄腫（良性と悪性）の一型が多発性骨髄腫である．リンパ腫の治療法は白血病の治療法とともに最近大きく進展したが，型ごとに治療への感受性が異なるという特徴がある．

## 4 血友病

　血液の病気としてもう一つ重要なのが，外傷などによる出血で身体中の血液が失われるのを防ぐ血液凝固系の病気である．出血が始まると，血小板や血漿中のさまざまな凝固因子が局所に動員されて，止血に向かう．これらの因子のいずれかが欠損すると，血液凝固のしくみが阻害され，結果として出血を止めることが困難となる．細菌がつくる内毒素などにより全身の血管の中で血液凝固が広範囲に起こると，結果として凝固に必要な因子が消費されて枯渇し，血液凝固に必要な因子が全体として低下して全身に出血が起こる播種性血管内凝固症候群 Disseminated Intravascular Coagulation (DIC) と呼ばれる病態となる．この場合には，阻害された血液循環を回復するために血管内の凝固を溶解する線溶系の働きが強まり，結果的に止血がいっそう困難となる．

　造血機能が全体に低下する再生不良性貧血や，抗体の働きで血小板が破壊されて起こる血小板減少性紫斑病では，血液凝固に必要な血小板の数の減少が著しい．

　一方，血液凝固因子のうち第Ⅷ因子（血友病A）あるいは第Ⅸ因子（血友病B）をコードする遺伝子に遺伝的な欠陥があると，わずかな外傷によってもその後の出血が止まらなくなる血友病 hemophilia が発症する．これらの遺伝子はX染色体上に劣性遺伝子として存在するため，発症は多くが男子となる（第6章B節①項参照）．

## 5 免疫不全症

　感染に対する身体の防御のしくみを担う白血球やリンパ球などの免疫系の細胞は，血液細胞の仲間でもある．この免疫系の働きが先天的あるいは後天的な理由によって量的に大きく低下したり欠損したりすると免疫不全症となり，重篤な感染症やがんが発生する．

### (1) 先天的免疫不全症

　常染色体または性染色体上に存在する免疫の働きにかかわる遺伝子の異常により発症するいくつかの先天的免疫不全症が知られている．リンパ球の中のB細胞の機能が異常となる伴性（X連鎖）無ガンマグロブリン血症（Bruton型），T細胞機能が障害され

る胸腺低形成症（DiGeorge症候群），T，B両方の細胞の機能が大きく障害される重症複合型免疫不全症，食細胞の働きに異常がみられる慢性肉芽腫症，補体系の働きに異常が認められる補体成分欠損症などがその例である．

### (2) 後天的免疫不全症

後天的免疫不全症としては，HIV（Human Immunodeficiency Virus エイズウイルス）の感染により発症するAIDSが広く知られるが，抗がん薬などの薬物，放射線，HIV以外の幾種類かのウイルスの感染などによっても，免疫の働きが障害される．免疫の働きが低下すると，通常は病原性を示さないさまざまな微生物による日和見感染が反復してあらわれ，しばしば重症化して死にいたる．AIDSに伴って発症する**ニューモシスチス肺炎** pneumocystis pneumonia（カリニ肺炎）がその例である．また，AIDSの場合には，カポジ肉腫などの悪性腫瘍も発生する．

## F. 神経疾患：脳と神経の病気

### 1 脳血管障害

脳血管障害は，動脈硬化で脳血管が障害されて発症するアテローム性脳血栓に代表される脳梗塞や脳出血，心臓などで生じた血栓や空気などにより脳血管が閉塞して発症する脳栓塞，動脈瘤の破裂によるくも膜下出血，頭部外傷に後発する慢性硬膜下血腫などに分けられる（本章C節2項参照）．いずれも緊急の対応が必要である．

### 2 脳腫瘍

頭蓋内のさまざまな組織から発生する腫瘍は，脳腫瘍と総称される（第6章F節参照）．脳腫瘍には，神経上皮性の神経膠腫，神経鞘性の神経鞘腫，髄膜性の髄膜腫などの他，脳の外から転移した転移性の腫瘍がある．脳腫瘍は組織学的に良性であっても，頭蓋内圧を亢進させて脳ヘルニアを起こし致死的となるなどの特徴がある．

### 3 脳神経変性疾患

脳神経系の細胞は再生が困難であることから，長期に作用する原因などにより障害されると，修復が困難となり変性疾患が発症する．代表的な神経変性疾患として，認知障害を示す遺伝病である家族性アルツハイマー病，加齢とともに認知障害が進行する老年性認知症，振戦や無動などの特徴的な運動症状があらわれるパーキンソン病，舞踏様の不随意運動を特徴とする遺伝病のハンチントン病，筋肉の萎縮と筋力の低下を主症状とする筋萎縮性側索硬化症 Amyotrophic Lateral Sclerosis（ALS）などがある．これらの病気の病態の詳細は第6章H節1項を参照のこと．

### 4 自己免疫病

病気の原因に自己免疫がかかわるとされる脳神経系の病気として，Ⅳ型アレルギー

による多発性硬化症と，V型アレルギーによる重症筋無力症が知られる．これらの病気の病態の詳細は第6章E節を参照のこと．

## G. 精神疾患：心の病

人間の脳は，感覚器と知覚神経（感覚神経）を通して受け入れる環境情報や身体情報を秩序化し（思考し），その中に思考の原動力ともなる「感情」を組み入れて，人間に固有の「心」をつくる．一人ひとりの人間の心は，人間が集ってつくる社会の基本的な単位となり，人間の文化を構築し，それを継承してきた．遺伝子と環境因子のいずれかに異常が生じて人間の脳の働きが淀むと，心の病があらわれる．心の病はいくつかの病型に分けられるが，その原因を特定できる場合と特定が難しい場合とがある（図7-1）．

### 1 パニック障害

脳が環境からのストレスを適切に処理することができないために「心」が不安定となる状態は，パニック障害と呼ばれる．

### 2 気分障害（うつ病，双極性気分障害）

精神活動の原動力となる「感情」（気分）が停滞して心の働きが低下した状態が「うつ（病）」であり，気分の変動がとくに激しく，「うつ」と「躁」の状態が交錯してあらわれる状態は双極性気分障害（躁うつ病）と呼ばれる．この病気の原因は多くの場合に単純なものではないが，気分の調節にかかわる遺伝的な素因が関与する一方，社会環境への適応の難しさなども原因となるとされる．

**機能の低下**
認知症
家族性アルツハイマー病
老年性アルツハイマー型認知症
脳血管性認知症

**機能の失調**
パニック障害
気分障害
　うつ病
　双極性気分障害
発達障害

**機能の異常**
統合失調症

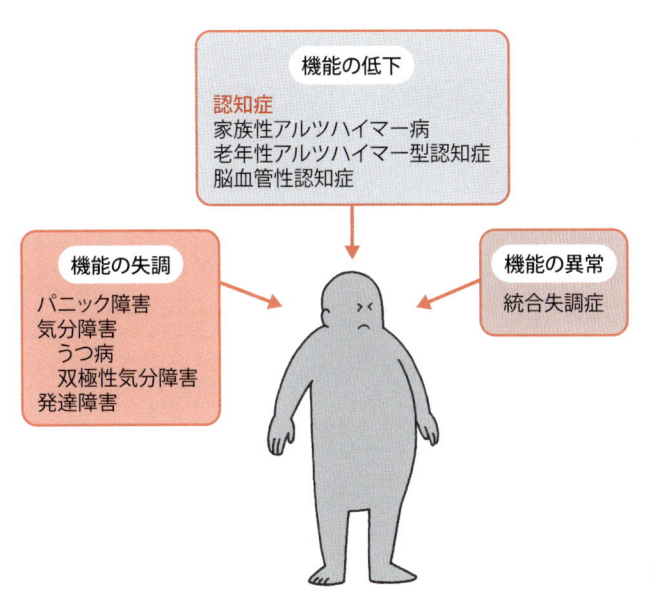

図7-1　心の病

社会構造が複雑となる中で，社会に適切に対応できないことによるストレスがおそらくかかわって，うつ病や双極性気分障害などの気分障害が発生する頻度が近年高くなっている．

### 3 発達障害

発達障害は，発育過程におけるなんらかの障害が原因で精神の発達が遅延してあらわれる．乳児期から幼児期にかけての社会性障害やコミュニケーション障害を特徴とする自閉症，コミュニケーション障害がみられるが知的障害を伴わない自閉症（アスペルガー症候群），学習障害，注意欠陥多動性障害などを総称して発達障害という．

### 4 認知症

ヒトの活動は，脳の適切な働きに基づく秩序ある「心」に調節される．脳のこの働きが，加齢や遺伝・環境要因によって障害されると，見当識（状況を正しく認識する機能）や記憶にかかわる基本的な精神活動が低下し，認知症が発症する．脳が萎縮する変性疾患であって一部家族性に発症するアルツハイマー型認知症がその典型である（病態の詳細は第6章H節①項参照）．軽症の場合には日常生活が可能であるが，高度となると自立した社会生活は困難となる．高齢化に伴って，アルツハイマー型認知症や脳梗塞，脳出血がかかわって発症する脳血管性認知症の患者数は急増しており，社会問題となっている．

### 5 統合失調症

ヒトの心（精神）は，全体がまとめられて（統合されて）「一つの自己」として活動する．この一つの自己の状態が破綻する心の病気が統合失調症である．幻聴や幻覚など，一つの自己に統合することのできない精神活動があらわれることを特徴とする．一つの自己には統合されない一方で部分的に高度な精神活動がみられることもあり，また，時間の経過の中で，とくに高度に統合された状態と統合が破綻した状態とが相互にしばしば移行する．統合する力を失って正常な判断力が働かなくなると，時に暴力的な行為があらわれ，強制的な入院が必要となることもある．逆に，とくに高度に統合された状態では，芸術活動などにおいて「天才的ともいえる独創的な活動」がみられることもある．この病気が発症する真のしくみはなお不明である．

## H. 皮膚疾患：皮膚の病気

### 1 感染症

皮膚や粘膜には，局所または全身の病原性微生物の感染に伴って，発疹と呼ばれる病変が生ずる（第6章D節参照）．天然痘ウイルス，麻疹ウイルス，ヘルペスウイルスなどが人体に感染すると，それぞれの感染症に特徴的な発疹が皮膚や粘膜にあらわれ

る．一方，ブドウ球菌などの化膿菌や白癬菌などの真菌が局所の皮膚に感染すると，疼痛を伴う腫脹や水疱などの皮膚病変があらわれる．また，腸チフス菌が感染すると，アレルギー病変としての発疹が生ずる．

### 2 アレルギー

典型的な皮膚のアレルギー病変（第6章E節参照）として，Ⅰ型アレルギーであるアトピーがある．また，接触性皮膚炎はⅣ型の皮膚アレルギーである．また皮膚にあらわれる特徴的なⅠ型アレルギーの病変として蕁麻疹が知られる．この病変は，アレルギーにより透過性の高まった血管壁を通って血管内の液性成分のみが組織に漏出し，膨疹をつくることであらわれる．皮膚はまた，アレルギーの原因となるアレルゲンを特定するための皮膚テストの場としても使われる．

### 3 外 傷

皮膚に異常な物理的外力や温度（高温または低温）が作用すると，外傷（狭義），熱傷，凍傷などの病変があらわれる（第6章C節参照）．

### 4 腫 瘍

皮膚に発生する悪性腫瘍（第6章F節参照，皮膚がん）として，扁平上皮がんと悪性メラノーマがある．これらのがんの発生には過度の紫外線被ばくが重要な役割を果たす．

## 小児疾患：子どもの病気

### 1 遺伝病

遺伝子に障害があって発症する遺伝病（第6章B節参照）の多くが，出生後小児期に発症する．常染色体劣性遺伝のフェニルケトン尿症や重症複合型免疫不全症，伴性劣性遺伝の血友病や伴性無ガンマグロブリン血症，複合的遺伝子異常の口唇口蓋裂や先天性心疾患，染色体異常のダウン症候群などがその例である．

### 2 感染症

小児期に多い感染症（第6章D節参照）として，麻疹，風疹，水痘，流行性耳下腺炎，百日咳，突発性発疹などがある．多くは発熱や発疹などの症状が生じた後で治癒するが，時に脳神経障害や生殖器障害があらわれる．

### 3 腫 瘍

小児期に発生する腫瘍（がん）（第6章F節参照）として，神経芽腫，網膜芽細胞腫，骨肉腫，白血病などがある．小児がんの多くは上皮性ではなく肉腫であり，治療への感受性は比較的高い．

## J. 高齢者疾患：高齢者の病気

　加齢とともに，器官（臓器）とこれをつくる細胞の老化が進行し，高齢者に特有の疾病分布がみられるようになる．加齢による変化は最も高頻度に動脈硬化として血管にあらわれ，これを原因として発症する梗塞や出血などの血管の病気（血管障害）は，全身のあらゆる器官の機能を低下させる．こうした血管障害が脳に起これば脳血管疾患，心臓に起これば心筋梗塞が発症し，多くの個体が死にいたる．また，細胞が再生しにくい脳では，加齢によって多くの細胞が死滅しても補充されることがなく，結果として脳機能は低下する．こうして加齢とともにしばしば認知症が発生し，生活環境の変化もかかわって気分障害があらわれる．

　高齢者に多くみられる脳血管障害については本章C節②項およびF節①項，認知症や気分障害については第6章H節①項および本章G節②，④項，心臓疾患については本章C節，また老化については第6章H節②項を参照されたい．

## K. 外科疾患：外科治療を必要とする病気

　「外科」に固有な病態は少なく，本章A～J節までに説明したさまざまな病気・病態の治療に手術などの外科的方法を用いる場合に，外科領域の疾患となる．ただし，そうした疾患の中でもともと外科治療が第1選択となる外傷については，第6章C節でも説明した病態としての特徴を理解する必要があろう（図7-2）．

　**外傷**：外傷は物理的あるいは化学的な異常な要因が生体に作用して生ずる健康障害であり，異常な要因の種類と程度により病態が分類される（第6章C節参照）．外傷を発生させる物理的要因には，物理的な外力の他に，熱，電気，レーザー光線，放射線などが含まれる．外傷には全身性と局所性とがあり，四肢などの外部組織だけでなく

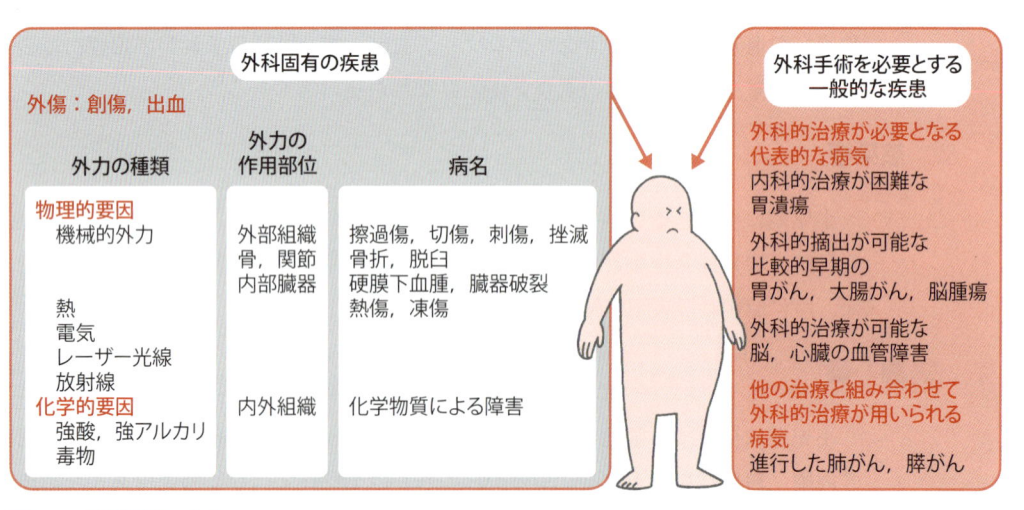

**図7-2　外科領域の疾患**

外科固有の疾患

外傷：創傷，出血

| 外力の種類 | 外力の作用部位 | 病名 |
|---|---|---|
| **物理的要因**<br>　機械的外力 | 外部組織<br>骨，関節<br>内部臓器 | 擦過傷，切傷，刺傷，挫滅<br>骨折，脱臼<br>硬膜下血腫，臓器破裂 |
| 　熱<br>　電気<br>　レーザー光線<br>　放射線 | | 熱傷，凍傷 |
| **化学的要因**<br>　強酸，強アルカリ<br>　毒物 | 内外組織 | 化学物質による障害 |

外科手術を必要とする一般的な疾患

**外科的治療が必要となる代表的な病気**
内科的治療が困難な
胃潰瘍

外科的摘出が可能な
比較的早期の
胃がん，大腸がん，脳腫瘍

外科的治療が可能な
脳，心臓の血管障害

**他の治療と組み合わせて外科的治療が用いられる病気**
進行した肺がん，膵がん

臓器などの内部組織（硬膜下血腫，臓器破裂など）も外傷の対象となる．また，次項で説明する運動器については，内部組織である骨や関節の外傷が重要である．

物理的外力による外部組織の外傷は創傷と呼ばれるが，創傷は，擦過傷，切傷，刺傷，挫滅などに分けられる．一方，内部臓器の外傷の例としては，脳硬膜下血腫や臓器破裂が知られる．また，熱による外傷には熱傷や凍傷がある．強い酸やアルカリなどの人体を障害する化学物質が作用した場合にも外傷は生ずる．

外傷には出血を伴うものと伴わないものとがあり，出血が体内にとどまる病態は内出血と呼ばれる．

いずれの場合も，治療を行う上で外科的治療が第1選択となる．

**外科手術を必要とする主要な疾患**：外傷以外に，本章で説明した病気のいくつかが外科的治療の対象となる．特定の病気を治療する場合，薬物を用いる内科的治療法，放射線などを利用する物理学的治療法，あるいは手術による外科的治療法のうち，いずれかの治療法，あるいは複数を組み合わせた治療法が最適であるかは，病態の内容，程度，広がりなどにより決められる．外科的治療の対象となる代表的な病気としては，内科的治療が困難な胃潰瘍，外科的に摘出することができる比較的早期の胃がん，大腸がん（本章A節参照），脳腫瘍，外傷の結果発生する慢性硬膜下血腫など（本章F節参照）があげられる．他方，進行した肺がん，膵がんなどの場合は，外科的治療だけで対応することが難しく，抗がん薬や放射線による治療が併用されることが多い．

## 1 外　傷

第6章C節および本章本節の前文で紹介した，さまざまな外力が作用して生ずる身体の障害が外傷である．刃物による切傷（切創），銃器による銃創，摩擦による擦過傷や挫滅傷などの創傷，強い外力による内臓破裂，熱による熱傷や凍傷など，多くが外科的な手術や処置の必要な外科領域の傷病である．

## 2 消化器外科

消化器外科領域の病気としては，食道，胃，十二指腸，小腸，大腸，直腸，肛門といった消化管や，肝臓，胆囊，膵臓などその他の消化器系臓器に発生する病気のうち，外科治療の適応症と診断された胃・十二指腸の消化性潰瘍，虫垂炎，腹膜炎，腸閉塞，胆石症，ヘルニア，痔，食道がん，胃がん，大腸がん，直腸がん，肝がん，膵がんなどがある．また，肝硬変，劇症肝炎などで肝臓の機能が失われて肝臓移植の適応となる場合は外科領域の病気となる．なお，外科的手術の適応が第一義的となる病気は，内科的治療だけでは対応が困難な出血性の潰瘍，薬物療法で治癒しない虫垂炎，転移のない比較的早期のがんなどである．

## 3 心臓血管外科

心臓血管外科領域の病気としては，心臓と大血管の病気のうち，外科手術の適応症と診断された先天性心疾患（心房中隔欠損症，大動脈弁，肺動脈弁，三尖弁，僧坊弁

の狭窄症や閉鎖不全症などの心臓弁膜症，ファロー四徴症など），心筋梗塞，大動脈瘤などがあげられる．

### 4 呼吸器外科

呼吸器外科領域の病気としては，胸郭内の肺および周辺組織に発生する病気のうち，外科手術の適応症と診断された悪性腫瘍（肺がん，胸腺腫瘍など）や胸膜疾患（気胸，膿胸など），慢性の炎症性疾患（肺結核，肺真菌症など）などがある．

### 5 脳神経外科

脳神経外科領域の病気としては，頭部外傷，急性・慢性硬膜下出血・血腫，くも膜下出血，および一部の脳出血や脳梗塞，脳腫瘍（頭蓋内のさまざまな組織に発生する良性または悪性の腫瘍）などの頭蓋内に発生する病気の他，脊椎・脊髄の病気（本章L節②項参照）や末梢神経の病気がある．

## L 整形外科疾患：骨と関節の病気

外傷（第6章C節），アレルギーや感染が原因となる炎症（第6章D，E節），腫瘍（第6章F節），変性（第6章H節）などの病態が四肢や脊椎といった運動器に発生する場合，多くは外科的治療を必要とし，整形外科領域の病気とされる（図7-3）．運動器の働きは人間が日常の社会生活を送る上で欠かせないものであるが，外傷などで運動器を利用できない状態が続くと，そのことが原因で機能は低下する．こうした場合も含めて，運動器の低下した機能を回復させるリハビリテーション（理学療法）が必要となる病気でもある．

近年，物質文明による恵まれた生活環境（生活習慣）や人口の高齢化により，使用の低下に伴う運動器の機能低下が生じている．その結果，代謝が障害されて（第6章G節②項参照），メタボリックシンドロームや骨粗鬆症が発症したり，転倒による骨折などによりいっそう高度の運動障害があらわれたりする事態が頻発している．日本整形外科学会は，加齢や生活習慣によって生ずるこうした運動器機能障害に対して，運

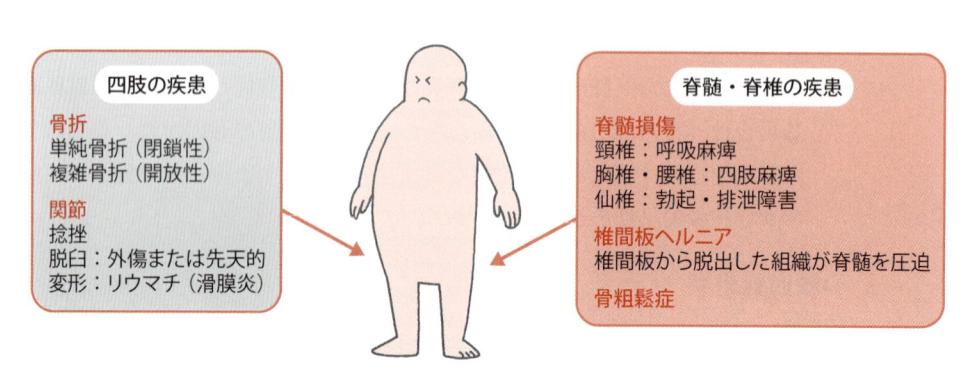

**図7-3 運動器の疾患**

四肢の疾患
骨折
　単純骨折（閉鎖性）
　複雑骨折（開放性）
関節
　捻挫
　脱臼：外傷または先天的
　変形：リウマチ（滑膜炎）

脊髄・脊椎の疾患
脊髄損傷
　頸椎：呼吸麻痺
　胸椎・腰椎：四肢麻痺
　仙椎：勃起・排泄障害
椎間板ヘルニア
　椎間板から脱出した組織が脊髄を圧迫
骨粗鬆症

動器症候群(ロコモティブシンドローム)という概念を提唱し，適切な対応を呼びかけている．

## 1 四肢の疾患：骨折，関節リウマチ

### (1) 骨折

異常な外力(第6章C節参照)による骨折(外傷)は，上肢(肩，上腕，前腕，手首，手)，下肢(股，大腿，膝，下腿，足首，足)，頭部，胸部，脊柱，骨盤のいずれにも生ずる．高齢者の骨折は治癒するまでに時間がかかる．また骨粗鬆症の患者の場合は，比較的小さな外力で骨折が起こる．

骨折は四肢の骨だけでなく，鎖骨や肋骨など胸部の骨にも頻発する．閉鎖性の単純骨折と開放性の複雑骨折があり，後者の場合は，骨折を治療するにあたり創傷部位からの感染(第6章D節参照)を防ぐ必要がある．強い外力により健常な骨も骨折するが，骨粗鬆症や骨腫瘍などの病変がある骨は比較的弱い外力で骨折する．この場合の骨折は病的骨折と呼ばれる．骨折は，手術を伴う外科的治療，あるいは手術を伴わない保存的治療の対象となる整形外科領域の傷病である．

### (2) 関節リウマチ

関節リウマチ rheumatoid arthritis は，関節炎を主症状とする全身性の自己免疫病(第6章E節参照)であり，関節を支える滑膜に炎症性サイトカインが作用して発症する．関節炎が進行すると変形を伴う強い関節障害が引き起こされ，外科的治療の対象となる．他に外科的治療の対象となる関節の病気としては，外傷による関節の捻挫(靱帯損傷)，外傷あるいは先天性の脱臼などがある．

## 2 脊髄・脊椎の疾患：椎間板ヘルニア

脊椎は，運動器として胸部と腰部の運動を支えるとともに，四肢の運動と感覚を担う末梢神経や自律神経と脳とをつなぐ脊髄を外力から保護する．事故などの強い外力(第6章C節参照)が脊椎を損傷すると，その内部の脊髄が障害されて，脊髄損傷となる．骨粗鬆症の場合は比較的弱い外力により脊椎が損傷する．脊髄損傷は，頸椎，胸椎，腰椎，仙椎あるいは尾椎の損傷で発生し，損傷を受ける脊髄より下流の運動，感覚，自律神経の働きが低下あるいは欠損する．頸椎の損傷により呼吸麻痺が，胸椎，腰椎の損傷によって四肢の麻痺が，また，仙椎の障害により勃起障害や排泄障害が生ずる．損傷の程度によって，完全麻痺の場合と不完全麻痺の場合とがある．急性期の措置の後，残存する機能の活用を促進するリハビリテーションが必要となる病気である．

腰椎を中心に高頻度に発生するのが椎間板ヘルニアである．この病態は，椎体と椎体の間にあって脊椎の屈伸を可能にしている椎間板組織が日常生活における動作や姿勢もかかわって生ずる外力などにより圧排され，内部の髄核が椎間腔の外に押し出されて脊髄を圧迫し生ずる．この場合，腰部から下肢にかけての強い疼痛の訴えがあり，時に，感覚障害，運動障害，排尿障害が起こる．保存療法，ついで外科的治療の対象となる整形外科領域の病気である．

## M. 産婦人科疾患：妊娠と女性の病気

妊娠がかかわる医療上の主な事項として，不妊，異常妊娠・出産が，また女性固有の病気の代表として女性生殖器の腫瘍がある．

### 1 不妊

結婚年齢が高齢化し，女性の妊娠・出産が必ずしも容易ではない社会環境のもとで，多くの女性が不妊とその後の育児に関する悩みを抱えている．排卵異常を引き起こす卵巣機能不全，子宮内膜症などによる卵管の異常，子宮筋腫などの子宮の異常などが原因の女性不妊症と，無・乏精子症，精子無力症などによる男性不妊症とがある．

### 2 異常妊娠

異常な妊娠として，習慣流産，子宮外妊娠，胎盤早期剥離，切迫流産，前置胎盤，重症妊娠悪阻（つわり）などが知られる．

### 3 女性生殖器腫瘍

女性生殖器系に発生する良性腫瘍として子宮筋腫が，またがん（第6章F節参照）として乳がん，卵巣がん，子宮がんがある．乳がんと子宮がんの発症には，それぞれ遺伝性素因あるいはヒトパピローマウイルス（HPV）感染が深くかかわる．

## N. 眼疾患：目の病気

### 1 屈折力の異常

対象物から出た光が眼のレンズで屈折し，網膜に映像を結ぶことで視力が生じる．レンズと網膜の距離，およびレンズの厚さがかかわる屈折力に異常があると，網膜に適切に映像が結ばれず，近視，遠視，乱視，老眼といった視力障害が生じる．これらは補正レンズ（めがね）を使って調整可能である．

### 2 白内障・緑内障

加齢などが原因で眼の水晶体に濁りが生ずる白内障cataractや，多くの場合に眼圧の上昇を伴って網膜の神経節細胞が死滅し時に失明にいたる緑内障glaucomaは，ともに補正レンズで矯正できない視力障害を引き起こす．

### 3 網膜剥離

加齢などにより変成した硝子体に引っ張られて網膜に裂け目が生じ剥離すると，視野が狭くなり，剥離が網膜の中心部にある黄斑部に及ぶ場合は急速に視力が低下して

時に失明する．

### 4 結膜炎・角膜炎

異物への曝露や微生物の感染（第6章D節参照）によって結膜や角膜に生ずる炎症性病変で，細菌性やウイルス性の場合は伝染性である．

### 5 網膜芽細胞腫

特定の遺伝子異常により，多くの場合に乳幼児に発症する眼のがん（第6章F節参照）で，一部は遺伝性である．

## O. 耳鼻咽喉科疾患：耳，鼻，のどの病気

### 1 聴力障害

聴力が低下する病態を難聴といい，伝音性と感音性に分けられる．伝音性難聴は，外界の音が外耳と中耳を通って内耳の蝸牛と前庭に達するまでに，伝音が障害されて起こる難聴であり，外耳道閉鎖，鼓膜損傷，中耳炎などによるものが代表的である．一方，感音性難聴は，外耳などから伝達された音が内耳リンパ液の振動に変換された後，内耳または内耳から聴覚中枢にいたる伝導路に病変があって発生する聴覚障害である．障害部位が蝸牛にある内耳性難聴と，蝸牛の後の皮質聴覚野までの聴覚伝導路にある後迷路性難聴に分けられる．感音性難聴の例としては，内耳炎，騒音性難聴，突発性難聴，聴神経腫瘍などがある．65歳以上の1/4程度の人が訴える老人性難聴には，伝音性と感音性の両方がかかわる．

### 2 平衡機能障害

身体の傾きなどを感知する平衡機能の主な担い手は内耳前庭器の三半規管などであり，その障害によって，回転性のめまいを主な症状とするメニエール病や良性発作性頭位眩暈（めまい）症が発症する．なお，平衡機能異常は特定部位の脳血管障害がかかわる中枢性の神経障害によっても生ずる．

### 3 炎 症

耳では外耳炎，中耳炎，内耳炎，鼻ではアレルギー性鼻炎，副鼻腔炎，咽喉では咽頭炎，扁桃炎などの炎症性病変が知られる．A群溶血性レンサ球菌などによる扁桃炎は，感染症に伴うアレルギー性反応により，しばしばリウマチ熱や急性糸球体腎炎（本症D節①項参照）などの合併症を伴う．

### 4 腫 瘍

良性腫瘍として声帯ポリープが知られる．悪性腫瘍として，咽喉部に発生する喉頭

がん，副鼻腔に発生する上顎洞がんなどがある．いずれも組織学的には多くが扁平上皮がんである．

# 病気の診断 8

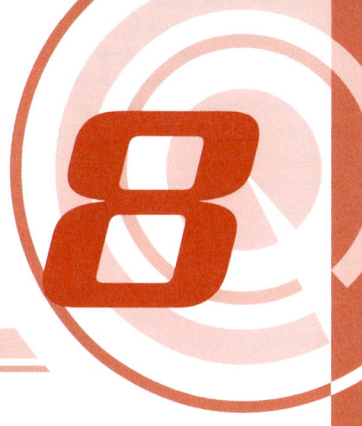

　病気から身を守って健康な活動を維持することをめざす人間固有の行為が「医療」であり，医療の行為は，一人ひとりの人間にどのような健康上の問題があるかを知るための「診断」から始まる．一般に，病気は発症した後時間とともに進行し，しだいに回復に向けての対応(治療)が困難となる．このため，できる限り早期の診断が望まれる．病気を診断する方法は，歴史的に大きく変化してきた．ここでは，診断学が発展してきた歴史的な経緯とともに，基本的な診断方法・技術の重要性を理解し，近年大きく進歩した先端の診断学の枠組みを理解することを学習目標とする(図8-1，表8-1参照)．

## A. 診断学総論

　病気が種別化されていなかったヒポクラテスの時代(古代ギリシャ)には，個体が全体として健康であるか病気であるかという総合的な診断が中心であった．総合的判断は現代でも重要だが，16世紀のジローラモ・フラカストロ Girolamo Fracastorius，17世紀のトマス・シデナム Thomas Sydenham らにより病気が種別化されるようになると，どの種類のどのような原因による病気かという診断が重要となり，また，身体の構造(解剖学)と機能(生理学)が明らかにされるにつれて，身体のどの部分にどのような障害があるかという診断学が進歩した．その後，感染症や職業病などいくつもの病気の原因が科学的に明らかにされ，病気の種類を正しく診断することが適切に治療する上で欠かせないものとなり，その医学における重要性はゆるぎないものとなった．

　西洋医学と歩みを別にした東洋医学においても，個体の健康状態をさまざまな症候から総合的に判断する診断は，それに続く治療の前提であり，この点は洋の東西を問わず医学に共通である．ただ，西洋医学ではできる限り客観的なデータをもとにして病状を把握しようとするのに対し，東洋医学では医師の主観的な判断がより重視されるなど，用いられる方法には違いがみられる．

　西洋医学における診断は，人体の正常な構造と機能を熟知する医師が，一人ひとりの患者のどの部位にどのような異常があるかを明らかにした上で，病気を種別化する行為である．医師は，みずからの五感および補助的な検査によって患者から採取した身体情報を，一般的な医学情報およびみずからの臨床経験に照らし合わせ，診断を行

う．診断はさまざまな情報を総合して行う確率論的な推定の作業であり，どのような名医であっても100%的中するわけではない．医師に求められるのは，できる限り最新の医学を修得して多くの経験を積み，最新の検査法などを用いてできる限り正確な身体情報を患者から取得して，この確率を高めることである．

医師による診断は，医師が患者と対面して行う診察に始まる．医師は患者の病気に関する訴えを聞き，患者の身体にあらわれた病気の症状を，視覚，聴覚，触覚などの五感（視診，聴診，触診，打診）と聴診器，検眼鏡，体温計，血圧計などの補助器具を使って把握する．患者から容易に採取できる血液，尿，喀痰，糞便などの生体材料を対象とした医師または臨床検査技師による簡便な検査の結果も診断を助ける．こうして医師による初診時の診断が行われるが，それに続くより広範で精密な臨床検査の結果をもとに，医師は患者の病気の種類を診断し病名をつける．医師はさらに，刻々と変化する患者の病状を継続して診断し，そうした診断の結果に基づいて治療の方針を定める．

## B. 診断学の基本（図8-1）

患者から採取した生体材料を対象として実施される臨床検査は，科学技術の進展に伴い近年著しく進歩した．患者から採取した血液，髄液，穿刺液，喀痰，尿，便などを対象とした生化学的，血液学的，微生物学的，血清学的な数多くの臨床検査法，および人体そのものを直接検査の対象とする心電図，脳波，肺活量測定などの生理学的

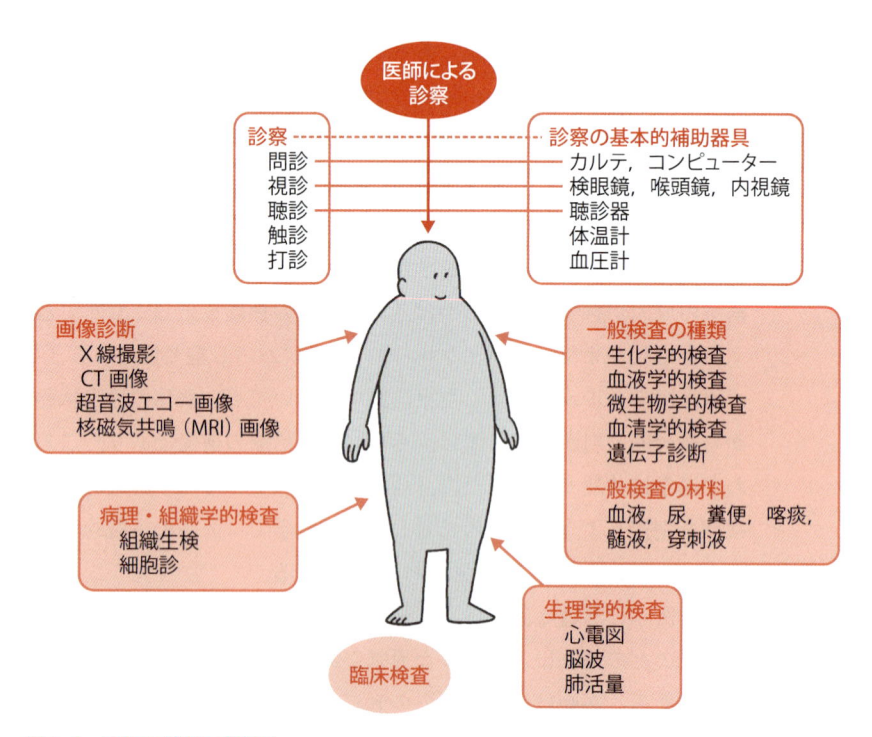

図8-1 病気の診断の枠組み

検査が基本的な検査として知られる．生体から採取した組織片や細胞塗抹標本を顕微鏡のもとで検査(診断)する病理学的検査(診断)も重要である．近年とくに進歩の著しい臨床検査の方法としては，X線，超音波，NMRなどを用いて取得した身体形態(画像)情報をコンピューター解析技術で処理する高度画像解析法や，遺伝子を解析することによる遺伝子診断法がある．

## 1 医師による診察

　患者に大きな苦痛を与えることなくできる限り多くの身体情報を得るために，古くからいくつもの方法が工夫されている．最初に重用されたのは医師の五感であり，患者の身体を目で見，手で触り，また身体が発する音を耳で聞いて身体情報を集める．視診，聴診，触診，打診が五感に基礎を置く．患者の健康状態を判断するためにあわせて重要なのが，本人または家族などからの情報の聞き取り(問診)であり，これによって本人が訴える症状(第5章C節参照)，出生から現在までの身体状況の経緯(病歴)，血縁者の病歴(家族歴)などの情報が得られる．

　これらの基本的な診断法を補ってより多くの身体情報を得るために，医師が補助的な器具を用いるようになったのは，19世紀以降であった．聴診を効果的に行う聴診器，触診を補助する体温計や血圧計，そして視診の範囲を眼の奥の網膜や喉頭部，胃腸の内部にまで広げた検眼鏡，喉頭鏡，内視鏡などが用いられるようになった．近年，医師が問診で患者から取得した情報を記録するのに古くから用いてきたカルテに代わり，コンピューターが使われるようになったのも，この流れの一端である．

　診察の中でとくに重要な視診，聴診，触診によって医師はどのような情報を得るのであろうか．医師は，視診により，個体全体が健康か病気を抱えているか，病気である場合に軽症か重症かなどの一般状態，皮膚や粘膜の色による貧血や黄疸の有無，あるいは発疹，創傷，腫瘤の有無などを知る．診断学における視診の役割は，これを補助するさまざまな診断機器の開発によって大きく広がった．早期に開発された検眼鏡は，眼の奥の網膜とそこを走る血管の観察を可能にした．喉頭鏡により喉の奥の声帯が，内視鏡(胃カメラ)により胃の内部が観察できるようになり，X線と造影剤を利用した透視撮影と画像解析によって，胸部の肺や心臓，腹部の胃腸の病変などの体内で生ずる変化を目で観察できるようになった．さらに，X線を用いた人体の断層撮影技術とコンピューター解析技術を組み合わせたコンピューター断層撮影 computed tomography(CT)により，体内臓器を断面画像や立体画像として観察できるようにもなった．後に改めて紹介するように，体内臓器に生じた変化の画像解析は，超音波をあてたときの反響を利用して体内臓器を画像化する超音波検査 ultrasonography，核磁気共鳴を利用して生体内の三次元情報を画像化する核磁気共鳴画像法 magnetic resonance imaging(MRI)によっても行われる．

　目による病気の診断は，顕微鏡を利用した病理・組織学的検査によっても行われる．患者から採取した細胞や組織断片から細胞・組織標本を作製し，顕微鏡のもとで観察する組織生検や細胞診による検査により，がんをはじめ多くの病気が確定診断され

る．また，死亡した患者の遺体の解剖検査（剖検）における体内臓器の肉眼と顕微鏡による観察は，病気の種類を最終的に確定するための最も権威ある方法とされる．

身体の内部で発する小さな音を聴き分けるために考案されたのが聴診器である．聴診器を胸にあてて呼吸音や心音（心臓の心室から拍出された血液が心室と心房の間などにある弁を通るときに発する音）を聴くことにより，音の特徴から喘息や肺炎が診断されたり，心臓の弁膜の異常が特定されたりする．また，母体内の胎児の心音を聴くことで，その健康状態が判断される．医師はまた，胸部や腹部を手でたたいたときに出る音の質を聴き分けて内部の空気の量を推定し，肺や腸の内部の状態や心臓の大きさなどを把握する．手で患者の身体を触る触診によっても，医師は多くの情報を得る．患者の腹部を押さえながら触ることで，肝臓の大きさや腎臓の位置，あるいは腹部の中に生じた腫瘍の位置を診断し，圧迫することで生ずる痛みから炎症の有無と程度を知る．また，皮膚に手を触れてその弾力性などからおよその健康状態を判断するとともに，リンパ節の大きさを知り，乳房の中に発生した腫瘍（乳がん）をみつける．さらに，皮膚の上から内部の血管の状態とその中の血液の流れ具合を診断する．これはいわゆる脈をみる行為であり，これにより，医師はおよその血圧，脈の速さと不整の有無などを診断する．脈の触診や心臓の聴診を大きく展開させた診察の基本的な補助器具として，血圧計や心電図がある．

## 2 臨床検査技師の役割

人体の構造と機能，そして病気の原因と発症のしくみが科学的に明らかにされるにつれて，病気の分類や病状の記載もしだいに精細となり，しだいに高度となる治療方法のどれを用いるかを決めるために，一人ひとりの人間の健康状態を正確に把握し診断することが重要となってきている．こうした中で，医学，工学，薬学の専門家が共同して開発した先端の診断機器や試薬を使い人体から詳細な情報を取得することができる専門職者として，臨床検査技師が誕生した．

臨床検査の方法は，すでに確立された検査法を基礎としながらも，医学と科学技術の進展に伴って常に最新化が求められている．医用検査技術の専門家である臨床検査技師は，確立された方法を用いて日常診療に必要な検査を実施するのに加え，工学，薬学，臨床医学の専門家と連携共同して常に最新の検査技術を開発し，またこれを臨床の現場に導入する責務を負っている．

現在実施されている一般的な臨床検査としては，上にも説明したように，生化学的検査，血液学的検査，病理学的検査（病理診断），微生物学的検査，血清学的検査，遺伝子解析（遺伝子診断）などがある．これらの検査は，人体から採取される血液，尿，糞便，喀痰，髄液，穿刺液などの検査材料を対象として行われる．特定の検査材料を対象として行うこれらの検査とは別に，人体そのものを対象として行われるいくつかの生理学的検査や画像解析（画像診断）がある．これらの臨床検査法の概要を表8-1に示す．

## C. 診断学各論（表8-1）

### 1 生理（学的）検査

　病気に伴う身体の異常を「形態の変化」としてではなく，「機能の変化」として検出する方法が生理学的検査（生理検査）である．広く知られる生理学的検査の一つに心電図検査がある．心電図は，心臓の拍動に伴って発生する弱い活動電流の経時的変化を波形として記録する．心臓にあらわれる不整脈などの機能的な異常や心筋梗塞などの器質的な異常を診断するために，臨床の現場で欠かせない．心臓の病気の診断には聴診器で心音を聴く聴診法も重要な役割を果たしており，心音を電気信号に転換して記録した心音図も補助的に用いられる．

　肺の呼吸機能の検査としては，肺活量の測定の他，呼吸障害と連動して変化する動脈血中の酸素分圧と二酸化炭素分圧，およびpH（酸・アルカリバランス）の血液ガス分析器による自動測定がある．

　また，脳や筋肉の機能を観察するために，その活動に伴って発生する微弱な電流を増幅し記録する脳波electroencephalogram（脳電図）や筋電図electromyographyの検査も臨床の場で多用されている．また，超音波エコー装置を用いて，母体中の胎児の運動がリアルタイムに観察されている．

### 2 生化学（的）検査：血液，尿，体液の検査

　患者に苦痛を与えることなく安全に採取できる検査試料として，尿，糞便，喀痰などの排泄物がある．次に採取が容易なのが血液，髄液などの体液であり，注射針を刺入し吸引して得られる．これらの検査試料に含まれるタンパク質，糖，脂質の総量，コレステロール，尿酸，ビリルビン，カリウムなどの濃度，GOT（AST），GPT（ALT），γ-GTP，LDH，アミラーゼなど障害された臓器から血液中に逸脱する酵素のレベル，酸素分圧などが生化学的方法で測定される．少し前までは，一つひとつの項目ごとに手作業で検査が行われていたが，最近では複数の検査項目を同時に自動測定するのが一般的となっている．これらの検査は，糖尿病，脂質代謝異常，動脈硬化，痛風などの代謝性疾患や，心筋梗塞，急性膵炎，急性肝炎など臓器障害性疾患（逸脱酵素）など多くの病気の診断に有用である．血液，尿，糞便，喀痰などの検査試料を用いて実施される生化学的検査（生化学検査，本項）あるいは血液学的検査（血液検査，次項）の結果が病気の診断においていかに有用であるかを示すため，代表的な検査値の増または減に対応する疾患名を**表8-2**に例示する．

　血液など体液中の化学成分は，古典的な生化学的方法とは別に質量分析装置を用いても，より高感度に詳細に分析される．質量分析装置を臨床検査により効果的に活用することは，5項で紹介する遺伝子診断法の活用とともに，より正確で精密な次世代の臨床検査への道をひらくであろう．

**表8-1　主要な臨床検査の概要**

| 検査対象<br>（材料） | 検査の種別 | | |
|---|---|---|---|
| | 生化学検査 | 血液検査 | 微生物検査 |
| 身体<br>　心臓<br>　肺<br>　脳<br>　筋肉 | | | |
| 血液 | 定性と定量<br>　タンパク質<br>　糖<br>　脂質，コレステロール<br>　逸脱酵素：GOT(AST)，GPT(ALT)<br>　　　　γ-GTP，LDH，<br>　　　　アミラーゼ<br>　塩類：カリウム<br>　酸素 | 血球数<br>血液像<br><br>血小板機能検査<br>　出血時間<br>　凝固時間 | 細菌の検出・同定<br>　血液培養 |
| 尿 | 定性と半定量<br>　タンパク質<br>　糖 | | 細菌の検出・同定<br>　顕微鏡下観察<br>　培養 |
| 糞便 | 潜血反応 | | 細菌の検出・同定 |
| 喀痰 | | | 結核菌検出 |
| 脊髄液<br>穿刺液 | タンパク質<br>タンパク質 | 赤血球・白血球検出<br>赤血球・白血球検出 | 細菌の検出・同定<br>細菌の検出・同定 |
| 生検組織 | | | |

### 3 血液（学的）検査

　身体に加える侵襲を最小限にとどめて多くの生体情報を得られる検査法が，血液検査である．耳たぶに注射針を刺し出血させて得られる1滴の血液を使って，血液の中の赤血球，白血球，血小板などの血液細胞（成分）の数や，白血球の中の顆粒球とリンパ球の比率などを調べる簡便な検査が古くから利用されてきた．最近では，注射針を血管に刺入して少量の血液を採取し，その中の血液細胞の数を算定する血液検査と血漿や血清などの液性成分の性状を分析する生化学的検査や血清学的検査を同時に行うのが一般的である．

　血液検査では，採取した血液の中の赤血球や白血球の数を血球計算盤または自動血球計数器を使って測定する．また，スライドグラスの上に塗抹標本を作成して顕微鏡下で観察し，白血球中の顆粒球とリンパ球の比率，好中球，好酸球，好塩基球，単球の比率，好中球の中の分葉核と桿状核の比率，核の分葉の程度（核の成熟度），および幼若な骨髄球などの出現の有無，鎌状赤血球などの異常な形の赤血球や白血病細胞の有無などを調べる．これによって，貧血症や白血病，炎症性疾患（核の形から幼若と判定される好中球などの増加）などを診断する．

　近年の医学の進歩により，白血球，なかでもリンパ球には多様な種類とそれぞれに

| 検査の種別 | | | | |
|---|---|---|---|---|
| 血清検査 | 遺伝子診断 | 病理診断 | 生理検査 | 画像診断 |
| | | | 心電図，心音図<br>肺活量，血液ガス分析<br>脳波<br><br>筋電図，筋力測定 | 冠動脈造影<br>X線写真<br>CT, MRI<br>脳血管造影 |
| 抗体価<br>細菌の血清型<br>血液型：ABO, Rh<br>HLA型（血清型） | DNA型 | | | |
| 細菌の血清型 | | | | |
| 細菌の血清型 | | | | |
| | | がん細胞検出 | | |
| | | がん細胞検出 | | |
| | | 病理診断 | | |

固有の機能があることが明らかとなっており，血液中のリンパ球の種類を見分けることも診断学において重要である．リンパ球の種類は，各種の蛍光標識抗体で染色した細胞をレーザーフローサイトメーターに通すことで正確に判定される．

同様の細胞検査は，液性成分の生化学的・血清学的検査とともに，骨髄生検針で骨髄から採取した骨髄液や，脊髄，関節，胸腔，腹腔からそれぞれ採取した脊髄液，関節液，胸水，腹水を被検材料としても行われる．このうち，骨髄液を用いた骨髄細胞検査は，貧血や白血病などの診断にとくに有用である．

血液検査にはまた，出血を止めるための血液凝固に必要な血小板などの機能検査も含まれる．出血時間や凝固時間の測定，および血液中の各凝固因子の量の測定などがそれである．また，輸血や臓器移植に際しては，血液型（ABO式血液型，Rh式血液型など）やHLA型（血清型あるいはDNA型）を判定する検査も行われる．

### 4 微生物（学的）・血清（学的）検査

感染症の診断は，病原体または病原体に対する抗体を検出することによって行われる．

病原体の検出は，血液，髄液，尿，糞便などの被検材料をそのまま，あるいは適当な培地のもとで増殖させた後，スライドグラスに塗抹し，染色した標本を顕微鏡下で

表8-2 代表的な検査値の増減と対応する疾患

| 検査項目 | 高値 | 低値 |
|---|---|---|
| 血清タンパク | 肝硬変,多発性骨髄腫 | ネフローゼ,低栄養 |
| 血糖 | 糖尿病 | 低血糖症,インスリノーマ |
| 尿糖 | 糖尿病 | - |
| 総コレステロール<br>　HDLコレステロール<br>　LDLコレステロール | 高コレステロール血症<br>　動脈硬化防止<br>　動脈硬化促進 | βリポタンパク欠損症 |
| 中性脂肪 | 脂質異常症 | - |
| 尿酸 | 痛風 | - |
| 尿素窒素 | 腎機能障害(尿毒症) | 尿崩症 |
| ビリルビン | 肝・胆道疾患 | - |
| カリウム | 腎不全,アジソン病,アシドーシス | 嘔吐,下痢,アルカローシス,クッシング症候群 |
| GOT(AST) | 肝疾患,心筋梗塞,筋疾患 | - |
| GPT(ALT) | 肝疾患,(心筋梗塞,筋疾患) | - |
| γ-GTP | アルコール性肝障害 | - |
| LDH | 肝疾患,心筋・筋肉疾患,溶血性貧血,悪性腫瘍 | - |
| アルカリホスファターゼ | 肝・胆道疾患 | - |
| アミラーゼ | 膵疾患,耳下腺炎,腎不全 | 膵疾患末期 |
| AFP(αフェトプロテイン) | 肝細胞がん(腫瘍マーカー) | - |
| CEA(がん胎児性抗原) | 大腸がん,他(腫瘍マーカー) | - |
| PSA(前立腺特異抗原) | 前立腺がん(腫瘍マーカー) | - |
| CRP(C反応性タンパク) | 炎症性・組織破壊性疾患 | - |
| リウマチ因子 | 関節リウマチ | - |
| ASLO | A群溶血性連鎖球菌感染,リウマチ熱 | - |
| 血沈(赤血球沈降速度) | 結核,リウマチなどの慢性炎症性疾患,悪性腫瘍,他 | - |
| 赤血球数 | 多血症 | 貧血 |
| 血尿 | 糸球体腎炎,膀胱炎,尿路系のがん | - |
| 血痰 | 上気道炎,結核,肺がん | - |
| 血便 | 大腸がん,潰瘍性大腸炎 | - |
| 白血球数 | 白血病,感染症 | 再生不良性貧血,放射線障害 |
| 血小板数 | 原発性血小板血症 | 血小板減少症 |
| 凝固時間,出血時間 | 血友病,出血性疾患 | - |

　観察したり,生化学的検査で特性を調べたりして検出する.なお,より詳しい病原体の種類は,個別の病原体に特異的な抗体との反応性を調べて明らかにする.これらの方法で病原体を検出することができるのは,病原体が被検材料中に一定量以上存在するか,培地の中で増殖させた場合に限られる.細菌またはそれ以上に大きい病原体は光学顕微鏡で観察されるが,ウイルスを観察するには電子顕微鏡を使わなければならない.

　感染症はまた,抗原抗体反応によって特定の病原体に特異的な抗体活性を患者の血清中に検出することでも診断される.チフス症を診断するWidal反応やリケッチア症を診断するWeil-Felix反応がその例である.この方法は感染症の血清診断と呼ばれる.

抗体が血清中に増加するのは病原体が体内に侵入して一定時間経った後であるため，正しく診断するには抗体レベルをくり返し調べる必要がある．

特定の感染症を引き起こす単一種類の病原体であっても，微細構造の違いからしばしば多種類の亜型に分類される．抗体を用いてこの微細構造の違いを識別し，血清型が診断される．最近では，血清型に代わって，次項5で説明するDNA型の診断も行われる．

### 5 遺伝子診断

分子生物学の進展に伴い，特定の病気の原因となる遺伝子や病気に密接に関連する遺伝子が，特徴的に変異したり多型を示したりすることが明らかにされてきている．血液や組織片，あるいは毛髪から抽出されるDNAを分析することによって，特定の病気の原因となる，あるいは病気に関連する遺伝子の変化を検出したり，投与する薬物に対する感受性にかかわる遺伝子の多型を明らかにしたりすることができる．これによって，患者一人ひとりに最適な治療法を開発することをめざすテーラーメイド医療への道もひらかれた．遺伝子多型の診断は，臓器移植医療や法医学で求められる個体識別にも有用である．

---

## COLUMN

### ゲノム医療

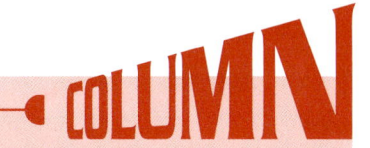

人体を設計しているゲノムDNAの全配列が決定された現在，多くの病気の診断と治療をゲノムのレベルで行う先端医療（ゲノム医療）が展開されつつある．以下，ゲノム診断，ゲノム解析とゲノム治療，テーラーメイド医療，バイオ医薬品とゲノム創薬の項目に分けて，ゲノム医療の枠組みを紹介する．

#### ①ゲノム診断

ゲノムの利用は，病気の診断学の流れを大きく変えた．ゲノム配列は個体ごとに多様であるため，特定の個体を他の個体と区別するのにゲノム診断は大きな威力を発揮する．

感染症の診断学の基本は，病原体の種類を特定することである．従来，病原体ごとに備わる固有の微小構造と鍵と鍵穴の関係で結合する抗体を用いて，病原体の種類を血清型として診断してきた．現在は，病原体を血清型とは別のDNA/RNA型として分類し診断できるようになった．

病原ウイルスの種類を特定するためにゲノム診断法はとくに有用である．たとえば，患者の口腔粘膜の拭い液中のウイルス性核酸（RNA）を選択的に検出する検査法が開発されたことにより，インフルエンザウイルスなどの病原体を簡便な方法で検出し，病名を速やかに確定できるようになった．また，血液型（赤血球）やHLA血清型（白血球）を抗血清で特定する方法に加えて，白血球や人体の体液などから採取される微量検体中の核酸のDNA型を特定できるようになり，臓器移植における供与者と受容者の組織適合性の診断や，法医学における個人識別の精度が飛躍的に向上した．

また，個体のゲノム型を決定することで，特定のゲノム型と高い相関性をもって発症する病気の罹患率を計算して病気が発症する確率をより正確に予測することも可能となり，社会で一般的に利用されるようになってきている．

### ②ゲノム解析とゲノム治療

いくつかの病気は，ゲノム情報でつくられる人体構成分子の構造と機能の異常によって発症することがゲノム解析により明らかにされ，異常な分子を設計するゲノム（遺伝子）の欠陥を修復して病気を治療しようとするゲノム治療への道がひらかれつつある．

特定遺伝子を特殊な操作で欠失させるなどして特定の病気の発症原因を解明する「ゲノム解析」とその結果に基づいて計画される「ゲノム治療」は，実験動物のレベルで進められている．たとえば，特定の欠陥遺伝子に代えてその正常遺伝子をウイルスベクター（運び屋）の力を使って疾患モデル動物の細胞の中に導入し，正常な機能を回復させる．こうした「ゲノム治療」の試みの多くは人間の病気の治療に適用できるまでになお時間を要するが，治療学の新たな展開を予測させるものである．

### ③テーラーメイド（オーダーメイド）医療

抗がん薬など特定の薬物に対する感受性や抵抗性が個体のゲノム型と相関して多様であることが知られ，個体のゲノム型に応じた個別の治療プログラムを設定できるようになってきた．個体ごとに個別に設計される医療は，テーラーメイド医療またはオーダーメイド医療と呼ばれる．この動きは，多くの患者に共通する一般的な治療法から，患者一人ひとりに個別に対応する医療に切り替え，これによって患者に最も効果的で副作用の少ない治療をめざしており，治療法の基本が革新されることへの夢を与えている．

### ④バイオ医薬品とゲノム創薬

ゲノム情報をもとに遺伝子工学的な方法で細菌や細胞に特定の生体活性分子をつくらせて開発される薬物・ワクチンは，バイオ医薬品と呼ばれる．また，ゲノムが設計する膨大な数の分子の中から特定の病気の治療に有用な薬物を網羅的に検索して選別し，その中から新規の有用な薬物を開発するゲノム創薬と呼ばれる方法も知られる．

## 6 画像診断

医師は，肉眼では身体の表面をみることしかできない．このため古くから，身体内部の情報の一部を聴診，打診，触診によって間接的に取得してきた．しかし，身体内部の臓器を透視してその構造の変化を観察することができるX線撮影装置が開発されて以来，診断法は大きく変化した．

とくに近年，X線の被ばくを最小にしていくつもの断面を撮影した画像をコンピューター処理し，身体の内部構造を立体的に観察することができるCT（Computed Tomography），超音波への反響（エコー）をコンピューター処理して画像化し，母体内の胎児や身体内の臓器の形状を解析する超音波エコー装置，X線を使わず磁気共鳴を利用して脳血管などの身体内部の病変を診断するMRI画像解析など，身体表面を肉眼視しただけでは得られない身体内部の多くの情報を取得できる精密医療機器がいくつも開発され，診断学は飛躍的に進歩した．

これらの機器は，機械工学と電気・電子工学，核物理学の専門家の力が医学の診断学への応用に向けて結集され，開発されたものである．こうした高度の診断用医療機

器を次章で紹介する先端の治療用医療機器とともに維持・管理し，操作して必要な医療情報を取得する作業に従事するのは，診療放射線技師，臨床検査技師，および臨床工学技士である．この場合の医師の役割は，そうした医療機器の操作を指示し，得られた画像などによる情報を医学的に判読し，他の方法で取得した医療情報もあわせ用いて，病気の種類や程度を総合的に診断することである．科学技術の進展と歩みをともにして高度で複雑となった診断技術が，医師と共同するさまざまな医療専門職者の手で支えられている実態が理解されよう．

## D. 病理診断

　人間の病気の本質を理解し病気を分類することは，歴史的に，病気のしくみを形態の変化によって解明する病理解剖学を中心に進められてきた．現在，医師が臨床の場で診断した病気の種類を最終的に確かめる方法が病理解剖であるとされる．すなわち，臓器を肉眼で観察してどこにどのような病変があるかを確認するとともに，スライドグラスの上にのせた各臓器の切片をヘマトキシリン・エオジン hematoxylin-eosin などの色素で染色して病理標本を作製し，それを顕微鏡下で観察して形態学的な変化によって病気の種類を確定する．また，必要な場合は，蛍光標識抗体などで特殊染色した病理標本を観察する．これらの病理標本を作製するための組織切片は，ホルマリンで固定したり凍結させたりした臓器からミクロトームやクリオスタット装置で切り出す．また，電子線の透過度の違いで構造を解析できるように特殊染色した標本に電子線をあてて，電子顕微鏡下で細胞内器官などの微細構造に生じた病変を検査する．なお，病理診断は，認定を受けた病理専門医によって行われる．

　病理診断は，遺体の病理解剖を行うときにつくられる病理標本だけでなく，手術の際や生検針を使って生体から採取した組織片で作製した病理標本や，喀痰などの分泌物および身体を穿刺して得た体液の塗抹標本に対しても行われる．これによって，手術中または手術前に特定臓器のがんの診断が可能となる．生体材料から作製した病理標本を用いて，経験豊かな病理専門医が病気の種類を診断し，この結果をもとにして手術の適用や薬物の投与などの治療方針が立てられる．

　また，病理解剖は，犯罪などがかかわる異常死が疑われる死体を対象として，その死因を明らかにすることを目的としても行われる．これは司法解剖と呼ばれる．司法解剖によって，病死または自然死であるか，あるいは異常死であるかがが判定される．また異常死である場合，縊死または外傷によるものか，あるいは毒物によるものか，さらに，死亡推定時刻はいつ頃か，また犯罪者がかかわると推定される場合，採取された血液や分泌物，あるいは毛髪を使って決定される血液型やDNA型はどうか（個人識別），といったことが，病理診断に血液学的，生化学的，分子生物学的検査の結果も加えて総合的に診断される．

# 病気の治療と予防

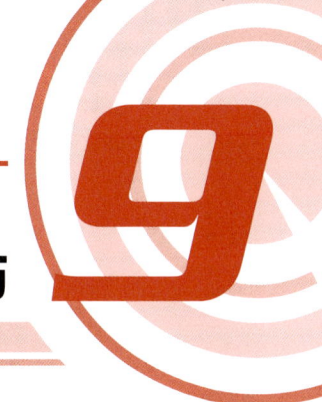

　病気の種類や程度についての診断結果に基づいて，治療方針が定められ，その方針に沿って治療が行われる．原始の時代から現代までをみてみると，治療の方法は大きく進展してきた．古来伝えられる方法と最先端の方法のいずれも病気の治療に有用であり，歴史的な経緯を含めて治療学の全容を理解する必要がある．また，健康であると診断された場合には病気の発症の予防（一次予防）が，病気が早期に診断された場合には早期治療（二次予防）が，病気が急性期を越えたと診断された場合にはリハビリテーション治療（三次予防）が行われる．ここでは，病気の治療法や予防法の基本を理解することを学習目標とする（表9-1，表9-2参照）．

## A. 治療学総論（表9-1）

　病気を治療し健康を取り戻すことは，古来すべての人間が切に願うところであり，人間同士のいたわりあいの気持ちを原点として，経験に基づいて薬草を利用したり宗教を通して心身の健康の回復をはかったりするようになったことは，第2章B節の冒頭で説明した．その後，身体の構造と機能，そして心の本質を理解する中で，経験と実験の両方を通して，それぞれの病気の原因を明らかにして個別に治療する方法が開発され，医療に活用されるようになっていった．

　現在までに，症状や原因，および発症のしくみが異なる多くの種類（病型）の病気が知られ，種類ごとに病名がつけられてきた．

　幾種類もの症状が組み合わさった新たな病型が発見されたり，新しい病因や発症のしくみによる新規の病型があらわれたりすると，それらに固有の症候群名や病名がつけられ，経験と実験を通してそれぞれに個別の治療法が開発される．同じ病名の病気であっても一人ひとりの患者ごとに細部の病型は多様であり，病名ごとに大きくは区分される治療法も患者すべてについてまったく同じではない．医師は，まず患者一人ひとりの病気の種類（病名）を，前章で説明したさまざまな診断法を使って診断する．医師によるこの診断を支えるのが，診療放射線技師や臨床検査技師である．医師は，みずからの五感と，さまざまな臨床検査により取得した患者の身体情報を総合して，病名（病型）を決定（診断）する．それとともに，その病名を超えた患者一人ひとりに固有の細部の病型（病状）をも診断し，診断内容に沿って最適の治療法を個別に定めることになる．

表9-1 病気の治療の枠組み

| 治療 | | 治療の対象となる代表的な病気 |
|---|---|---|
| 内科的治療 | 薬物療法(内服,注射) | 感染症,アレルギー,がん,代謝異常 |
| | 食事・栄養管理 | 栄養障害,代謝異常(生活習慣病) |
| | 輸液,輸血 | 脱水症,失血 |
| | 精神・心理療法 | 精神・神経疾患 |
| 外科的治療 | 外傷処置(止血,創傷の消毒) | 外傷 |
| | 手術(麻酔,消毒,切開,止血,縫合) | 外傷,炎症,がん |
| | 組織・臓器移植 | 組織・臓器の機能不全 |
| | 人工臓器(人工骨,人工関節,人工心肺装置,人工透析装置,心臓のペースメーカー) | 臓器の機能不全 |
| 物理的治療 | 放射線照射(回転照射) | がん |
| | レーザー光線照射 | 網膜剝離,しみ,あざ |
| | 温熱療法 | がん |
| 原因 vs 対症療法 | 原因療法(手術,抗生物質など) | 原因とその治療法が明確な病気 |
| | 対症療法(解熱鎮痛薬など) | 原因を問わず激しい症状を示す病気 |
| 看護・介護療法 | | 障害された身体と心の直接的なケア |
| リハビリテーション医療 | 理学療法(マッサージ,温熱療法,運動訓練) | 運動器の機能障害 |
| | 作業療法(手作業) | 精神・生活機能の障害 |
| 西洋 vs 東洋医学の治療 | 西洋医学の治療(精製薬物,手術) | とくに個別臓器の急性の病気 |
| | 東洋医学の治療(複合生薬,鍼灸) | とくに全身の慢性の病気 |

## 1 治療の総合性

　医師が担当する最も重要な職務が,診断の結果に基づいて行う病気の治療である.治療とは,さまざまな原因で障害された心身の健康を全面的あるいは部分的に取り戻そうとする人間の行為である.その原点は,医師と患者の間の人間愛に支えられた,心と身体の直接的なふれあいによるいたわりの心である.医療による治療を補うものとして,古くから,心身の健康を取り戻して維持するための呪術や薬草の利用がある.人体の活動は,神経系の働きから生じる「心」によって全体が調節されている.そのため,身体が障害されるとこれを調節する「心」が不健康となり,逆に「心」が不健康となると身体の活動が滞る.したがって,医師には心と身体の両面から患者をケアすることが求められる.すなわち,医師による医療行為は本質的に総合的なものである.

## 2 内科医と外科医

　治療法が高度で複雑なものとなるのに伴って,一人ひとりの医師はそれぞれ異なる種類の治療法により高い専門性を持つようになった.こうして,治療法として内服薬と心のケア(内科的治療)を重視する内科医,外用薬を多用する皮膚科医,心のケアに重点を置く精神科医といったように,総合性を原則としながらも専門性の細分化が進んだ.治療の目的で人体に刃物(メス)をあてる外科的治療法が医学の中で正しく位置づけられたのは比較的新しく,先に説明したように18世紀以後である.医師の専門化

はまた，治療の対象となる臓器の種類や病気に対応する医療の領域ごとにも進み，さまざまな医療の分野や領域にとくに高い専門性を備えた専門医の制度も生まれている．

### 3 治療にかかわる各種医療専門職者

医師が患者を治療するにあたって，患者を直接的にケアする役割を担うのが看護師である．看護師は，医療全体をとりまとめる医師や，看護の職務を周辺から支える介護士を含む，以下に説明する各種医療専門職者の連携共同作業（チームワーク）の実務を牽引する要の役割を果たす．医師による内科的治療を基盤で支える医療専門職者が薬剤師である．医師が処方した薬物を的確に調合したり，新規の薬物を開発したりする薬剤師の職務は，内科的治療の中心であるともいえる．また，内科的治療と外科的治療の中間に位置づけられる物理的治療の中の放射線治療の実務の多くは，診療放射線技師が担う．適切な治療は正確な診断があってはじめて可能であるが，医師が病気を正確に診断するためには，臨床検査技師や診療放射線技師の協力が欠かせない．高い専門性を備えたこれらの医療専門職者の密な連携共同があってはじめて，的確な治療が可能となる．

内科医が多用する薬物療法とは別に，①運動やマッサージ，あるいは温熱などの物理的方法によって運動器の障害から回復させようとする理学療法（運動リハビリテーション），および②心身の積極的な働きによる作業を通して脳神経・精神の病気による生活障害から回復させようとする作業療法（生活リハビリテーション）という医療の領域と，こうした医療を担当する理学療法士および作業療法士と呼称される医療専門職者が比較的新しく誕生した．

また，さらに新しい医療専門職もある．腎不全に対する透析療法やさまざまな病気に適用される高気圧酸素療法などの最近開発された治療法の多くは，高度の治療用医療機器の利用を必要とする．また，全身麻酔下での外科手術や救急医療を行う場合には，人工呼吸器や人工心肺装置などの高度医療機器が用いられる．こうした高度医療機器を的確に維持・管理し操作することを専門に行うのが臨床工学技士である．他に，急性の病気や障害が発生する場合に患者を現場から医療施設に搬送するなど初段階の救急医療にかかわる救急救命士，入院患者の食事療法を含めた栄養管理を行う管理栄養士などがいる．

現代の医療は，上記のような異なる職務を担当するさまざまな医療専門職者の，医師を最高責任者とするチームワークにより支えられているといえる．

### 4 治療を支える科学と法・経済

最適な治療を実現するには，内科的治療に必要な薬物，外科的治療に必要な手術用機器や生命維持装置，物理的治療に必要な放射線，レーザー光線，紫外線，超音波などの発生装置，および治療に先立つ診断のための試薬や画像診断用機器など，さまざまな薬物・試薬と高性能の医療機器を開発し，生産し，そして流通させることが必要である．このため，医学，保健学，薬学，工学，農学，理学といったさまざまな学問

領域間，および関係企業間の効果的な連携共同が重要となる．医療はまた，社会の健全な法秩序（第15章参照）と経済体制に適正に支えられなければならない．

以下に代表的な治療法に関する現代医学の到達点の骨子を紹介する．

## B. 治療学各論（表9-1）

さまざまな病名の病気ごとの一般的な治療法は，経験と実験をもとに明らかにされ，医学の歴史の中で蓄積されてきた．医師は，医学教育のもとでこうした治療法を学び，医療に活用する．病気を治療するために必要な薬物，機器，手技は，薬学・工学・農学・理学と医学の共同，基礎医学と臨床医学の連携，医師・薬剤師・技師（工学）などの協力により，常によりよいものへと進化し医学のなかに蓄積される．

病気の種類と程度を診断した後，医師は次の手順で治療を行う．すでに蓄積され，さらなる改善への努力が続けられる多くの治療法の中から，時間に伴う患者一人ひとりの病状の変化と病名に合わせて，常に最善の治療法を選択する．医師が選択する治療法は，内科的治療（薬物），外科的治療（手術），物理的治療（放射線など）に大別される．原因を取り除いて病気を治癒させる原因療法が治療の基本であるが，病気による患者の苦痛を軽減するために症状（第5章C節参照）を緩和させる対症療法もある．医師がこれら各種の治療法を適切に選択して治療を行う一方，看護師は治療を受ける患者の心身の総合的なケアを担当する．

### 1 内科的治療

内科的治療の基本は薬物の投与であり，原因療法と対症療法に分けられる．抗生物質や化学療法薬を投与して病気の原因となる病原微生物やがんを排除したり，体内で不足する水，栄養，ビタミン，ミネラル，ホルモン，血液を補充したりするのが原因療法である．一方，高い体温を下げたり，痛みを和らげたりする解熱・鎮痛薬，咳や下痢を止める鎮咳薬・止痢薬などを投与するのが対症療法である．これらの薬物は，通常，内服（経口）または注射（皮内，皮下，筋肉内，または血管内）によって患者に投与される．内科的治療は，医師が病状を正しく説明して患者の不安感を取り除くなどの心のケア（精神療法）をあわせて行うことで，患者の心身の健康の回復に向けていっそう効果的なものとなる．

薬物療法を中心とする内科的治療法を主要な治療法とする診療科として，（一般）内科，呼吸器内科，消化器内科，循環器内科，神経内科，小児科，皮膚科などがある．

#### (1) 抗生物質

内科的治療に用いられる最も代表的な薬物は，感染症の治療に用いられる抗生物質と化学療法薬である．薬草の利用から始まった薬物療法の長い歴史上で最も輝かしい成果が，抗生物質の発見である．

アレクサンダー・フレミングAlexander Flemingによる青カビからのペニシリンの発見に続いて，セルマン・ワックスマンSelman Waksmanが放線菌からストレプトマイ

シンを分離し，人類はそれまでに多数の死者を出してきた細菌性の急性肺炎や結核症に対抗できる強力な手段を手にした．抗生物質はカビと細菌の間の生物同士の抗争の力を活用したものである．その後，抗生物質の化学構造も明らかにされ，より広範囲の病原微生物による感染をさらに強力に抑える多くの抗生物質が，自然界から分離あるいは合成されることとなった．

　少し遅れて，がん細胞の増殖を抑える抗生物質も開発され，利用の範囲が広がった．しかし，抗生物質が多用されるとさまざまな抗生物質に強い抵抗性（耐性）を備えた微生物やがん細胞があらわれることもわかった．現在，新規の抗生物質の開発と耐性の出現とがいたちごっこの関係にあり，医療上の大きな問題となっている．

### (2) 化学療法薬

　抗生物質と前後して感染症の治療薬として開発されたのが，化学療法薬である．梅毒スピロヘータの治療薬として登場したサルバルサンや，ストレプトマイシンとの併用で結核の治療に効力を示すイソニコチン酸ヒドラジッドやパラアミノサリチル酸Ca（PAS；パス）が代表的である．

　細菌性感染症に高い治療効果を示す多くの抗生物質は，ウイルス感染症には無力である．しかし，近年，ヘルペスウイルス感染症に卓効を示すアシクロビル，インフルエンザウイルスによる感染症の進展を抑止するオセルタミビル（タミフル）やアマンタジン，HIV感染症治療薬として開発されたアジドチミジンazidothymidine（AZT）などの本格的な抗ウイルス化学療法薬が開発され，威力を発揮しつつある．しかし一方で，こうした薬物に耐性を示すウイルスがすでに検出されてきている．

### (3) ビタミンとホルモン

　体内の栄養分が不足して発症する栄養失調症や飢餓に対しては，糖，脂質，タンパク質といった三大栄養素の補給が最も重要である．

　また，微量であっても身体の正常な働きを維持するのに欠かせない物質として，鈴木梅太郎が発見したビタミン$B_1$に代表されるビタミンと，アドレナリンやインスリンに代表されるホルモンがある．ビタミンはヒトの体内ではつくられないため食物として摂取する必要があり，体内の内分泌腺でつくられるホルモンも，不足する場合には体外から薬物として補充される．

　本来食物から摂取すべきビタミンが不足すると，脚気（ビタミン$B_1$不足），夜盲症（ビタミンA不足），悪性貧血（ビタミン$B_{12}$不足），壊血病（ビタミンC不足），くる病（ビタミンD不足）などさまざまな病気があらわれる．これらの病気には対しては，不足するビタミンを投与することが原因療法となる．

　一方，身体がつくるホルモンの量が不足すると，インスリンの欠乏による糖尿病，副腎皮質ステロイドホルモンの不足によるアジソン病，甲状腺ホルモンの不足によるクレチン病などが発症する．これらの病気に対しては，不足するホルモンが薬物として投与される．なお，副腎皮質ステロイドホルモンは強い抗炎症作用を示すため，アレルギー疾患や自己免疫疾患の治療にも用いられる．

　ビタミンやホルモンは量が多すぎても病気となる．過剰な甲状腺ホルモンによって

発症するバセドウ病Basedow disease（グレーブス病Graves' disease）や過剰な副腎皮質ステロイドホルモンによるクッシング病・症候群Cushing's disease/syndromeがその例であり，ビタミンやホルモンを治療薬として用いる場合に留意が必要である．

### (4) 特効薬

　数多くの薬物の中で特定の病気にとくに顕著な治療効果を示す薬物が，特効薬として知られる．心不全の患者に投与されるジギタリスはその例である．微量で卓効を示すこうした薬物は，量が過ぎると強い毒性を示すのが一般的であり，医師の慎重な処方による利用がとくに求められる．

### (5) 生薬

　西洋医学で用いられる多くの薬物は，天然の動植物がつくる特定の化学物質を分離精製したり，あるいはそれと同一または近似の構造を持つ分子を合成したりして調製される．一方，東洋医学で用いられる薬物の多くは，数多くの薬用成分を含む天然の動植物をそのまま，あるいはこれを煎じて成分を抽出したものが，生薬として用いられる．生薬を用いることを基本とする漢方医学では，特定の病状を示す患者に対して，異なる薬用成分を含む複数の生薬を混和して処方することが一般的である．生薬を処方することによるねらいの一つは，複数の薬用成分による複合効果を活用することである．

　食料となる天然の動植物には薬効を示す幾種類もの成分が含まれていると考えられることから，「医と食は同源」であるという考えも生まれた．同様の理由で，医薬品とは別に，幾種類もの天然物からつくられる健康補助食品（サプリメント）が民間で広く用いられている．

　生薬の利用は，身体の中の特定部分ではなく個体全体を対象とした治療をめざすという東洋医学の基本的な考えに沿うものでもある．生薬そのものは西洋医学でも一部に古くから用いられてきており，現在でも，西洋医学を標榜する病院などにおいて，精製された薬物と生薬が同時に用いられることもしばしばである．

### (6) 輸液と輸血

　薬物ではないが，さまざまな原因で失われた水分，塩分，栄養分，あるいは血液を血管から点滴で体内に補充する治療法として，輸液や輸血がある．古い時代の輸血は，時に命を落とすこともある危険な治療法であった．20世紀のはじめにカール・ラントシュタイナーKarl LandsteinerがABO式血液型を発見し，血液型の適合性が検査されるようになってはじめて，安全な輸血が可能となったといえる．

### (7) 免疫療法

　薬物などを利用した治療法とは別に，病原微生物に対する身体の抵抗力（免疫）を直接的に利用する治療法もある．病原微生物がつくる特定の毒素に対する中和抗体を，抗原を動物に投与してあらかじめ作製しておき，これを患者に投与する血清療法がその代表である．血清療法は，ジフテリアや破傷風などの細菌がつくる毒素あるいは蛇毒を中和して，患者を治療する目的で現在も用いられる．しかし，動物で作製した抗毒素血清は患者の体内では異物として働き，この異物（異種血清）に対する抗体がつくられる．そのため，後に再び血清療法を行うと，血清病が発症する恐れがある．

また，試行的にではあるが，がん細胞を傷害するがん特異的細胞傷害性Tリンパ球を試験管内で増殖させてから患者の体内に戻す免疫療法も，がんの補助的な治療法として一部に用いられている．

### (8) 対症療法

病気の原因を取り除く原因療法とは別に，病気に伴う患者の苦痛や症状を軽減させるためのさまざまな薬物が用いられる．痛みを和らげる鎮痛薬，痒みを止める止痒薬，発熱を下げる解熱薬，咳を鎮める鎮咳薬，下痢を止める止痢薬，不眠に対する睡眠薬などがその例である．これらの薬物を用いる対症療法は，病気に伴う苦痛から患者を救うために重要であり，苦痛を軽減することで患者の日常生活を回復させる効果も期待される．とくに，古くから用いられる多くの生薬にこうした作用が知られる．

一方で，本来は病気に対する防御の反応でもある発熱や咳，あるいは下痢を薬物によって抑えることが病気の自然治癒を妨げるという一面もあり，これらの薬物を利用する場合には注意が必要である．

また，痛みの症状は，身体の異常を知らせる重要なサインでもある．しかし，強い痛みは患者にとってたえがたいものであり，がんの終末期などにあらわれるとくに強い痛みに対しては，麻薬を含めた強力な鎮痛薬を用いることも必要となる．身体に侵襲を加える外科手術に際しては，痛みを取るために麻酔薬を利用することが必須の要件であり，安全に使えるすぐれた麻酔薬が開発されてはじめて，今日の外科が誕生したという経緯がある．

## 2 外科的治療

外科的治療の基本は，人体にメスを入れて障害された身体部分を切除し，時にそこに代替の臓器などを組み入れた上で，針や糸を使って傷口を修復する外科手術である．

外科手術を主要な治療法とする診療科としては，(一般)外科，整形外科，脳神経外科，胸部外科，消化器外科，産婦人科，泌尿器科，眼科，耳鼻咽喉科，口腔外科などがある．

### (1) 外科手術

患者に大きな苦痛を伴うことなく外科手術が安全に行われるためには，上にも記したように，適切な麻酔薬を利用することが必要である．麻酔薬には，手術を行う局所に塗布または注射する局所麻酔薬と，吸入や静脈注射によって全身に投与する全身麻酔薬とがある．局所麻酔薬の例としては塩酸コカインやリドカインがある．全身麻酔薬としては，古く用いられたエーテルやクロロホルムの他，現在広く用いられている笑気やハロセンがある．わが国では，江戸時代末期に世界に先駆けて全身麻酔手術を行った華岡青洲が知られる．

全身麻酔で手術を行う場合，手術中の呼吸・循環の維持など，麻酔医による患者の生命維持・管理が重要である．外科手術は，人工呼吸器や体外循環維持装置などの医療機器を開発・製造する工学の力と，機器を保守管理し操作する臨床工学技士の働きに支えられる．また，外科的治療にはメス，ハサミ，針，糸を含むさまざまな医療器

具を必要とすることから，医療器具を開発し製造する企業の力も欠かせない．

外科手術に際してもう一つ忘れてならないのが，感染の防止である．手術に用いるすべての器具と手術着は事前に煮沸などによって消毒され，術者の手肢も十分に洗浄され，消毒薬で除菌される．手術室全体をできる限りクリーンな状態に保つことも重要である．また，手術に伴う大量の出血に備えて，輸血の準備も欠かせない．術後の患者のケアに内科医などの協力も必要である．

外科医が行う最も重要な臨床研究は，新規の手術方法の開発であろう．19世紀に活躍した外科医テオドール・ビルロートTheodor Billrothが胃切除後の新たな再建法を開発した事例はよく知られている．最近では，できる限り手術野を小さくし，メスによる傷や出血を最小にするためのさまざまな工夫がある．内視鏡を使って行う体内手術もその例である．

### (2) 臓器移植と再生医療

障害された特定の臓器を，他の生体または死体から採取した同じ臓器で置き換える治療法が臓器移植である．この治療法の最大の課題は，受容者の免疫の働きが供与者の臓器を拒絶することである．この拒絶反応を最小にするため，供与者と受容者の血液型と白血球型（HLA）の適合性を事前に検査し，適合性の高い組み合わせで移植が行われる．実際には，一卵性双生児の場合を除いてHLAが供与者と受容者で完全に一致することはなく，適合性の最も高い組み合わせで移植を行い，その上で受容者の免疫の働きをシクロスポリンやタクロリムスなどの免疫抑制薬を使って抑えることで，拒絶反応を回避する．これにより，腎臓移植を中心に，移植された臓器が高い確率で生着するようになった．しかし免疫抑制薬を使用すると感染症への罹患率が増すため，移植手術後の患者のケアが重要である．

臓器移植を行う場合の大きな課題は，移植を必要とするときに，どのようにして適合性の高い供与者を探すかという点である．脳死と判定された生体から採取された臓器を移植する場合には，とくに厳しい倫理の問題がかかわる（第1章C節参照）．この理由から，臓器移植は1997年に定められた臓器移植法のもとで実施されている．

最近，さまざまな臓器や細胞に分化することができる多能性幹細胞を体細胞から誘導・分離する方法が実験室レベルで開発され，これを使って障害された臓器を再生する再生医療の実用化に向けた研究が進められている．成功すれば，画期的な治療法の一つとなると期待されている．

### (3) 人工臓器

免疫による拒絶反応の壁を破る治療法の一つとして人工臓器の開発研究が進められ，いくつかが実用の段階にある．人工臓器には，体内に組み入れるものと体外に置くものとがある．体外に置く人工臓器の代表が人工心肺装置である．この装置は，心臓や肺の働きを一時的に止めて手術を行う場合などに，体外に置いて血管につなぎ，血液循環を確保して身体への酸素供給を維持するために用いられる．腎機能が障害された腎不全の患者の体外に置いて患者の血液中の老廃物を排除する人工透析装置も広く用いられている．眼の働きを補強するためのメガネやコンタクトレンズ，聴力を補

助する補聴器，抜けた歯の代わりをする義歯，失われた手足に代わる義肢・義足などは，いずれも体外に置く人工臓器である．

体内に埋め込む人工臓器としては，心臓のペースメーカー，人工血管，人工骨，人工関節などがあり，人工心臓，人工内耳，人工眼などの開発も進められている．

人工臓器の開発には，必要性をもとに提案する医学・医療と，提案を受けてものづくりを行う工学との密接な連携共同が欠かせない．

## COLUMN

### 再生医療

人体は，1個の受精卵から始まる細胞の増殖と分化を通してつくられる，さまざまな役割を分担する器官（臓器）・細胞の集合体である．この細胞分化のプロセスは一般に不可逆的であり，特定の器官をつくる細胞に分化した細胞は，受精卵が持つさまざまな器官の細胞に分化することができる多能性を失う．このため，けがや病気で人体の特定の器官の機能が損なわれた場合，これを再生することは一般的には困難である．成体になってからもみずから再生をくり返す細胞として，生殖細胞（卵子や精子），血液細胞，皮膚・粘膜細胞が知られる．これは，特定の成熟細胞を選択的に再生できる限定された多能性を備えた細胞（多能性造血幹細胞など）が存在することによる．こうした限定的な多能性幹細胞の機能を活用し，たとえば，皮膚・粘膜に存在する幹細胞を使って試験管内で上皮細胞を増殖させ，失われた皮膚・粘膜機能を回復させる医療，放射線や抗がん薬が作用することで失われる血液細胞を，あらかじめ採取し保管しておいた骨髄中の造血幹細胞を体内に戻すことで再生させる医療（骨髄移植）などが行われる．

多くのその他の臓器・器官の場合，けがや病気で失われた機能を再生することは一般的に困難である．近年，特定の操作によって成熟した体細胞に分化多能性を復元させ，医療に活用しようとする再生医療が脚光を浴びている．受精卵が持つ多能性を利用し，その核を抜き取って別の個体（個体B）の体細胞の核に置き換えることで，個体Bと同一の遺伝子を持つクローン個体をつくる．この方法で，1996年にクローンヒツジとしてドリーが誕生した．

受精卵から作成された人工の多能性細胞は，胚性幹細胞 embryonic stem cells（ES細胞）と呼ばれる．これとは別に，京都大学の山中伸弥博士は，胚細胞を用いることなく，体細胞（皮膚細胞など）に特定の四つの遺伝子を組み入れることで多能性を回復させた誘導多能性幹細胞 induced pluripotent cells（iPS細胞）をつくることに成功し，ノーベル賞を受賞した．現在，この方法を用いて再生させたさまざまな組織・臓器を利用して，けがや病気で失われた人体のさまざまな機能を回復させようという再生医療の研究が進められている．一つの例として，加齢黄斑変性症の患者の網膜上皮細胞を再生させて失われた視力の回復をはかる研究がある．なお，特定の遺伝子の導入に代えて物理化学的な刺激を与えることが多能性を回復させるとする研究論文が発表されたが，さまざまな不備が指摘されて論文が撤回された事例もある．

けがや病気で失われた腎臓，肝臓，心臓などの特定の臓器の機能を回復させるための臓器移植も，広い意味での再生医療である．この場合の最大の問題は，異なる個体間で臓器を移植する場合に生ずる拒絶反応である．さらに，拒絶反応を避けるために移植臓器の供与者と受容者の間の適合性を確保することの難しさ，拒絶反応を引き起こす免疫の働きを抑える薬物を使用することによる感染症などへの抵抗

力の低下，臓器供与者の個体死を確認する方法などを巡る倫理的な難しさ（第1章C節参照）など，多くの課題がある．

　臓器移植に際して発生する拒絶反応を回避しながら，失われた臓器機能を補うもう一つの方法が，人工臓器を開発して利用することである．失われた腎臓機能を代行する人工透析装置，生命を維持する上で欠かせない呼吸・循環機能を時限的に補う人工心肺装置，心臓の拍動を維持する心臓のペースメーカー，失われた骨や関節の機能を補う人工骨や人工関節がその例である．これらの人工臓器がより簡便かつ効果的に失われた臓器機能を補うことができるようになるには，さらなる開発研究が必要である．

　失われた臓器・細胞の機能を回復させ個体の生命を維持しようとするこれら多くの試みの中で，多能性幹細胞を活用した再生医学の研究の進展と，その医療応用へのさらなる展開が待たれている．

### 3 物理学的治療法

#### （1）放射線療法

　がん組織に強い放射線を照射してこれを排除する放射線療法が，物理的治療法の代表である．X線やコバルト60を使って外部から体内のがん組織に照射する方法と，密封または非密封のラジオアイソトープを患部に挿入して内部からがん組織に照射する方法とがある．強い放射線を身体に照射すると，がん細胞だけでなく再生力を持つ正常の皮膚や血液細胞も障害される．このため，線源を回転させながら病巣部に集中的に照射し，周辺正常組織への照射線量を最小にする回転照射が行われる．

　また，標的をより的確に病巣に絞ることができる重粒子線の照射も，副作用を最小にして最大の効果を得る治療法として期待されている．体表面で線量が最大となるX線と違って，身体内部の病巣に到達してはじめて強いエネルギーを出す重粒子線の特徴を利用した方法である．放射線治療法は，単独あるいは外科的治療法（病巣の手術による摘出）や内科的治療法（化学療法薬の投与など）と組み合わせて利用されている．

#### （2）レーザー光線治療など

　物理的治療法としては，上記の放射線療法以外に，網膜剥離に対するレーザー光線治療，がんに対する温熱療法，泌尿器系や胆道の結石に対する体外衝撃波結石破砕治療などが知られる．これらの治療法は，適応対象を絞って外科的手術に代えて利用される．

### 4 リハビリテーション

　急性期を過ぎた後も障害が残ることの多い脳血管障害などの病気に罹患した場合，急性期の医療に続いて，障害された臓器・組織の働きを回復させ患者を社会に復帰させるためのリハビリテーション医療が重要である．リハビリテーション医療には，運動器機能のリハビリテーションを中心に行う理学療法や，メンタルケアを含めた生活機能リハビリテーションを軸として社会生活への復帰をはかる作業療法などがある．リハビリテーション医療の詳細は第11章F節を参照されたい．

## C. 病気の予防（表9-2）

病気に対する最も適切な対応は，治療に先立つ予防である．病気の診断，治療，予防はいずれも医師に課せられた重要な職務であるが，そのうちの予防は，病気の発症にかかわる身体の状況と身体を取り巻く自然環境や社会環境のすべてを最適化することで，はじめて可能となる．自然災害や貧困，それに伴う衛生環境の悪化や食物，飲料水の欠乏などは，狭義の医療を大きく超える社会の問題である．そうした中で，感染症を予防するワクチン接種などの医療行為や，生活の場や職場での衛生環境や労働環境の保全，適切な食と運動などバランスのとれた生活習慣の指導は，狭義の医療と密接につながる予防措置であり，社会医学の領域であるといえる．予防医療の詳細は第13章を参照のこと．

あらゆる病気について，その発症原因を明らかにして適切な予防措置を講ずる必要があるが，現代社会において多くの人間の健康を脅かしている新興・再興感染症や生活習慣病の予防はとくに重要である．

### 1 予防の種類

予防には，健常者・未病者を対象に，公衆衛生，個人衛生，ワクチンの接種などを

**表9-2　病気の予防の枠組み**

| 予防 | 対象者 | 措置 | |
|---|---|---|---|
| **公衆衛生**<br>個人および公衆を対象として病気の発生と悪化を防ぐ | 一次予防 | 健常者・未病者 | **公衆衛生・環境衛生**：食・水などの生活環境の社会的管理 |
| | | | **個人衛生**：適正な運動・食・休息への留意 |
| | | | **ワクチンの接種**：感染症などの積極的な予防 |
| | 二次予防 | 無自覚病者 | **集団検診**：がんを含む生活習慣病などの早期発見と早期治療 |
| | 三次予防 | 障害者・病者 | **脳血管障害**などの病状の進展防止と障害された機能の回復 |
| | | | **リハビリテーション**：日常生活への復帰 |
| | | | **措置** |
| | 感染症の予防 | 体力の増進 | 休養，適正な食生活，適度な運動 |
| | | 感染源との接触回避 | 手洗い，消毒，感染者の社会的隔離 |
| | | ワクチンの接種 | 生ワクチン，不活化ワクチン |
| | がんの予防 | 自然・生活環境の保全 | 紫外線，放射線，発がん物質からの回避 |
| | | 生活習慣の改善 | 喫煙・過度の飲酒・過度のストレスからの回避，適正な食生活 |
| | | 早期発見と早期治療 | 集団検診 |
| | | 積極的な予防 | 発がんを抑える健康食品の摂取など |
| | メタボリックシンドロームの予防 | 生活習慣の改善 | 過剰な脂質や糖の摂取回避<br>喫煙・過度の飲酒・過度のストレスからの回避<br>適正な食生活，適度な運動 |

通して病気の発症を阻止する一次予防に加えて，無自覚病者を対象に集団検診などを通して病気を早期に発見して治療し，その進展を阻止する二次予防，すでに病気が発症した障害者・病者を対象に病気の症状が進展することを防止し，病気によって損なわれた機能を回復させ日常生活への復帰を促す三次予防がある．一次予防の代表はワクチンの接種による感染症の発症予防，二次予防の典型はがんの早期発見と治療による病変の進展の阻止，三次予防の例として脳血管障害や外傷などで低下した運動機能や生活機能のリハビリテーションによる回復があげられる．

### 2 感染症の予防

病原性の高い細菌やウイルスの多くは，直接または蚊やノミなどの昆虫，鳥，犬などを介して多数のヒトに感染する．ペストや天然痘，あるいは高病原性トリインフルエンザウイルスなどの感染力と毒性がともに高い病原体が時に社会に蔓延し，多数の死者を出すことは，歴史が教えるところである．病原微生物は，汚染された水や食物によって口から，飛沫によって気道から，蚊やノミによって血管から，患者との直接の接触によって粘膜などから健常者の体内に侵入する（第6章D節参照）．感染症を予防するには，こうした感染経路を絶つことが最も重要である．水や食物を病原微生物で汚染させないこと，汚染された水や食物を飲食しないこと，汚染された飛沫を吸入しないこと，病原微生物を運ぶ蚊やノミを退治すること，患者を隔離して健康者との接触を絶つことなどが必要となる．このため，一人ひとりの健康への留意（個人衛生）と，環境衛生・公衆衛生を守る社会の取り組みの両方が重要である．

感染症を予防するための重要な方法の一つは，病原微生物の攻撃に対する身体の抵抗力を高めることである．このために，適切な質と量の水と食物を摂取し，適度な睡眠と休息をとって一般的な心身の健康を保持することなどが基本的には重要である．それに加え，18世紀にエドワード・ジェンナー Edward Jenner により創始されたワクチンを接種することで，特定の病原体の攻撃から個体を守る強力な免疫が個体の中に成立する．ワクチンの接種による感染症などの予防医療については，第13章で改めて説明する．

### 3 生活習慣病の予防

喫煙などによる発がん性化学物質の体内への取り込みや強い紫外線や放射線への曝露などによる発がん（第6章F節参照），過食や運動不足により引き起こされるメタボリックシンドロームなどの日常の生活習慣が主な原因となって発症する病気（第6章G節参照）を予防するには，食生活の最適化，喫煙の中止，適度な運動の実行，強い紫外線や放射線からの回避など，節度ある日常生活を心がける人間一人ひとりの努力と，これを支援する社会環境の整備が重要である．

生活習慣病は，遺伝子と環境要因の両方がかかわって長い時間をかけて発症し，進展する．このため，早期に異常を検出し，これに適切に対処して病気の進展を防ぐ二次予防がとくに重要である．関連して，定期的に健康診断を受けること，病気を早期

に発見できる疾病マーカーを開発し利用することなどが予防に効果的である．さらに，メタボリックシンドロームと深くかかわって発症する脳血管障害とこれに伴う運動器や心の障害に対しては，リハビリテーションにより病状の進展を防ぎ，社会復帰をはかる三次予防も重要である．

### 4 心の病の予防

　文明の高度化とともに複雑となった現代社会に適切に適応できないことで発症するいくつもの心の病が知られる．パニック障害，発達障害，気分障害がその例である（第7章G節参照）．こうした心の病は，家庭，学校，職場といったさまざまな社会環境のもとで発症する．その予防には，精神保健福祉士や臨床心理士などによる適切なカウンセリングと，人間関係を改善させる努力が必要となる．また，加齢とともに進む認知症を的確に予防することは容易ではないが，高齢となっても本人が一定の知的活動を継続すること，家族などがいたわりの心を持って接することなどにより，その進行を遅らせることができるであろう．

### 5 遺伝病の予防

　特定の遺伝子により遺伝性に発症する遺伝病（第6章B節参照）の予防は，さまざまな段階で遺伝子の異常を検出し，そうした異常が子孫に伝達されることを避ける工夫をしたり，遺伝子異常による特定タンパク質（酵素など）の働きの異常に早期に適切に対応したりすることで時に可能である．一方で，こうした予防には，人間一人ひとりの尊厳にかかわる倫理面での困難さが伴うことも多く，慎重な対応が求められる．

### 6 その他の病気の予防

　より基本的な健康障害の例として，食物や水の不足による飢餓や栄養失調（第6章G節参照），極度の低温や高温にさらされることによる凍傷や火傷，騒音による難聴，物理的作用による外傷，毒性の強い化学物質との接触による中毒（第6章C節参照），環境因子への過剰な生体反応によるアレルギー（第6章E節参照）などがある．これらの健康障害を予防するには，障害の原因となる自然環境や社会環境の劣悪化を防ぐための個人と社会の連携共同がとくに重要である．

# 展開編：医療のエッセンス

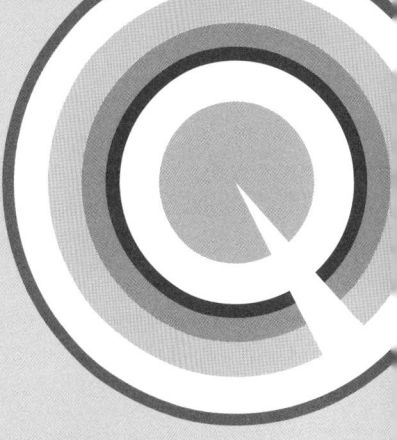

　基礎編の第1～9章の学習で医学全体の理念（コンセプト）を理解した後，展開編の第10～15章を学習して医学のコンセプトのもとで行われる医療全般の基本（エッセンス）を知ることは，将来どの領域の医療にかかわることになる学生にも重要です．医療のチームワークに参加するさまざまな領域の医療専門職者にとって，専門外の医療全般のエッセンスを理解して共有することは，効果的にチームワークを進めるために有用だからです（p.vi，図 **本書の構成概観** 参照）．

　展開編の第10章 医療の基本では，医療をチームワークによって支える各医療専門職者の職務の特質などを説明した上で，そうした医療専門職者によるチームワークのもとで実施されるチーム医療の典型を紹介します．第11章 医療の現場では，実際に行われている医療のエッセンスを，まず病態・病因別の医療について，ついで一般には器官・診療科別に実施される医療について，代表的な病気を例示しながら診断，治療，予防の別に説明します．さらに，各診療科横断的に行われる総合診療，救急医療，災害医療，リハビリテーション医療，看護医療，介護・在宅医療，東洋医療などの特定医療についても，そのエッセンスを解説します．

　医療を根底で支えるのが，社会に備わる医療体制や医療行政です．傷病者一人ひとりを個別に対象とするだけでは十分な医療が行われたとはいえない感染症などの病気に対して，社会として対応する環境衛生や公衆衛生の考え方は，もともと古代ローマの時代に芽生えたものです．その後，産業革命とともに出現した職業病や公害病，そして最近ではがんやメタボリックシンドロームなどの生活習慣病の医療にも，この考え方が及んでいます．また，すべての医療は社会が整える医療体制のもとで進められます．さらに，すべての医療行為と医療体制は，社会が定める規則，すなわち医療法規によって規制され，この医療法規のあり方と運用は医療行政によって調整されます．医療と社会の間のこうした相互のかかわりを，第12章 社会医学の視点：公衆衛生学，第13章 予防医療，第14章 社会の医療情勢と医療体制，第15章 医療法規と医療行政の別に説明します．

# 医療の基本 10

　医学のもとにある医療は，第1章 医学の基本のB節5項で言及したさまざまな職種の医療専門職者と医療関連専門職者によって実践される．大部分の今日の医療は，複数の異なる領域の医療専門職者間の協働・連携（チームワーク）により行われる．厚生労働省は，こうした医療形態の典型である「チーム医療」を推進するようにと医療機関に呼びかけているが，そうした体制をめざすための法的な整備は完全とはいえない．本章では，このチーム医療に参加するさまざまな領域の医療専門職者と医療関連専門職者の職種とそれぞれの特性を紹介し，続いてそうしたさまざまな専門職者の協働・連携体制の基本と，その典型としての代表的な「チーム医療」の現状を紹介する．

## A. 医療の担い手

　本節では，その多くが個別の国家資格（免許）のもとで医学を実践するさまざまな専門職者について，歴史的経緯を含めた概要，免許と職務の特質，課題と見通しなどを，それぞれの資格法（関係条文の抜粋を**巻末表①**に示す）にある定めに沿って解説する．あわせて，該当する場合には，それぞれの専門職にかかわる厚生労働省の平成25年度ホームページで紹介されている「医療チームの行政指導」の内容をほぼ原文のまま紹介する．

　なお，本節で説明する各資格法による医療の担い手の概要（資格の種類と関係する資格法および資格法のもとでの免許による職務の基本）とそれぞれの資格を持つ医療関係従事者数を，それぞれ**表10-1**と**表10-2**にまとめた．

### 表10-1　資格法による医療の担い手（一覧）

| 資格の種類 | 資格法 法律名称 | 制定年 | 資格法のもとでの免許による職務の基本 |
|---|---|---|---|
| 医師 | 医師法 | 1948（昭和23） | 医学を実践し医療と保健指導を行う．医療のチームワークを統括し，適正な保険・医療業務に最終的な責任を負う |
| 歯科医師 | 歯科医師法 | 1948（昭和23） | 歯学に基づいて歯科医療と保健指導を行う |
| 看護師 | 保健師助産師看護師法 | 1948（昭和23） | 傷病者等に対する療養上の世話または診療の補助を行う |
| 保健師 | 保健師助産師看護師法 | 1948（昭和23） | 保健指導に従事する |
| 助産師 | 保健師助産師看護師法 | 1948（昭和23） | 助産または妊婦等もしくは新生児の保健指導を行う |

（つづく）

第10章　医療の基本

(前ページのつづき)

| 資格の種類 | 資格法 法律名称 | 資格法 制定年 | 資格法のもとでの免許による職務の基本 |
|---|---|---|---|
| 薬剤師 | 薬剤師法 | 1960（昭和35）2004（平成16）改定 | 調剤，医薬品の供給その他薬事衛生をつかさどることによって，公衆衛生の向上および増進に寄与する |
| 診療放射線技師 | 診療放射線技師法 | 1951（昭和26） | 医師または歯科医師の指示のもとに，放射線を人体に対して照射する |
| 臨床検査技師 | 臨床検査技師等に関する法律 | 1958（昭和33） | 医師または歯科医師の指示のもとに，微生物学的検査，血清学的検査，血液学的検査，寄生虫学的検査，生化学的検査および厚生労働省令で定める生理学的検査を行う |
| 理学療法士 | 理学療法士及び作業療法士法 | 1965（昭和40） | 医師の指示のもとに，理学療法（身体に障害のある者に対し，主としてその基本的動作能力の回復をはかるため，治療体操その他の運動を行わせ，および電気刺激，マッサージ，温熱その他の物理手段を加える方法）を行う |
| 作業療法士 | 理学療法士及び作業療法士法 | 1965（昭和40） | 医師の指示のもとに，作業療法（身体または精神に障害のある者に対し，主としてその応用的動作能力または社会的適応能力の回復をはかるため，手芸，工作その他の作業を行わせる療法）を行う |
| 言語聴覚士 | 言語聴覚士法 | 1997（平成9） | 音声機能，言語機能または聴覚に障害のある者についてその機能の維持向上をはかるため，言語訓練その他の訓練，これに必要な検査および助言，指導その他の援助を行う |
| 臨床工学技士 | 臨床工学技士法 | 1987（昭和62） | 医師の指示のもとに，生命維持管理装置（人の呼吸，循環または代謝の機能の一部を代替し，または補助することが目的とされている装置）の操作および保守点検を行う |
| 管理栄養士 | 栄養士法 | 1947（昭和22） | 栄養管理士の名称を用いて，傷病者に対する療養のため必要な栄養の指導，個人の身体の状況，栄養状態等に応じた栄養の指導ならびに特定多数人に対して継続的に食事を供給する施設における利用者の身体の状況，栄養状態，利用の状況等に応じた特別の配慮を必要とする給食管理およびこれらの施設に対する栄養改善上必要な指導等を行う |
| 管理栄養士 | 栄養士法の一部を改正する法律 | 2000（平成12）改定 | |
| 救急救命士 | 救急救命士法 | 1991（平成3） | 医師の指示のもとに，救急救命処置（生命が危険な状態にある傷病者が病院または診療所に搬送されるまでの間に，当該重度傷病者に対して行われる気道の確保，心拍の回復その他の処置）を行う |
| 歯科衛生士 | 歯科衛生士法 | 1948（昭和23） | 歯科医師の直接の指導を受けて，歯肉周辺の付着・沈着物を除去し，歯牙や口腔に薬物を塗布する，および歯科保健指導を行う |
| 歯科技工士 | 歯科技工士法 | 1955（昭和30） | 歯科医師の指示書に従って（同法第十八条）歯科医療に用いる義歯等を作成し，修理し，または加工する |
| 柔道整復師 | 柔道整復師法 | 1970（昭和45） | 骨折，脱臼，打撲，捻挫などの運動器障害に対する伝統医療である柔道整復術を業とする |
| 鍼灸師 | あん摩マツサージ指圧師，はり師，きゆう師等に関する法律 | 1947（昭和22） | もともと中国の伝統医療であり，わが国で江戸時代から理学療法として独自に発展した鍼灸等を業とする |
| 社会福祉士 | 社会福祉士・介護福祉士法 | 1987（昭和62） | 身体上あるいは精神上の障害等が理由で日常生活に支障がある者の福祉に関する相談に応じて助言，指導，福祉サービスを提供し，保健医療サービスを提供する者との連絡・調整を行う |
| 介護福祉士 | 社会福祉士・介護福祉士法 | 1987（昭和62） | 身体上あるいは精神上の障害があって日常生活に支障がある者につき心身の状況に応じた介護を行い，障害者とその介護者に必要な指導を行う |
| 精神保健福祉士 | 精神保健福祉法 | 1997（平成9） | 精神科病院等で精神障害の医療を受け，または社会復帰をめざしている者の地域相談支援の利用や社会復帰に関する相談に応じ，助言，指導を行う |

**表10-2　医療関係従事者数（厚生労働省資料より）**

| 職種 | 医療従事者数（概数：×1,000人）(2012/2011/2009年) | 数値（×1,000人の概数として表示）の出所 |
|---|---|---|
| 医師 | 303 | 医師・歯科医師・薬剤師調査（届出者数）(2012年) |
| 歯科医師 | 103 | 同上 |
| 保健師 | 47 | 衛生行政報告（就業者数）(2012年) |
| 看護師 | 1,016 | 同上 |
| 准看護師 | 368 | 同上 |
| 助産師 | 31 | 同上 |
| 薬剤師 | 280 | 医師・歯科医師・薬剤師調査（届出者数）(2012年) |
| 診療放射線技師 | 50 | 国民衛生の動向（病院・診療所従事者数）(2012, 2011年) |
| 臨床検査技師 | 63 | 同上 |
| 理学療法士 | 67 | 同上 |
| 作業療法士 | 38 | 同上 |
| 言語聴覚士 | 12 | 同上 |
| 臨床工学技士 | 21 | 同上 |
| 管理栄養士 | 20 | 同上 |
| 救急救命士 | 38 | 厚生労働省医政局調べ(2009年) |
| 歯科衛生士 | 108 | 衛生行政報告（就業者数）(2012年) |
| 歯科技工士 | 35 | 同上 |
| 就業きゅう師 | 99 | 同上 |
| 就業あん摩マッサージ指圧師 | 109 | 同上 |
| 就業はり師 | 101 | 同上 |
| 就業柔道整復師 | 59 | 同上 |
| 社会福祉士 | 10 | 国民衛生の動向（病院・診療所従事者数）(2012, 2011年) |
| 介護福祉士 | 70 | 同上 |
| 精神保健福祉士 | 10 | 同上 |

## 1 医 師

### (1) 概要

　人類が誕生し世界各地で社会をつくる過程で，医を専門の業とする職種が誕生した．西欧社会でこの職を担当する医師の役割を明確にしたのが，古代ギリシャのヒポクラテス Hippokrátēs（紀元前5～4世紀）である．医師を養成する高度の教育機関である医科大学が最初に設立されたのはフランスのモンペリエ大学(13世紀)，ついでイタリアのボローニア大学であった．江戸時代に活躍したわが国の医師としては，『解体新書』(1774)を刊行した杉田玄白(1733～1817)，全身麻酔による手術を行った華岡青洲(1760～1835)，近代医学の祖とされる緒方洪庵(1810～63)が知られる．1874（明治7）年に医師を免許制とする制度が発足し，現在の医師は，戦後の1948（昭和23）年3月に制定された医師法に基づいて活動している．明治維新に先立って各地に天然痘の予防と治療を行う種痘所が開設され，明治に入ってから，これらの種痘所などを発祥の地としていくつもの医科系の大学が設立された．1949年より，新制大学で医師の

養成が行われることとなり，1972年以降，国の一県一医大構想のもとで医学部の新設が相次ぎ，1979年には全国の医学部数は国公私立あわせて80校となった．なお，わが国で「医師」の用語が使われるようになったのは明治に入ってからである．

現在，医師は1948(昭和23)年7月に公布された医師法のもとで，「医学」を実践し，医療と保健指導を行う．複数の医療専門職者による医療のチームワークを統括して牽引し，適正な保健・医療業務に最終的な責任を負う．医師法には，医療および保健指導を統括する医師の基本的な役割がこのように定められている(第一条)．

### (2) 免許と職務の特質

医師をめざす者が修めるべき医学の正規の課程には，解剖学，生理学，生化学，病理学，微生物学などの基礎医学，内科学，外科学，小児科学，整形外科学などの臨床医学，衛生学，公衆衛生学などの社会医学の科目群が置かれ，すべてが必修の科目となる．これらの科目を原則として6年間かけて履修した後，国家試験に合格すれば医師免許が与えられる(医師法第二条，第六条，第九条，および第十一条)．医師免許を取得した後，臨床医として正規に活躍する前に，病院での2年間の臨床研修が義務づけられている(第十六条の二)．

医師は，病人(患者)を対象に，診察治療を行うことを「免許」をもって国から例外的に許可された職種であり，このため，医療にかかわるさまざまな専門職者による医療行為全体を監督する役割を担い，そうした行為の最終的な責任者となる(第十七条)．医師は正当な事由なく診察治療の求めを拒んではならないともされる(第十九条)．

### (3) 課題と見通し

近年，科学技術一般の進展と医学・医療の進歩の恩恵を受けて平均寿命が延長し，長寿の社会が誕生した．その結果，疾病構造が大きく変化し，慢性に経過し治療が容易でない高齢の患者の数が激増することとなった．厚生労働省の調査による全国の医師数は**表10-2**のとおりであるが，こうした社会の高齢化と医療内容の高度化とが重なって，医師の数が相対的に不足し，医療費が高騰した．今，これらに対する社会の適切な対応が求められている．今後，医師免許によって許可された「医業」を担当する医師と医師以外の医療専門職者との緊密な連携のもとで，適正な業務分担によるいっそう効率的なチームワークに支えられる新たな医療体制が，そのための法的整備とともに樹立される必要があろう．

## 2 歯科医師

### (1) 概要

歯科医療は，古く紀元前のヨーロッパで，またわが国でも江戸時代にはすでに行われていた．明治以降のわが国では，前項で説明したように，1874(明治7)年に西洋医学に基づく医制が公布され，医術開業試験に合格して医師となる道がひらかれた．この試験に「歯科」を専門として受験し合格することで，はじめて歯科医師が誕生した．1883(明治16)年には，医師と歯科医師が法的に区別され，1906(明治39)年に歯科医師法が置かれた．現在は，戦後の1948(昭和23)年に制定された医師法，歯科医師法，

医療法のもとで医療と歯科医療が実施されている．

現在，歯科医師は，歯科医師法のもとで，歯学に基づいて歯科医療と保健指導を行う．

歯科の医療は，その特殊性から医師とは別に養成される歯科医師のもとで実施される（歯科医師法第一条）．この医療は，歯のエナメル質や象牙質が浸食されて生ずる齲歯（虫歯）や，齲歯が進行した場合などに発症する骨膜炎，口腔内の病原性細菌の歯垢がかかわる感染によって歯肉や歯槽骨が破壊され発症する歯周病（歯肉炎，歯周炎）の診断と治療，および歯列の矯正などにかかわる．口腔衛生の徹底と食生活の管理による歯の齲蝕や歯周病の発生の予防，歯科治療（齲蝕部分の補塡，抜歯，骨膜炎の治療）と義歯の作製および調整などが，医療の主要な内容となる．最近は，義歯に代えて人工歯を歯肉（顎骨）に金属ネジを使って埋め込むインプラント治療も行われる．

### (2) 免許と職務の特質

歯学の正規の科目を6年かけて履修した後，国家試験に合格すれば歯科医師免許が与えられる（歯科医師法第六条，第九条，および第十一条）．歯科医師免許を取得した後，臨床医として正規に活躍する前に，病院での2年間の臨床研修が義務づけられている（第十六条二）．

歯科医師は，歯科医業における最終責任者となり（第十七条），正当な事由なく診療治療の求めを拒んではならない（第十九条）とされる．「歯科医業」としては，口腔内の歯牙，歯肉の齲歯や歯周炎などの病気の治療，義歯の作製および調整，口腔衛生などの行為が一般的であるが，インプラント医療や，口腔内に発生する病気一般に対する口腔外科医療との境界領域の医療も含まれる．

なお，歯科医師は，歯科衛生士，歯科技工士などとの歯科医療のチームワークを統括する．

### (3) 課題と見通し

厚生労働省の調査による全国の歯科医師数は，**表10-2**に示すとおりであり，保健医療施設での需要と比較してやや過剰となってきている．

## 3 看護師・保健師・助産師

### (1) 概要

医学と医療の原点は人間同士の慈しみ合いの心と行為である．しかしこのうちの医療行為はそれ以外では許されない物理的（メスなど）あるいは化学的（薬物）な心身への侵襲を含むことから，社会がそうした行為を免許により許容する専門職者が誕生したという歴史的経緯がある．大きな侵襲を伴う行為の責任は医師に限定した上で，慈しみ合いの行為にあたる傷病者などに対する療養上の世話，または診療の補助を担当するのが看護師や助産師であるとも位置づけられる．また，社会の構成員の健康を保持するための公衆衛生上の行為も医師の責任において実施されることとなっているが，その実務を支えるのが保健師である．なお，歴史的に看護師の役割とその社会的位置づけを明確にしたのはナイチンゲールである（第2章C節4項参照）．

現在，看護師，保健師，助産師は，保健師助産師看護師法のもとで，医師による医

療業務を患者に最も近い立場に立って補佐して医療と公衆衛生を向上させる(上記法第一条)役割を担うが,とくに,看護師は傷病者などの療養上の世話または診療の補助を行い(第五条),保健師は保健指導を行い(第二条),助産師は助産または妊婦や新生児の保健指導を行う(第三条)ことを専門の職務とする.

### (2) 免許と職務の特質

看護師,保健師,助産師になろうとする場合は,それぞれ看護師国家試験,保健師国家試験および看護師国家試験,助産師国家試験および看護師国家試験に合格し,厚生労働大臣の免許を受けなければならない(第七条).国家試験は,受験資格を保有する者(第十九〜二十一条)を対象として,それぞれ保健師,助産師,看護師または准看護師として必要な知識および技能について行われる(第十七条).

看護師,保健師,助産師が専従する職務の内容(第二十九〜三十一条)と範囲(第三十七条),および職務上知り得た情報の守秘義務(第四十二条の二)が法で定められている.

法に定められた看護師の傷病者に対する療養上の世話または診療の補助の業務の具体的な内容は多様であるが,診療施設,とくに入院設備を有する病院において患者と直接的に長時間接触することとなる看護師は,主治の医師または歯科医師の指示のもとで,医療にかかわるさまざまな医療専門職者によるチームワークを実質的に牽引する役割を担うこととなる.

### (3) 課題と見通し

社会の高齢化が進み,疾病構造も長期の療養を必要とするものへと推移するとともに,医療内容が高度化し,より高度で長期の療養上の世話や診療の補助が必要とされるようになった.厚生労働省の調査による全国の看護師と1951(明治26)年に別途制定された制度により補助的業務を行う准看護師の数は**表10-2**のとおりであり,多くの保健・医療施設で必要とされる数に対し,准看護師を含めた看護師の数は現在なお不足している.

看護師は大学(看護学部,医学部保健学科など)や短期大学,あるいは看護専門学校で,また准看護師は准看護学校・専門学校で養成される.近年,医療内容や看護技術の高度化に伴って看護師全体の高学歴化が進み,看護系の学部・学科を卒業後に大学院看護学専攻の修士課程や博士課程に進学する者も増加している.こうした中で,日本看護協会のもとで,特定の高度の看護技術や知識を要する分野として認定された認定看護分野の看護師の養成が進められている.さらに,保健師助産師看護師法では医師の指示のもと以外には許容されていないいくつもの職務の一部(例:脱水患者への点滴,床ずれ壊死部分の切除,血圧降下薬の量の調整,胃ろうの交換など)をみずからの判断で素早く実行することができる特定看護師の制度化も検討されている.

## 4 薬剤師

### (1) 概要

明治以前のわが国では,医師と薬師の区分は明らかでなかった.しかし,1874(明

治7)年に公布された「医制」のもとで薬剤師の原型が生まれ，現在では医薬分業が原則となっている．内科的医療の基本は薬物療法であり，その基本は薬物の適切な処方とそれに基づく正しい調剤である．薬物は正しく利用されない場合は毒物ともなることから，処方と調剤を原則として別の専門職者が担当して投薬を最適化するために，処方を医師が行い，医薬品の供給やその他の薬事衛生とともに調剤を薬剤師が行う（薬剤師法第一条）という医薬分業のしくみがつくられている．

2006（平成18）年に学校教育法が改正され，薬剤師養成のための薬学教育は，4年制の学部教育から6年制のそれへと変更された．ただし，従来からの4年制の薬学部も，卒業後の大学院進学を視野に入れて，薬学の教育・研究者を養成するための教育組織として並置されている．6年制課程は，薬剤師職能教育を充実させるため長期の病院薬局実務実習を組み入れることなどにより，「薬学を履修する課程のうち臨床に係る実践的な能力を培うこと」を主たる目的とする．

6年制薬学部の卒業生はそのまま，4年制薬学部の卒業生は2年間の大学院修士課程を経て，大学院博士課程に進学することができる．

### (2) 免許と職務の特質

受験資格保有者（薬剤師法第十六条）を対象として実施される薬剤師国家試験に合格し，厚生労働大臣から免許（第三条）を受けた者のみが薬剤師となる（第二条）．2006（平成18）年の学校教育法の改正とともに2004（平成16）年に薬剤師法が改正され，薬剤師国家試験を受験するには原則として6年制の薬学部を卒業することが義務づけられた．

医師，歯科医師または獣医師の処方せんに基づいて調剤することが，免許をもって国から例外的に許可された薬剤師の基本的な職務である（第二十三条）．この職務が適正かつ効果的に行われるには，医師などとの間の適切な連携共同が必要である（第二十四条）．薬剤師はまた，同法一条の趣旨から，医師の処方を必要としない一般用医薬品を販売し，その使用方法などについて助言・指導を行うことができる．

### (3) 課題と見通し

厚生労働省の調査による全国の薬剤師数は**表10-2**に示すとおりであり，社会的な需要と比較してやや過剰となることが危惧されている．2006（平成18）年から4年制と6年制の薬学部が併置されることとなり，私立大学の多くが6年制に移行した．このため2010（平成22）年から2年間は6年制薬学部からの卒業生がなく，その後も，4年制薬学部を卒業して製薬関係企業に就職する薬学士の数の減少が続いている．一方，薬剤師の主要な活動分野は，病院や薬局での調剤，およびドラッグストアなどでの医薬品の販売である．昨今，医療機関での傷病の治療にあわせ自己健康管理（セルフメディケーション self-medication）の重要性が増しているが，それに関連して，医師の処方による医療用医薬品とは別にドラッグストアなどで販売・購入可能な一般用医薬品の利用が増加している．こうした薬品の適正かつ安全な利用を促進するために，薬剤師による医薬品の専門家としての助言・指導が求められる．日本OTC（over the counter）医薬品協会は，一般用薬品をOTC医薬品と呼び，これを適正かつ安全に使用するにあたり留意すべき事項が多い順に第1類，第2類，第3類に区分している．第1類医

薬品を中心に，安全で適正な使用方法についての薬剤師による指導が重要とされる．

#### （4）チーム医療の行政指導

厚生労働省は，「医療の質の向上及び医療安全の確保の観点から，チーム医療において薬剤の専門家である薬剤師が主体的に薬物療法に参加することが非常に有益である．」とした上で，薬剤師を積極的に活用することが可能な業務として，「薬剤の種類，投与量，投与方法，投与期間等について，専門的知見の活用を通じて，医師等と協働して実施すること，医師に対し積極的に処方を提案すること，薬物療法を受けている患者に対し，薬学的管理を行うこと等」をあげ，また，「薬剤の専門家として各医療スタッフからの相談に応じることができる体制を整えることが望まれる」（「 」内：厚生労働省ホームページからほぼ原文のまま引用し紹介）としている．

---

### COLUMN

#### 医薬分業

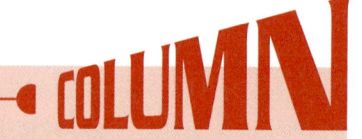

本来，薬剤師は，薬物の構造と働き（薬効），副作用の種類と程度，最大の薬物効果を示す薬物の量，他の薬物との作用の相乗あるいは相殺など，薬物の特性について高い専門性を備え，この専門性を通して医師による適正な薬物の処方を支え，また，処方された薬物を的確に調合することができる医療専門職者である．このため欧米では，医師と薬剤師の適正な役割分担による薬物治療が以前から行われてきた．一方，わが国では，薬物の処方から調合までを医師が一人で行う体制が長い間続いた．そうした中，厚労省は法のもとで医薬分業を進めようとしたが，慣行に逆らってこれを実現することは容易でなかった．そこで厚労省は，医療報酬を調整し，それによって薬の処方と調合の実質的な分離をはかった．結果，病院や診療所の外来で診療を受ける患者は，病院・診療所で医師が発行する処方せんを受け取り，この処方せんのもとで調合された薬を薬局で受け取るという方式がわが国に定着した．それにより，病院の薬局に勤務する薬剤師は，医師が入院患者に出す処方せんに沿った薬を調合することに専念することとなった．この医薬分業政策により改善された点は，薬代による病院・診療所の収益とは無関係に，医師が純粋に医療上の理由だけで薬を処方できることとなったことであろう．この点は，膨れ上がった薬代を減らして医療経済を健全化しようとする国の意向に沿うものでもあった．一方で，同じ病院内では，医師の処方に対する薬物専門家としての薬剤師による助言は，入院患者への処方に限定されることとなった．この点は，医師と薬剤師の異なる専門性が連携して医療をより安全で適正なものとするという医薬分業の本旨に必ずしも沿わないところといえる．また，病院や診療所を受診する外来患者にとって，処方せんと薬物の受け取りを別の場所で2回に分けて行う煩わしさもある．こうした点や病院・診療所が薬の処方と調合を実質的に一体化したいという経営上の理由もあって，病院・診療所のすぐ近くに，形式的に独立した，しかし経営的には一体となった薬局が置かれる事例も多い．安心・安全な医療のための医薬分業の本来の精神が，医療の世界で今後に向けて尊重されるべきであろう．

---

### 5 診療放射線技師

#### （1）概要

以前は医師のみに許可されていた人体への放射線照射の業務を，その業務内容の高

度化に合わせて担当する専門職者として，1951（昭和26）年に診療放射線技師が誕生した．その専門性の高さから，診療放射線技師の高学歴化が進み，4年制大学での教育が主流となり，大学院に進学して修士・博士の学位を取得する者も増加している．

現在，診療放射線技師は，診療放射線技師法（1951（昭和26）年公布）のもとで，医師または歯科医師の指示のもとで放射線を人体に対して照射することにより医療と公衆衛生に貢献することを職務とする者とされる（上記第一条，第二条）．

### (2) 免許と職務の特質

診療放射線技師になろうとする者は，診療放射線技師国家試験に合格し，厚生労働大臣の免許を受けなければならない（第三条）．国家試験は，定められた受験資格（第二十条）を有する者を対象として，診療放射線技師として必要な知識および技能について行われる（第十七条）．

診療放射線技師は，「概要」に示した職務に加えて，診療の補助として，磁気共鳴画像診断装置その他の画像診断装置を用いた検査を医師または歯科医師の指示のもとに行うことができるとした上で，これらの職務は医師，歯科医師または診療放射線技師でなければ行ってはならないとされる（第二十四条）．

### (3) 課題と見通し

厚生労働省の調査による全国の診療放射線技師の数は，**表10-2**に示すとおりである．医学，医療の専門職者の多くは，物理学の専門性を持ち合わせていない．そうした中で，診療放射線技師は，放射線にかかわる物理学の高度の専門性を必要とする特異な職種であるといえる．

放射線は，診断と治療の両面で医療に広く利用されてきている．単純なX線撮影法に始まって，造影剤を用いて腸管や血管に生じた病態を観察するX線造影画像診断法，X線被ばくを最小にして撮影した画像をコンピューター処理し身体の内部構造を観察するCT（Computed Tomography），X線を使わず核磁気共鳴を利用して病態を診断するMRI画像解析（第8章C節6項参照）など，放射線などを利用することの診断学への貢献度ははかり知れない．より小さな侵襲で，より簡便に，より速く，より高い精度の診断を可能とする高度医療機器の開発が今後も継続して求められるであろう．

一方で，がん治療などへの放射線の利用も，手術療法や化学療法薬などを利用した内科的治療と並んで大変重要である．X線やコバルト60を用いて患部に放射線を照射することを放射線治療の基本として，リニアックによる強度変調回転照射放射線治療，サイバーナイフによる定位放射線治療，重粒子線治療など，より効果的でより副作用の小さい治療法開発に向けた努力が継続されている（第9章B節3項参照）．

日本放射線学会が1987年に開設し，その後2000年に日本放射線学会から分かれて創設され現在は日本医学物理学会が継承している制度として，医学物理士認定制度がある．この制度は，臨床現場での医療機器・技術の開発や維持管理，あるいは治療計画の補助に関して成果をあげている．今後いっそう高度で精密な機器の開発が進むと予測される状況のなか，それに対応できる医物理学に高度の専門性を備えた人材を養成するために有用な制度といえよう．

### (4) チーム医療の行政指導

厚生労働省は,「近年,医療技術の進展により,放射線治療・検査・管理や画像検査等に関する業務が増大する中,当該業務の専門家として医療現場において果たし得る役割は大きなものとなっている.」とした上で,「画像診断における読影の補助を行ったり,放射線検査等に関する説明・相談を行ったりする業務については,診療放射線技師を積極的に活用することが望まれる.」としている(「 」内:厚生労働省ホームページからほぼ原文のまま引用し紹介).

## 6 臨床検査技師

### (1) 概要

一般の血液検査や尿検査などはもともと医師の手で行われていたが,検査内容の高度化や検査の自動化に伴って,検査業務の大部分は医師の手を離れ,臨床検査技師の業務となってきている.

臨床検査技師は,1958(昭和33)年4月に公布された「臨床検査技師等に関する法律」のもとで,医師または歯科医師の指示のもとに,微生物学的検査,血清学的検査,血液学的検査,病理学的検査,寄生虫学的検査,生化学的検査および法が定める生理学的検査を行うことを職務とし(上記法第二条),この職務を通して医療と公衆衛生の向上に寄与する者(第一条)とされる.

### (2) 免許と職務の特質

臨床検査技師になろうとする者は,臨床検査技師が担当すると規定された検査に必要な知識および技能について行われる(第三条)臨床検査技師国家試験に合格して,厚生労働大臣から免許を受けねばならない.試験を受けるための資格を取得する方法は,法に定められている(第十五条).

臨床検査技師は,「概要」に示した基本的な職務(第二条)の他,診療の補助として医師または歯科医師の具体的な指示を受けて行う採血(第二十条)を行うことができるとされる.

### (3) 課題と見通し

臨床検査技師の多くは,3年制の短期大学,3年制または4年制の専門学校,4年制大学の臨床検査技術系学科で養成されるが,4年制理系大学で厚生労働大臣が指定する臨床検査にかかわる科目を履修することによっても国家試験受験資格を取得することができる.臨床検査技師の場合も高学歴化が進んできており,大学院への進学者も増加している.厚生労働省の調査による全国の臨床検査技師数を表10-2に示す.医療機関検査部の免許取得者受け入れ可能数に限界があるものの,世代交代,医療のチームワークの中での職務内容の広がりや医療機関以外での活躍の場の広がりもあり,需要は上向きの状況にある.

## 7 理学療法士・作業療法士

### (1) 歴史と概要

　理学療法および作業療法などのリハビリテーション療法は，世界各地に古くから残る記録のなかにその源流をみることができる．西欧医学では，19世紀末から20世紀半ばにかけてマッサージ療法などの骨・関節・軟部組織の障害への徒手的治療法に科学的な位置づけがなされ，これらが原型と考えられる．わが国において理学療法士・作業療法士が医療専門職者として位置づけられたのは，理学療法士及び作業療法士法が公布されて以降である

　心身の傷病の急性期の治療に続いて，障害された機能を回復させて日常生活に復帰させるためのリハビリテーション医療の重要性が強く認識されてきており，このリハビリテーション医療の中核的な担い手が理学療法士と作業療法士である．これらの医療専門職者は，言語聴覚士，柔道整復師，鍼灸師などの他の医療専門職者と職務の上で深くかかわる．

　1965（昭和40）年6月に公布された理学療法士及び作業療法士法のもとで，理学療法士は身体に障害のある者の基本的動作能力を，治療体操などの運動や電気刺激，マッサージ，温熱などの物理的手段を用いて回復させること，また作業療法士は身体または精神に障害のある者の応用的動作能力や社会的適応能力を，手芸，工作その他の作業を介して回復させること（上記法第二条）を職務とし，これを通して医療と公衆衛生に貢献する（第一条）とされる．

### (2) 免許と職務の特質

　理学療法士または作業療法士になろうとする者は，当該専門職者に必要な知識および技能について行う理学療法士国家試験または作業療法士国家試験（第九条）に合格し，厚生労働大臣の免許を受けなければならない（第三条）．これらの国家試験を受験するために求められる資格は上記法に定められている（第十一条と第十二条）．

　理学療法士または作業療法士は，概要で紹介した理学療法または作業療法を診療の補助として行うことを職務とする（第十五条）．

### (3) 課題と見通し

　理学療法士の養成校としては，3年制と4年制の専門学校，短期大学，大学があり，全国の養成校の数は近年大きく増加した．厚生労働省の調査による理学療法士の数は**表10-2**に示すとおりで，増加の方向にある．高齢者が急増するとともに理学療法を中心とするリハビリテーション医療の重要性は今後も増すと予測されるなか，医療のチームワークにおいて理学療法士の専門性をより効果的に活用することが望まれる．日本理学療法士協会は，こうした状況のもとで，特定分野の理学療法にとくに高度の専門性を備えた「認定理学療法士」や「専門理学療法士」の制度を導入し始めた．

　一方，作業療法士の養成学校・定員数も近年増加が著しく，有資格者の増加も顕著である．厚生労働省の調査による全国の作業療法士の数を**表10-2**に示す．なお，こうした状況に対応し，日本作業療法士協会は2004年度に，より高い専門性を備えて

活躍できる「認定作業療法士」資格認定制度を置き，さらに2009年度からは「専門作業療法士」制度を導入している．

### (4) チーム医療の行政指導

　厚生労働省は，「近年，患者の高齢化が進む中，病棟における急性期の患者に対するリハビリテーションや在宅医療における訪問リハビリテーションの必要性が高くなるなど，リハビリテーションの専門家として医療現場において果たし得る役割は大きなものとなっている．」とした上で，「喀痰等の吸引業務」について，「理学療法士，作業療法士及び言語聴覚士が実施することができる行為として取り扱う．」とし，「医師の指示の下，他職種との適切な連携を図るなど，理学療法士等が当該行為を安全に実施できるよう留意しなければならない．」としている（「　」内：厚生労働省ホームページからほぼ原文のまま引用）．

　また，「作業療法の範囲」について，「医療現場において手工芸を行わせることといった認識が広がっており，①移動，食事，排泄，入浴等の日常生活活動に関する訓練，②家事，外出等の訓練作業における耐久性の向上，作業手順の習得，就労環境への適応等の職業関連活動の訓練，③福祉用具の使用等に関する訓練，④退院後の住環境への適応訓練，⑤発達障害や高次脳機能障害等に対するリハビリテーション等の業務については，作業療法に含まれるものであることから，作業療法士を積極的に活用することが望まれる．」としている（「　」内：厚生労働省ホームページからほぼ原文のまま引用し紹介）．

## 8 言語聴覚士

### (1) 概要

　従前から問題とされる小児期の言語聴覚障害から，近年増加の一途にある高齢者の脳血管障害などさまざまな原疾患の部分症状としての言語聴覚障害，および摂食・嚥下障害まで，言語聴覚に関する障害者の範囲は時代の流れの中で拡大してきた．

　人間の基本的な活動の一つが，言語による人間同士のコミュニケーションである．さまざまな原因でこの能力が障害を受けると，人間としての活動の基盤が損なわれることになる．言語能力は，遺伝的な欠陥の他，血管障害などによる脳の障害により発生することが多いが，聴覚障害に伴って二次的にあらわれる場合もある．言語障害にはまた，発声に必要な喉頭部分の機能障害もかかわる．障害されたこれら言語聴覚機能の回復をはかる医療専門職者として，1997（平成9）年に制定された言語聴覚士法により言語聴覚士の国家資格が置かれた．

### (2) 免許と職務の特質

　言語聴覚士になろうとする者は，言語聴覚士として必要な知識および技能について行われる言語聴覚士国家試験（上記法第二十九条）を受けて合格し厚生労働大臣から免許を受けなければならない（第三条）．国家試験を受験する資格は法で定められている．

　言語聴覚士は，音声機能，言語機能または聴覚に障害のある者についてその機能の維持向上をはかるため，言語訓練その他の訓練，これに必要な検査および助言，指導

その他の援助を行うことを専門の職務とし(第二条)，診療の補助として，医師または歯科医師の指示により，嚥下訓練，人工内耳の調整などを行うことができる(第四十三条)．その際，医師，歯科医師その他の医療関係者との緊密な連携をはかることが求められる(第四十三条)とともに，業務上知りえた人の秘密を漏らすことは禁じられている(第四十四条)．

### (3) 課題と見通し

言語聴覚士が対象とする障害は，失語症，運動性構音障害，言語発達障害などの言語障害，小児聴覚障害，老人性難聴などの聴覚障害，消化器系疾患，脳神経系疾患，精神疾患による摂食・嚥下障害などと幅広い．それぞれ個別の障害に対する個別あるいは総合的な専門性の養成が課題である．厚生労働省の調査による全国の言語聴覚士の数は表10-2に示すとおりであり，高い専門性を備えた言語聴覚士の職務に対する社会の求めは今後も拡大すると予測される．

## 9 臨床工学技士

### (1) 概要

医師のもとでの医療活動には，聴診器，血圧計，心電図に始まり，古くからさまざまな医療器具が利用されてきた．近年の医療の進歩は，急速に開発が進んだ先端医療機器の恩恵によるところが大きい．こうした先端医療機器の適切な操作および保守管理の重要性は増大の一途にあり，なかでも人の生死を左右する生命維持装置の操作と保守管理はとくに重要である．その職務を担当する医療専門職者として，臨床工学技士の国家資格が設定された．

臨床工学技士は1987(昭和62)年に公布された臨床工学技士法のもとで，医師の指示を受けて，ヒトの呼吸，循環または代謝の機能の一部を代替し，または補助することを目的とする生命維持管理装置(上記法第二条)の操作および保守点検を行って，医療の普及および向上に寄与する(第一条)とされる．

### (2) 免許と職務の特質

臨床工学技士になろうとする者は，臨床工学技士として必要な知識および技能について行われる臨床工学技士国家試験(第十条)に合格し，厚生労働大臣の免許を受けなければならない(第三条)．本試験を受験する資格は法で定められている(第十四条)．

臨床工学技士は，医師の具体的な指示を受けて(第三十八条)，診療の補助として生命維持管理装置の操作を行うことを職務とする(第三十七条)とされ，職務にあたっては，医師その他の医療関係者との緊密な連携をはからなければならない(第三十九条)とされる．

### (3) 課題と見通し

臨床工学技士の国家資格が誕生してから日が浅く，表10-2に示す全国の臨床工学技士の数も比較的少ない．透析関係の医療機関での活躍の機会が多いが，高度機器を医療の現場で使う手術室などへの配置はまだ十分とはいえない．しかし，医療機器の高度化が進む中で，その維持管理と操作を医師のもとで的確に行うことができる専門

### (4) チーム医療の行政指導

　厚生労働省は,「近年,医療技術の進展による医療機器の多様化・高度化に伴い,当該業務の専門家として医療現場において果たしうる役割は大きなものとなっている.」とした上で,「喀痰の吸引業務や動脈留置カテーテルからの採血業務などは,臨床工学技士が実施することができる行為として取り扱う.」ただし,「医師の指示の下,他職種との適切な連携を図るなど,必要な教育・研修等を受けた臨床工学技士が当該行為を安全に実施できるよう留意しなければならない.」としている(「　」内：厚生労働省ホームページからほぼ原文のまま引用し紹介).

## 10 管理栄養士

### (1) 概要

　人間の健康は適切な栄養と運動によって保持されるとの視点に立って,一般的な栄養指導や食事の管理指導を専門とする職種として,1947(昭和22)年に栄養士の国家資格が誕生した.その後,現代の食生活が多くの疾病の発生とそれへの対応に深くかかわるという関連性から,とくに傷病者の食の管理により高い専門性を備えた管理栄養士の国家資格が2000(平成12)年に誕生した.それ以後,管理栄養士を養成する教育施設の数が急増し,修了者が地域の病院などに配置されるようなってきている.

　「栄養士法の一部を改正する法律」により改正された栄養士法のもとで,管理栄養士は,傷病者に対する療養のための栄養の指導,高度の専門的知識および技術を要する健康の保持増進のための栄養の指導ならびに特定多数人に対して食事を供給する施設における利用者の利用の状況等に応じた特別の配慮を必要とする給食管理およびこれらの施設に対する必要な指導等を行う(上記法第一条の二)とされる.

### (2) 免許と職務の特質

　改正された栄養士法のもとで,管理栄養士になろうとする者は,管理栄養士として必要な知識及び技能について行われる管理栄養士国家試験(第五条の二)に合格し管理栄養士の免許を取得しなければならない(第二条の三)とされ,受験資格も定められている(第五条の三).

　なお,管理栄養士は,傷病者に必要な栄養の指導を行う場合は,主治の医師の指導を受けなければならないとされる(第五条の五).

### (3) 課題と見通し

　栄養士法に定める栄養士の免許は,2年制,3年制,4年制の専門学校,短期大学,大学などの栄養士養成施設において2年以上栄養士として必要な知識および技能を修得した者に対して,都道府県知事が与えることとなっている.現在,栄養士の養成から管理栄養士の養成への転換,管理栄養士の養成が急速に進んでおり,医療チームワークの新たな担い手となりつつある.なお,厚生労働省の調査による全国の管理栄養士の数は表10-2に示すとおりである.

### (4) チーム医療の行政指導

　厚生労働省は,「近年,患者の高齢化や生活習慣病の有病者の増加に伴い,傷病者に対する栄養管理・栄養指導や栄養状態の評価・判定等の専門家として医療現場において果たし得る役割は大きなものとなっている.」とし,「①一般食について,医師の包括的な指導を受けて,その食事内容や形態を決定し,又は変更すること,②特別治療食について,医師に対し,その食事内容や形態を提案すること,③患者に対する栄養指導について,医師の包括的な指導を受けて,適切な実施時期を判断し,実施すること,④経腸栄養療法を行う際に,医師に対し,使用する経腸栄養剤の種類の選択や変更等を提案すること等の業務については,管理栄養士を積極的に活用することが望まれる.」としている(「 」内:厚生労働省ホームページからほぼ原文のまま引用し紹介).

## 11 救急救命士

### (1) 概要

　時間と場所を問わず発生する重度の傷病に対する救急医療の重要性は,程度の差こそあれ,古来より医療にかかわる医師などに強く認識されてきた.救急医療を必要とする事態は,多くの場合に医療機関の外で発生する.このため,重度の傷病を抱える患者を傷病が発生した場所から医療機関に適時に最適な条件で移送しなければならない.そこで必要となるのが,救急の設備を備えた救急車と,救急車で傷病者を現場から医療機関に運ぶ消防士である.救急医療に求められるのは傷病者への適切な初期対応であり,そのために必要な専門性を備えた専門家の養成をめざして,1991(平成3)年に救急救命士の国家資格が誕生した.こうした背景のもとで,救急救命にかかわる消防士がこの専門性を備えることが最も重要であるが,その基本の知識と技術の修得についていえば,救急の呼吸・循環管理技術を必要とする医療現場や重度の傷病が発生する頻度が高い一般社会の現場でも有用であり,必要である.

　1991(平成3)年4月に公布された救急救命士法では,救急救命士の業務が適正に運用されることを目的として(第一条),生命が危険な状態にある重度傷病者等が病院または診療所に搬送されるまでの間に医師の指示のもとに行われる気道の確保,心拍の回復など緊急に必要なものが救急救命士が行う救急救命処置である(第二条)とされる.

### (2) 免許と職務の特質

　救急救命士になろうとする者は,救急救命士として必要な知識および技能について行われる救急救命士国家試験(第三十条)に合格し,厚生労働大臣の免許を受けなければならない(第三条).試験を受ける資格は,救急救命士養成所等において,二年以上救急救命士として必要な知識および技能を修得したものとされる(第三十四条).

　救急救命士は,診療の補助として救急救命処置を行うことを職務とすること(第四十三条)とされるが,医師の具体的な指示を受けて定められた場所においてのみその職務を行うものとされ(第四十四条),業務を行うにあたって,医師その他の医療関係者との緊密な連携をはかり,適正な医療の確保に努めなければならない(第四十五条)とされる.

### (3) 課題と見通し

　救急救命士の業務内容は厳しく制限され，原則的にすべて医師の指示のもとで行うこととされてきたが，2003年に救急救命士法施行規則第二十一条が改正され，包括的な指示で可能と変更された．救急救命士により可能とされる業務の内容も広げられてきており，①血管確保：乳酸リンゲル液を用いた静脈路確保のための輸液，②エアウェイまたはラリンゲアルマスクを用いた気道確保，認定を受けた者による気管内挿管(2004年より)，③認定を受けた者によるアドレナリン(エピネフリン)投与(2006年法改定より)，④自動体外式除細動器による除細動が法律で認められている．なお，厚生労働省の調査による全国の救急救命士の数を表10-2に示す．

## 12 歯科衛生士・歯科技工士

### (1) 概要

　歯科診療での特記事項として，①齲歯，歯肉炎への対応と，②義歯の作製がある．1948(昭和23)年に制定された歯科衛生士法のもとで，歯科衛生士は，歯科医師の直接の指導を受けて，歯肉周辺の付着・沈着物を除去し，歯牙や口腔に薬物を塗布すること，および歯科保健指導を行うことを職務として(第二条)，①を予防し口腔衛生を向上させる(第一条)とされる．

　一方，1955(昭和30)年に公布された歯科技工士法のもとで，歯科技工士は，歯科医師の指示書に従って(第十八条)歯科医療に用いる義歯等を作成し，修理し，または加工すること「歯科技工」を専門の職務とし(第十七条)，この職務を通して歯科医療の普及と向上に寄与する(第一条)とされる．

### (2) 免許と職務の特質

　歯科衛生士になろうとする者は，歯科衛生士国家試験に合格し厚生労働大臣から免許を受けなければならない(歯科衛生士法第二条)．なお，歯科衛生士の場合も他の医療専門職者と同様に守秘義務がある(第十三条の五)．また法には，罰金刑以上の刑を受けた者など免許が与えられない場合の要件(欠格事由)も定められている(第四条)．

　また，歯科技工士になろうとする者は，歯科技工士として必要な知識および技能について行われる歯科技工士国家試験(歯科技工士法第十一条)に合格した者(第三条)が歯科技工士名簿に登録することで免許が与えられる(第六条)．なお，法には麻薬中毒者など免許が与えられない場合の要件(欠格事由)も定められている(第四条)．歯科技工士は，歯科医師が行うのでなければ衛生上危害を生ずる恐れのある行為をしてはならない(二十条)とされ，他の医療専門職者と同様に守秘義務がある((第二十条)．上記法はまた，歯科技工所の開設に必要な要件についても定めている(第二十二条，他)．

### (3) 課題と見通し

　歯科医師の数が過剰となってきている昨今でも，超高齢社会における多数の高齢者の口腔衛生と咀嚼機能を保持する上で，歯科衛生士と歯科技工士の役割は重要だと考えられる．なお，厚生労働省の調査による全国の歯科衛生士と歯科技工士の数を表10-2に示す．

### 13 柔道整復師

#### (1) 概要

柔道整復術は，わが国の伝統武術である柔道のもとで編み出された，骨折，脱臼，打撲，捻挫などの運動器障害に対する伝統医療の一つである．1947(昭和22)年に「あん摩，はり，きゅう，柔道整復等営業法」として，1964(昭和39)年に「あん摩マッサージ指圧師，はり師，きゅう師，柔道整復師等に関する法律」として，また，1970年(昭和45)年に単独法として公布された「柔道整復師法」のもとで，柔道整復を職務として行う柔道整復師の国家資格が置かれた(柔道整復師法第一条，第二条)．

#### (2) 免許と職務の特質

免許は，柔道整復師として必要な知識および技能について厚生労働大臣が行う柔道整復師国家試験(第十条)に合格し，柔道整復師名簿に登録することによって与えられる(第三条，第六条)．試験を受ける資格は，柔道整復師養成施設などにおいて柔道整復師となるのに必要な知識や技術を修得した者とされる(第十二条)．法にはまた，麻薬中毒者等，柔道整復師になることができない要件(欠格事由)が定められている(第四条)．

柔道整復師は柔道整復を職務とするが，外科手術や投薬にかかわる行為を行うことは禁じられており(第十六条)，また，応急手当をする場合を除いて，医師の同意を得ないで脱臼または骨折の患部に施術をしてはならないとされる(第十七条)．また，他の医療専門職者と同様，職務上知った秘密の守秘義務がある(第十七条二)．

柔道整復師法にはまた，柔道整復を行う施術所(整骨院や接骨院)を開設する場合に遵守すべき事項も定められている(第十九〜二十二条)．この法のもとで，柔道整復師は施術所を開設し，そこで柔道整復を職務とすることができる．また，整骨院や接骨院で骨折，脱臼，打撲，および捻挫などの施術を受けた場合は医療保険の対象となりうる．こうした点は，理学療法士などにはない柔道整復師にだけ限定された特色である．なお，厚生労働省の調査による全国の就業中の柔道整復師の数を表10-2に示す．

### 14 鍼灸師など

#### (1) 概要

もともと中国の伝統医療である鍼灸は，わが国では古く江戸時代から漢方による薬物療法と並ぶ理学療法として，独自の発展を遂げてきた．1947(昭和22)年に「あん摩マッサージ指圧師，はり師，きゅう師等に関する法律」が公布され，2011(平成23)年に最終改正(2014年現在)されている．

#### (2) 免許と職務の特質

上記の法律のもとで，あん摩マッサージ指圧師国家試験，はり師国家試験，またはきゅう師国家試験に合格した者に，厚生労働大臣がそれぞれ，あん摩マッサージ指圧師免許，はり師免許，またはきゅう師免許を与える(第一条，第二条)．麻薬中毒者など，免許を与えない要件も法で定められている(第三条)．なお，免許は，試験に合格

した者の申請により，あん摩マッサージ指圧師名簿，はり師名簿，またはきゅう師名簿に登録することにより行う(第三条の三)とされる．

あん摩マッサージ指圧師，はり師，きゅう師は，外科手術，投薬(第四条)，脱臼または骨折の患部への医師の同意を得ない施術(第五条)を行ってはならないとされ，はり師には，はりを行う場合の，はり，手指および施術局部の消毒が義務づけられている．また，他の医療専門職者同様，職務で得た情報の守秘義務がある(第七条の二)．

### (3) 課題

あん摩マッサージ指圧師やはり師による施術には，医師の同意書があれば健康保険の療養費も適用される．しかし，あん摩マッサージ指圧師やはり師の収入は一般に低く，これは特定の役割を果たしているこれら伝統医療が今後に継承されていく上での課題である．なお，厚生労働省の調査による全国の就業中のあん摩マッサージ師，はり師，きゅう師の数を表10-2に示す．

## 15 社会福祉士・介護福祉士

### (1) 概要

1987(昭和62)年に公布され，2011(平成23)年に最終改正(2014年5月現在)された社会福祉士・介護福祉士法のもとで，社会福祉士は，専門的な知識と技術をもって，身体上あるいは精神上の障害や環境上の問題が理由で日常生活に支障がある者の福祉に関する相談に応じて助言，指導，福祉サービスを提供し，さらに，医師その他の保健医療サービスを提供する者などとの連絡・調整などを行うことを専門の職務とする．また，介護福祉士は，専門的な知識と技術をもって，身体上あるいは精神上の障害があって日常生活に支障がある者につき心身の状況に応じた介護を行い，障害者とその介護者に必要な指導を行うことを専門の職務とする(第一条，第二条)．

### (2) 免許と職務の特質

上記の法には，社会福祉士または介護福祉士となることができない要件が定められているが(第三条)，社会福祉士となるには，社会福祉士として必要な知識および技能について行われる社会福祉士試験に合格して社会福祉士となる資格を得た上(第四条)，社会福祉士登録簿に登録を受けなければならない．なお，社会福祉士試験の受験資格は法で定められている(第七条)．また，介護福祉士となる資格を有する者とは，所定の学校または養成施設において介護福祉士として必要な知識および技能を修得した者，または介護福祉士として必要な知識および技能について行われる介護福祉士試験に合格した者とされる(第三十九条)．介護福祉士試験の受験資格も法に定められている．介護福祉士となる資格を有する者が介護福祉士となるには，介護福祉士登録簿に登録を受けなければならない(第四十二条)．

社会福祉士と介護福祉士には，他の医療専門職者と同様に守秘義務があり(第四十六条)，その職務の特性から，個人の尊厳の保持，誠実な対応，地域に即した創意と工夫，福祉サービス関係者などとの連携，相談援助または介護などに関する知識および技能の向上など，職務を遂行する上で求められる義務等(第四十四の二〜

四十七条)や，登録することができない者の要件(第四十八条の四)が定められている．なお，介護福祉士は，診療の補助として喀痰吸引などを行うことを職務とすることができる(第四十八条の二)とされる．

### (3) 課題

　高齢化が進む現代社会にあって，社会福祉士と介護福祉士の職務の重要性と社会の必要度は今後いっそう進むものと予想される．今後も大幅な増加が予測される身体上あるいは精神上の障害，または環境上の問題が理由で日常生活に支障がある者に対し，社会が社会福祉士と介護福祉士の職務を介して適切に対応するには，福祉の上でも医療の上でも，国民全体の経済的な負担増が不可欠である．社会福祉士・介護福祉士の社会的な地位と処遇の向上を含め，社会全体の課題である．なお，厚生労働省の調査による全国の社会福祉士・介護福祉士の病院等従事者数を表10-2に示す．

## 16 精神保健福祉士

### (1) 概要

　1997(平成9)年12月に制定された精神保健福祉法のもとで，精神保健福祉士は，精神保健の向上および精神障害者の福祉の増進を目的とし(第一条)，精神障害者の保健および福祉についての専門的な知識および技術をもって，精神科病院などで精神障害の医療を受け，または社会復帰をめざしている者の地域相談支援の利用や社会復帰に関する相談に応じ，助言，指導その他の援助(相談援助)を行う者とされる(二条)．

　精神保健福祉士は精神科ソーシャルワーカーとも呼ばれ，保健所，精神保健福祉センター，精神科病院に配置され，精神福祉相談員を務める．精神保健福祉士と社会福祉士の両方の資格を取得する者も多い．なお，厚生労働省の調査による全国の精神保健福祉士の病院等従事者数を表10-2に示す．

### (2) 免許と職務の特質

　上記の法には，精神保健福祉士となることができない要件が定められており(第三条)，精神保健福祉士となるには，精神保健福祉士として必要な知識および技能について行われる国家試験に合格して精神保健福祉士となる資格を得た上(第四条)，精神保健福祉士登録簿に登録を受けなければならない(第二十八条)．なお，精神保健福祉試験の受験資格は法で定められている(第七条)．

## 17 ソーシャルワーカー

　医療はもともと社会との接点が最も密な業務である．社会の中の医療の体制が複雑となり，また一人ひとりの患者が抱える医療上の問題に社会からの支援を必要とすることが多い昨今は，とくに，患者と医療体制の間に立って患者と家族の生活面を含む医療上の相談に応え，必要で可能な支援を行うことを職務とするソーシャルワーカーと呼ばれる相談支援職の役割が重要となっている．現在は，多くの総合病院がソーシャルワーカーを配している．ソーシャルワーカーを務める者の多くが社会福祉士あるいは精神保健福祉士の国家資格を持つが，そうした資格を持たない場合にもソー

シャルワーカーの呼称を使うことができる．

### 18 臨床心理士

文部科学省認可の財団法人日本臨床心理士資格認定協会が認定する民間資格である．
臨床心理士は，一般人が抱える精神心理的問題への援助やさまざまな心理的原因により障害された心の健康の回復・保持・増進をはかることを専門の職務とする心理学の専門家である．心の健康障害を訴える人を抱える企業や，学校における相談室などでカウンセラーの役割を担当する．

長期にわたってこの専門性への国家資格を置くことをめざす取り組みが進められ，最近では臨床心理士と学校心理士を二つの柱とする新たな国家資格としての「心理師」の設置をめざす動きがある．しかし，精神科医師との職務分担の線引きが難しいこともあり，現時点（2015年5月現在）では実現していない．

### 19 健康運動指導士・健康運動実践指導者

厚生労働省所管財団法人健康・体力づくり事業財団が認定する資格である．スポーツクラブなどで，一般人の健康を維持・改善するために，安全かつ適切な運動プログラムを提案・指導する．生活習慣病が医療における重要な課題となっている現代社会において，食の管理と並んで運動の管理が問われており，重要な専門性であるといえるが，現状では国家資格とはなっていない．

## B. 医療専門職者等のチームワーク（チーム医療）の基本

医療は，前節で紹介したさまざまな職種の医療専門職者と医療関連専門職者の連携共働（チームワーク）で実施されており，その典型は，特定の課題に対して結成されるチーム医療である．本節では，各領域の専門家の連携共働による医療とはどのようなもので，どうやって日常の医療の中に組み入れられており，また特定の課題に対するチーム医療として実施されているかを学び，この学びを通して医療全体の基本を理解することを学習目標とする．

### 1 医療のチームワーク（チーム医療）とは

社会の高齢化に伴う疾病構造の変化と医学の進展により，医療内容は多様化するとともに高度化し，医療全体を統括する医師のもとにさまざまな医療領域を担当する医療専門職者が配置されて，多様な医療に適切に対応できる医療体制が組まれるようになってきた．

この医療体制は，①医師，歯科医師，看護師・保健師・助産師，薬剤師，診療放射線技師，臨床検査技師，理学療法士，作業療法士，言語聴覚士，臨床工学技士，管理栄養士，救急救命士，介護福祉士，社会福祉士，精神保健福祉士などの医療専門職者と，②臨床心理士，健康運動指導士，衛生管理者といった医療関連専門職者，③これ

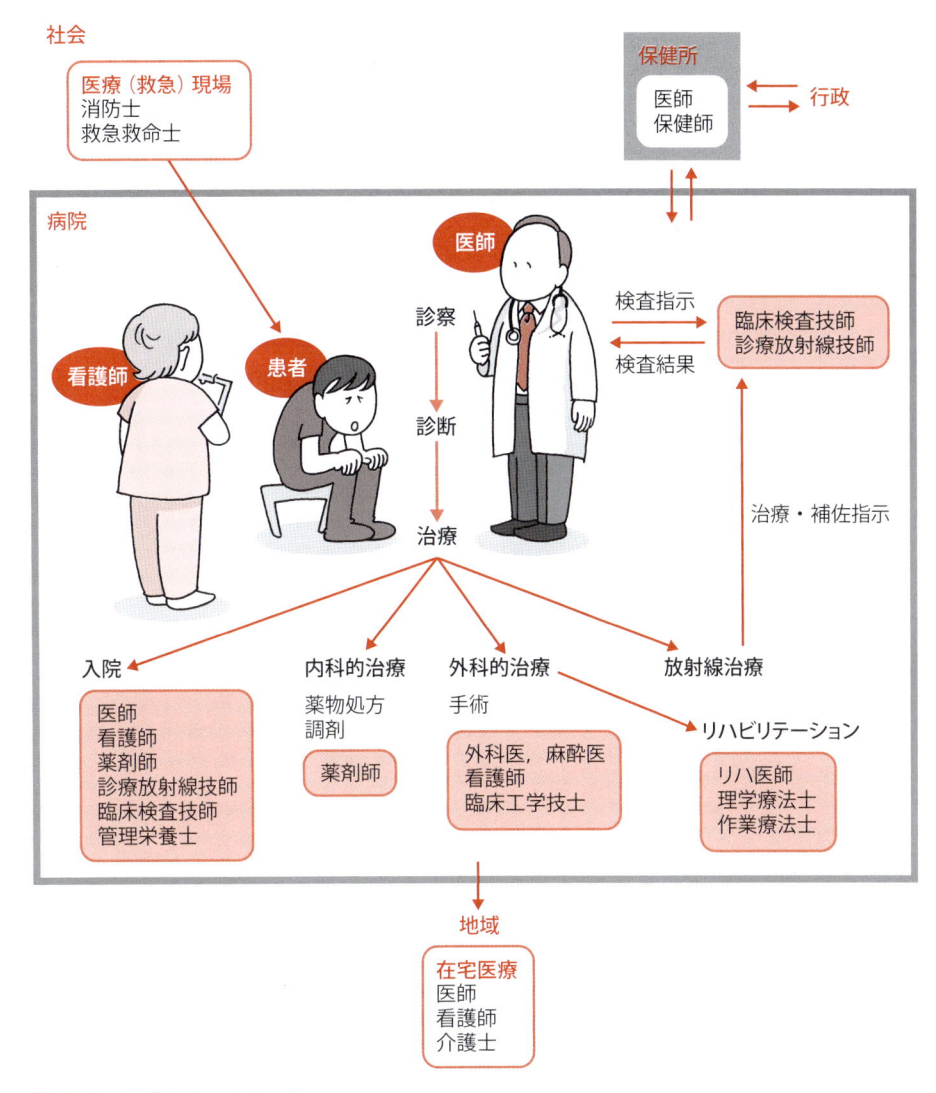

図10-1 医療のチームワーク

ら専門職者を補佐する一般医療系職員，④医療に必要な薬物，資材，機器を開発・生産・販売する企業人，⑤蓄積された医学・医療の知識・技術を次世代に継承するとともに次世代医療に必要な新たな知識・技術を開発する医学系の大学や研究所，⑥そうした知識・技術を時代の要求に則して活用できる医療専門職者を育成する大学，短期大学，専門学校などの医療系教育機関，⑦医療を根底で支える社会の医療体制のあり方を検討し，法制化し，管理する医療行政にかかわる国および地方の医療系・非医療系の行政の専門家，そして，⑧それぞれの専門家をめざして学習・研修する学生や研修生，⑨そうした医療の対象となる傷病を患う一般の人々などによる緊密な連携共働のもとで，維持され運用される．こうした連携共働を円滑かつ効果的に進めるために，上記のさまざまな職種と専門家の間の**図10-1**に示すようなチームワークの重要性が指摘されるようになってきた．

医療のチームワークの中で最も重要とされるのが，医師や歯科医師とそれ以外の医療専門職者との間の緊密な連携であろう．この連携は，医療が本質的にはこれを受ける人々の心身に侵襲を加える行為であることから，すべての医療行為の責任を原則として医師に集中させ，各医療専門職者に委ねる医療行為を法(免許)のもとで厳しく制約した中で行うことが求められている．

　一方で，疾病構造の大きな変化と医療内容の高度化に伴って，高度医療を必要とする傷病者(患者)の数が急増し，この事態に対応できる医療人，とくに医師を十分に確保することが社会構造上困難となっている．この現在の医療情勢を踏まえて，医師に集中する医療責任の一部を，法的に許される範囲内で，また，法の部分的な修正も含めて，医師以外の医療専門職者に割り振る検討も行政の手で進められている．

　医療のチームワークは，①医師，歯科医師とそれ以外の医療専門職者の連携，②医師，歯科医師以外の各種医療専門職者間の連携，③同一職種の複数の医療専門職者間の連携，④医療系と医療周辺系の間の専門職者の連携に分けて考えることができる．

## 2 チーム医療の行政指導

　こうした流れの中で，国(厚生労働省)は2010(平成22)年4月，地方行政の長に対し，「医療スタッフの協働・連携によるチーム医療の推進について」と題する通達(医政発0430第1号)を出して行政指導を行っている．この通達の内容をほぼ原文のまま，一部省略・要約して，本章A節での各医療専門職者の職務内容の説明の中に多くを紹介した．

　本通達では，「近年，質が高く，安心で安全な医療を求める患者・家族の声が高まる一方で，医療の高度化や複雑化に伴う業務の増大により医療現場の疲弊が指摘されるなど，医療の在り方が根本的に問われているところである．こうした現在の医療の在り方を大きく変え得る取組として，多種多様な医療スタッフが，各々の高い専門性を前提とし，目的と情報を共有し，業務を分担するとともに互いに連携・補完し合い，患者の状況に的確に対応した医療を提供するチーム医療に注目が集まっており，現に，様々な医療現場でチーム医療の実践が広まりつつある．」と前置きし，「このため，厚生労働省では，日本の実情に即した医療スタッフの協働・連携の在り方等について検討を重ね，この『チーム医療の推進について』をとりまとめた．なお，厚生労働省としては，今後も，医療現場の動向の把握に努めるとともに，各医療スタッフが実施することができる業務の内容等について，適時検討を行う予定である．」としている．

　通達の中で，基本的な考え方として「各医療スタッフの専門性を十分に活用して，患者・家族とともに質の高い医療を実現するためには，各医療スタッフがチームとして目的と情報を共有した上で，医師等による包括的指示を活用し，各医療スタッフの専門性に積極的に委ねるとともに，医療スタッフ間の連携・補完を一層進めることが重要である．(中略)」とし，各医療スタッフが実施することができる業務の具体例が，①薬剤師，②リハビリテーション関係職種(理学療法士，作業療法士)，③管理栄養士，④臨床工学技士，⑤診療放射線技師，⑥その他の職種別に列記されている．このうち

①～⑤の職種のチーム医療の行政指導については，本章A節の該当職種の説明の中に紹介した．

　これら以外の職種（歯科医師，看護職員，歯科衛生士，臨床検査技師，介護職員等）についても，「各種業務量の増加や在宅医療の推進等を背景として，各業務の専門家として医療現場において果たし得る役割は大きなものとなっていることから，各職種を積極的に活用することが望まれる．また，医療スタッフ間の連携・補完を推進する観点から，他施設と連携を図りながら患者の退院支援等を実施する医療ソーシャルワーカー medical social worker（MSW）や，医療スタッフ間におけるカルテ等の診療情報の活用を推進する診療情報管理士等について，医療スタッフの一員として積極的に活用することが望まれる．さらに，医師等の負担軽減を図る観点から，書類作成等の医療関係事務を処理する事務職員，看護業務等を補助する看護補助者，検体や書類・伝票等の運搬業務を行う事務職員等，様々な事務職員についても，医療スタッフの一員として効果的に活用することが望まれる．」としている（以上，本項の「　」内の記述は厚生労働省ホームページからほぼ原文のまま引用し紹介）．

## 3 医療チームワークの基盤

　医師や歯科医師と，それ以外の医療専門職者の間の連携を中心とする異なる職種の医療スタッフ間の医療チームワークの重要性は，上記2項に示した厚生労働省の通達の文書の中に適切に示されているが，加えて，同一医療職種内の複数の医療スタッフ間の連携が重要である．医師，看護師，薬剤師，臨床検査技師など，職種ごとに，医師の場合は院長，部長，医長，看護師などの場合は副院長，部長，主任などの役職者を統括者として，それぞれにチームワークが組まれる．さまざまな職種を担当する医療専門職者間での効果的なチームワークが実施されるために必要な要件の一つは，すべての職種の医療専門職者が医学と医療の知識と技術，あるいは倫理観を基盤において共有し，共通の専門用語を用いて対話できることであろう．現在，医療の高度化を背景に，それぞれの医療専門職者の高学歴化が進み，その中で各医療専門職者が担当する専門医療分野の基盤に共通して必要な医学と医療の基本を修得できるしくみがつくられつつあることは，喜ばしいことである．

　この流れは，①専門学校から大学（学士）へ，大学から大学院（修士，博士）へと知識・技術の幅を広げる方向，②各医療領域の中の特定分野における高い専門性を認定専門職（特定診療科の高い診療技術を関係学会などが認定する専門医，特定医療分野の高い看護技術を看護協会が認定する認定看護師など）として取得する方向，③現行法で定められた職域を超えた専門性として設定が計画されている特定看護師の資格を取得する方向などに向かっている．各医療人が共通の医学・医療の基盤の上にそれぞれの専門性を高く積み上げ，互いに切磋琢磨し協働・連携する中で，高度化・多様化する現在と将来の医療は適切に担われていくものと期待される．

## C. 課題対応チーム医療の実際

　前節で説明したように，一般医療全体において，各領域の専門職者のチームワークが基本的に重要であるが，チームワークによる医療の典型として，さまざまな医療専門職者が密接に協働・連携して特定の医療課題に対応し解決にあたる「医療チーム」が個別の医療施設に設けられ，チーム医療の成果をあげつつある．このような課題対応型の医療チームの例としては，感染症対策チーム，緩和ケアチーム，栄養サポートチーム，糖尿病チーム，褥瘡管理チームなどが知られる．以下，これらのチームのもとで進められるチーム医療の枠組みを，医療チームワークの典型として紹介する．

### 1 感染症対策チーム

　数多くの傷病者と医療従事者が同じ施設の中で生活をともにする病院にあっては，感染力の高い特定の感染症に罹患した患者または医療従事者が院内に発生すると，しばしば他の多くの患者および医療従事者の間に感染が伝搬する事態が発生する．院内感染として知られる事象である．病院内では日常的に各種の薬物が多用されることもあって，院内感染は多くの抗生物質や化学療法薬に対する抵抗性を獲得した微生物によることがしばしばであり，さらに，患者の多くは免疫力が低下しているため，対応は容易でない．したがって，院内感染を引き起こさないような十分な対策を講ずること，院内感染が確認された場合には，できる限り速やかに感染源を特定して伝搬を防ぐためのあらゆる措置を講ずることが，強く病院に求められる．院内感染への対応は，①微生物学と感染症学，あるいはそれにかかわる検査医学に高い専門性を備えて感染症の診断・予防・治療を統括することができる内科系医師や，②患者を直接的にケアするのに加え病室内や医療機器等の消毒などを徹底する看護師，③医師の処方に基づいて薬物を調合するとともに，薬物の専門家の立場から使用する薬物に関して必要な助言・指導を行う薬剤師，④医師の指示を受けて感染症の原因病原体を特定し，薬物感受性試験を行う臨床検査技師，⑤肺感染症の診断に必要な胸部X線写真などを医師に提供する診療放射線技師，⑥とくに経口感染が疑われる場合に感染の拡大を阻止する食餌管理を行う管理栄養士，⑦院内感染症を封じ込めるすべての対策を事務的に支える病院事務系職員などで感染症対策チームが組まれることが多い．現在，多くの病院になんらかの感染症対策チームが置かれている．

### 2 緩和ケアチーム

　薬物療法，放射線療法，外科療法，免疫療法と，がんの治療法は着実に進展しているものの，三人のうちの一人はがんによって死亡するといわれる昨今，人生の最後をがんによる激しい肉体的痛みと強い精神的苦痛をもって迎える患者の数は多い．こうした状況を踏まえて，がんなどの重病で死と直面する患者の心身の痛みを和らげる医療の重要性が高まっている．肉体的な疼痛を抑え，心の苦痛を和らげるために，さま

ざまな視点から総合的に対応するための緩和ケアチームが多くの病院に置かれるようになってきている．このチームには，原病（がん）の治療に対応するとともに，疼痛を鎮め，心の苦痛を和らげるための外科的措置，激しい疼痛を抑えるための麻薬の使用を含む薬物療法と心的療法をそれぞれ担当できる専門家の力が必要であり，①がんの外科的治療，内科的治療，物理的治療を専門とする内科医，外科医，②放射線医療を専門とする医師と診療放射線技師，③ペインクリニックを専門とする外科医，内科医，④医師の処方による薬物の調合，薬物利用に関する専門家としての助言を行う薬剤師，⑤精神療法や心理療法を専門とする精神科医，作業療法士，臨床心理士，⑥医師が病状を適格に診断し療法を実施するための検査を担当する臨床検査技師，⑦患者に直接的に接して心身両面のケアを行う看護師，リハビリテーションによる日常の運動，生活，言語機能を回復させることで苦痛を和らげる理学療法士，作業療法士，言語聴覚士，⑧患者や家族の医療と生活の両面の相談に応じ必要な助言を行うソーシャルワーカーなどがこのチームを組む．

### 3 栄養サポートチーム

心身のすべての働きは適正な栄養によって保持される．さまざまな事由で栄養（栄養素）の摂取が困難な場合はもちろん，健康が障害された心身の機能を回復させるために，栄養素を適切に補給することは極めて大切である．これは中心静脈栄養法が開発されてから大きく進展した．栄養素の適正な補給は，①適確な病状の診断に基づいて特定の栄養補給が必要であると判断して，栄養補給路としての中心静脈を確保する医師，②医師が適確に病状を診断するために必要な検査を行う臨床検査技師，③医師の診断結果に基づいて補給が必要な栄養素の内容を検討し助言・指導を行う管理栄養士，④医師が栄養補給路を確保する行為を補佐したり，中心静脈栄養法にかかわって必要となる患者の一般的なケアを担当したりする看護師などがチームを組む．

関連して，口腔，咽頭，食道などの上部消化管の病気などにより摂食が困難となった患者の場合，胃壁を切開して瘻孔をつくり，そこから栄養チューブを挿入して胃内に直接栄養を補給する胃瘻形成術が近年開発され，一部に利用されている．しかし，適用の範囲をどうするかなど課題も多い．

### 4 糖尿病チーム

糖尿病は，インスリンの不足やインスリンへの抵抗性の増大によって糖代謝が正常に行われなくなって発症する．糖尿病患者は，動脈硬化などによる血管の梗塞や出血，微生物感染への抵抗力の低下など，多彩な病状を示す．糖尿病に肥満，高血圧，脂質代謝異常が重なるとメタボリックシンドロームと呼ばれる状態となり，これは，生活の豊かさと社会の高齢化が進む中で急増し，社会的な問題ともなっている生活習慣病の代表である．このように罹患者の数も多く，多彩な病態を示す糖尿病に対して，適切かつ効果的な医療を行うため，多くの病院に糖尿病チームが置かれるようになってきている．このチームには，①糖尿病の診断と治療および予防，そして糖尿病性感染

症に関して高い専門性を備えた内科医師，②糖尿病性の昏睡を含む脳血管障害や神経障害に適切に対応できる神経内科医，③検眼鏡で眼底に糖尿病性血管病変を検出する眼科医，④インスリンや糖尿病治療薬の調合と利用に関する専門家として助言を行う薬剤師，⑤糖尿病の治療と予防のための食事管理を行う管理栄養士，⑥医師が糖尿病の進捗状況を把握するための検査データを提供する臨床検査技師，⑦糖尿病性の慢性の病態からの回復をめざしてリハビリテーションを行う理学療法士や作業療法士，⑧糖尿病患者の生活を直接ケアし指導する看護師，⑨全体の事務的職務を担当する事務系職員などが参加する．糖尿病では，病院における急性期の医療に加え，日常のケアがその予防と治療に重要であり，糖尿病チームは病院内での入院中のケアにとどまらず，外来でのケア，患者の自宅での日常生活のケアを含めて検討課題とする．

### 5 褥瘡管理チーム

長期に病床にある多くの傷病者に，床ずれ（褥瘡）があらわれる．看護の日常のケアの中で体位の変更などを通して褥瘡が生じないように務めることが最も重要である．多くの褥瘡に多剤耐性の緑膿菌などの治療に抵抗性の病原菌の感染がかかわることから，①局所の感染創の予防と治療に専門性の高い内科・皮膚科の医師，②外科的措置にかかわる外科医師．③薬物治療について医師の処方に基づいて薬物を調合するとともに薬物学の専門家の立場から助言・指導を行う薬剤師，④医師の診断と治療の方針に必要な褥瘡に感染した病原体の同定，および薬剤感受性の他全身の病状の把握に必要な臨床検査を行う臨床検査技師，⑤原病からのリハビリテーションを進めることで，運動力，生活力を復活させて長期の病床生活からの離脱をはかる理学療法士・作業療法士など，⑥原病を含めて褥瘡を直接的にケアする看護師などがチームを組む．

# 医療の現場 11

　第10章で紹介した医療の基本のもとで，第5〜7章で紹介した病気を対象とし，さまざまな医療専門職者の協働・連携によって日常の医療が行われる．本章では，医療現場での医療全体の枠組みを，まずA節で主だった病因・病態別にそれぞれの医療に取り組む各種医療専門職者の役割を含めて説明し，ついでB節で医療現場での各診療科における個別の病気について，日常の医療の概要を示す．

　医療は，基本的には本章AおよびB節で説明する病因・病態単位（A節：**図11-1**〜11-8）あるいは診療科単位（B節：**表11-1**）で進められる．しかし，これら個別の診療科に横断的な特定の専門性がかかわる医療の領域として，総合診療，救急医療，災害医療，リハビリテーション医療，看護医療，介護・在宅医療，老年医療，東洋医学の医療などがある．これら総合的な医療の概要は，本章C〜I節（**表11-2**）で紹介する．

## A. 主要な病因・病態に対する医療の枠組み

　医学・医療の基本である診断，治療，予防についての総論を，基礎編 医学のコンセプトの第8章と第9章で解説したが，本A節では，医療現場での診断・治療・予防という医療行為の基本的な枠組みを，医師とその他の医療専門職者の協働・連携によるチームワークの視点を踏まえて，主要な病因・病態別に紹介する．説明内容の一部は本章B節 一般診療科における医療と重複するところもあるが，各診療科での医療の実際の概要を説明するB節とは異なり，本A節では，遺伝病，感染症，がん，代謝障害，その他の基本的な病因・病態（第6章参照）に対するそれぞれの診断・治療・予防の基本と特色を，日常の一般診療において協働・連携する医師とその他の医療専門職者の個別の役割を含めて解説し，医療の枠組み全体への体系的な理解をはかることをねらいとする．

### 1 遺伝病の医療（図11-1）

#### （1）診断

　医師は，診察によって把握する下記①に示す所見と，医師，臨床検査技師，または診療放射線技師が行う下記②の一般的な検査の結果を踏まえ，③，④に示す特殊検査により，遺伝的異常の種類と部位を確認して診断する．

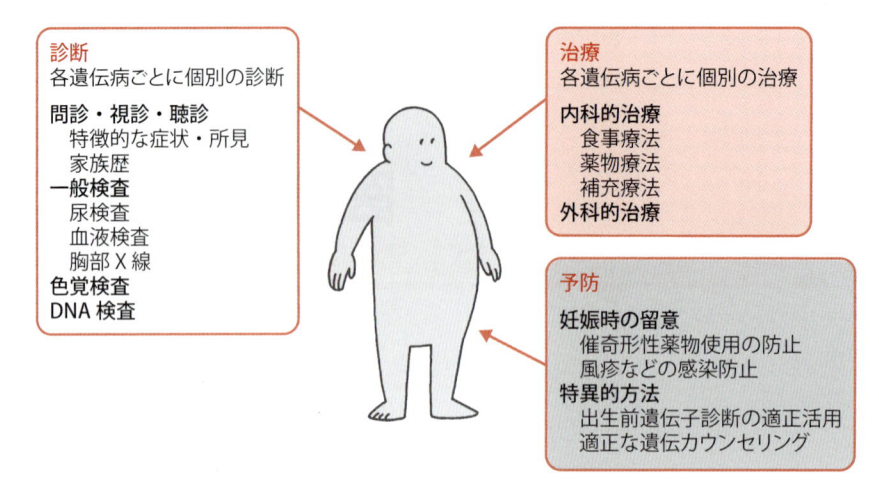

**診断**
各遺伝病ごとに個別の診断
**問診・視診・聴診**
　特徴的な症状・所見
　家族歴
**一般検査**
　尿検査
　血液検査
　胸部X線
**色覚検査**
**DNA検査**

**治療**
各遺伝病ごとに個別の治療
**内科的治療**
　食事療法
　薬物療法
　補充療法
**外科的治療**

**予防**
**妊娠時の留意**
　催奇形性薬物使用の防止
　風疹などの感染防止
**特異的方法**
　出生前遺伝子診断の適正活用
　適正な遺伝カウンセリング

**図11-1　遺伝病の医療**

①自覚症状の内容とそれがあらわれた時間的経緯や家族歴などに関する問診，遺伝的な異常によってあらわれる身体所見の視診（ダウン症候群 Down syndrome における特徴的な顔貌，ハンチントン病 Huntington's disease における異常な動作など）や聴診（先天性心疾患における心雑音など）の結果．

②尿（フェニルケトン尿症 phenylketonuria の場合のフェニルケトンの検出など），血液（血友病の場合の血液凝固異常の検出など），胸部X線写真（先天性心疾患の場合の異常な心臓影の検出など）などの一般的な臨床検査．

③色覚検査（赤緑色盲などが対象）などの特殊検査．

④血液細胞などの体細胞の染色体やDNAの検査．

**(2) 治療**

医師は，看護師，薬剤師，臨床工学技士，管理栄養士などに補佐されて，治療可能な疾患に対し，下記①の内科的治療，あるいは②の外科的治療を行う．治療が困難な疾患に対しては可能な対症療法を試みる．

①特定遺伝子の異常によって生ずる病態の発症機構が解明されている場合に行われる内科的治療（フェニルケトン尿症における食事療法や薬物療法による血中フェニルアラニンの低濃度維持，血友病における欠損凝固因子の補充療法や補助的止血対症療法など）．

②特定遺伝子の異常による形態変化（奇形）が生命の維持を困難にする場合に行われる外科的治療（先天性心疾患など）．

**(3) 予防**

医師は，看護師，保健師などに補佐されて下記①，②を助言・指示し，③，④にかかわる．

①妊娠時の催奇形性のある薬物の使用や風疹などの感染の防止．

②妊娠前の感染予防ワクチンの接種．

③出生前遺伝子診断の適正な活用．

④厳密な個人情報保護と倫理管理のもとでの適正な遺伝カウンセリング．

## 2 感染症の医療（図11-2）

### (1) 診断

医師は，診察による下記①の所見と②〜④の医師または臨床検査技師，診療放射線技師による臨床検査の結果をもとに診断する．

①症状があらわれた時間的経緯と，頭痛，腹痛，筋肉痛などの自覚症状の聴取（問診），粘膜の充血，皮膚・粘膜の発疹（視診），咳，異常な呼吸音（聴診），異常な体温（体温計による測定）の検出．

②白血球の数と分画，血沈，胸部X線写真などの一般的な臨床検査．

③血液，喀痰，尿，糞便，髄液の微生物学的臨床検査による病原体の検出と薬剤感受性検査．

④血清学的臨床検査による血清中の病原体に特異的な抗体の検出と抗体価の経時的測定．

### (2) 治療

医師は，看護師や薬剤師に補佐されて下記①の一般的な注意と②の対症療法を行うとともに，病原微生物の種類や薬剤感受性の検査結果に基づいて③の原因療法を行う．

①一般的に重要な安静と休養の確保，消化されやすく栄養分に配慮した食をとることによる体力／抵抗力の保持・増進．

②発熱，頭痛，咳，鼻水，下痢などによる苦痛を和らげるための解熱・鎮痛薬，抗炎症薬，咳止め（鎮咳薬），下痢止め（止痢薬）などを用いた対症療法．対症療法は苦痛を和らげるために有用であるが，病原体を排除しようとする身体の防御反応を損なう

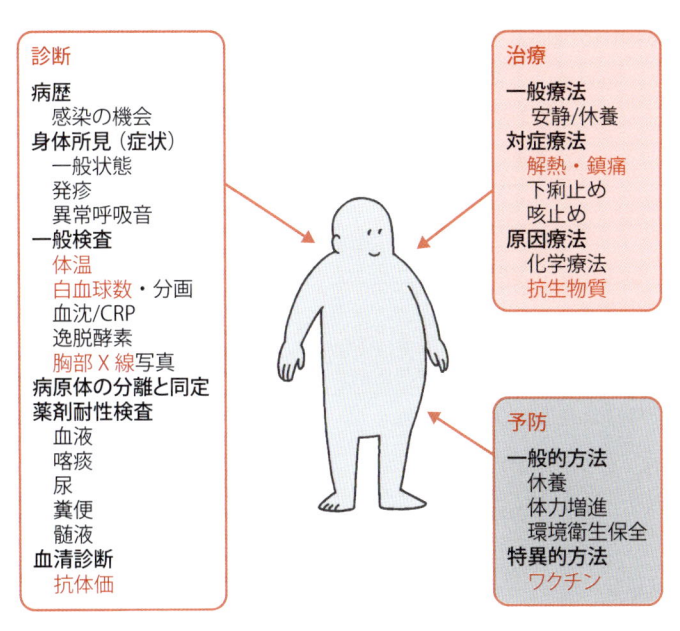

**図11-2 感染症の医療**

一面があることへ留意する．

③抗生物質，化学療法薬を用いた原因療法．新たな耐性菌の出現に留意した適切な薬物の利用．

### (3) 予防

医師は，看護師や保健師に補佐されて下記①と②を指示し，③を実施する．

①バランスのとれた食の摂取，適度な運動，睡眠，休養による体力の保持・増進．
②家庭，職場などの環境衛生への留意．
③適時のワクチン接種．個人と集団の発症予防．

## 3 アレルギーの医療（図11-3）

### (1) 診断

医師は，診察による下記①の所見と②の医師または臨床検査技師による臨床検査の結果をもとに診断する．

①症状があらわれるまでの時間的経緯と職・生活環境の状況，食，薬物の中のアレルゲン候補の聴取（問診），呼吸音の異常（喘息：聴診），粘膜の充血・分泌，蕁麻疹等の皮疹，全身のショック症状の検出（視診，血圧低下）．
②パッチテスト，プリックテスト，IgE抗体の検出などによるアレルゲンの特定．

### (2) 治療

医師は，看護師や薬剤師に補佐されて，①の対症療法を行うとともに，特定されたアレルゲンを標的とする②の原因療法を行う．

①抗ヒスタミン薬や副腎皮質ステロイドホルモンによる対症療法．原因療法としての側面もあるステロイドホルモン長期投与では，副作用に注意．
②脱感作による原因療法．この治療法は完全には確立されていない．

### (3) 予防

医師は，看護師，保健師に補佐されて①と②を指示する．

①特定されたアレルゲンへの接触の回避．
②アレルギーを発症しやすい体質の改善．

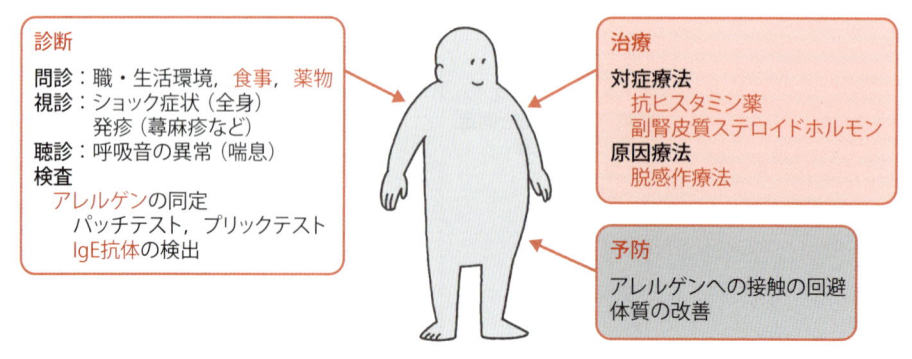

図11-3 アレルギーの医療

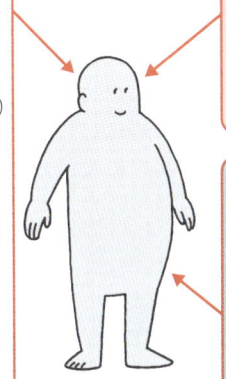

## 4 がんの医療（図11-4）

### (1) 診断

医師は，自覚症状，生活習慣，家族歴などを聴取する（問診）とともに，がんの種類別に①〜⑥の診察，および医師または臨床検査技師，診療放射線技師による臨床検査の結果をもとに診断する．多くの場合に，診断は早期診断のための健康診断，精密検査の2段階で行われる．

①皮膚がん，乳がん：腫瘤の視診，触診による検出，生検biopsyにより採取した組織片の病理組織診断．

②肺がん：胸部X線撮影による画像診断，喀痰塗抹標本の細胞診断．

③食道がん，胃がん，大腸がん：造影剤を用いたX線撮影による画像診断，内視鏡検査，内視鏡下で採取した組織片の病理組織診断．

④白血病：血液塗抹標本，骨髄塗抹標本の細胞診断．

⑤子宮がん：塗抹標本の細胞診断．

⑥脳腫瘍：CT，血管造影X線撮影による画像診断．

### (2) 治療

医師は，看護師，薬剤師，診療放射線技師に補佐されて，①〜③の各種治療法を組み合わせて治療を行う．最近は，患者一人ひとりのテーラーメイドtailor-made（個別に準備された）治療も行われる．

①外科的治療：手術．

②放射線治療：X線などの照射．

③内科的治療：化学療法，免疫療法，分子標的治療．

**診断**
- 一般診断・早期診断：健康診断
  - 問診・一般身体症状
  - 視診・触診（皮膚がん，乳がん）
  - 胸部X線写真（肺がん）
  - 腹部X線写真（造影剤；胃がん，大腸がん）
  - 胃カメラ・内視鏡（胃がん，大腸がん）
  - 血液検査：細胞（白血病，がん転移）
  - 血清学的・生化学的検査（肝がん，前立腺がんなど）
  - 喀痰細胞検査（肺がん）
  - 拭い液・分泌液細胞検査（子宮がん）
- 精密検査
  - CT画像
  - 超音波画像
  - MRI画像
  - 血管造影
  - 細胞・組織生検

**治療**
- 外科的治療：がんの摘出・除去
- 放射線治療：X線，コバルト，重粒子線 回転照射
- 内科的治療：化学療法 免疫療法 分子標的治療
- テーラーメイド治療

**予防**
- 生活習慣の改善
  - 禁煙（肺がん）
  - 飲酒の制限（肝がん）
  - 適正な食事（胃がん，大腸がん）
  - 過度のストレスからの回避
  - 環境保全：大気汚染，水汚染などからの回避（職業病，公害病）
- 自然環境の保全
  - 紫外線被ばく防止（皮膚がん，メラノーマ）
  - 放射線被ばく防止（白血病，内分泌腺がん）

図11-4　がんの医療

### (3) 予防

医師は，看護師や保健師に補佐されて①や②を指示し，③を実施する．

①生活習慣の改善：禁煙やアルコール摂取の制限，適正な食事（食餌），過度のストレスの回避．

②環境の保全：大気汚染，水汚染の回避，過度の紫外線被ばく，放射線被ばくの回避．

③早期発見，早期治療（二次予防）

## 5 代謝性疾患の医療（図11-5）

### (1) 診断

医師は，自覚症状，生活習慣，家族歴などを聴取する（問診）とともに，診察による①の所見と医師または臨床検査技師による②，③の臨床検査の結果をもとに診断する．

①身体症状：血圧，肥満度．

②血液検査：血糖値，血中コレステロール値（HDL/LDL），血中中性脂肪値．

③尿検査：尿糖，尿タンパク．

### (2) 治療

医師は，看護師や薬剤師に補佐されて①や②を指示するとともに，③の治療を行う．

① 食事（食餌）療法．

② 運動療法．

③ 薬物療法：インスリン，降圧薬．

### (3) 予防

医師は，看護師や保健師に補佐されて①を指示する．

①適正な生活習慣：適正な食生活と運動．

## 6 血管性疾患の医療（図11-6）

### (1) 診断

医師は，自覚症状，生活習慣，家族歴などを聴取する（問診）とともに，病気の部位

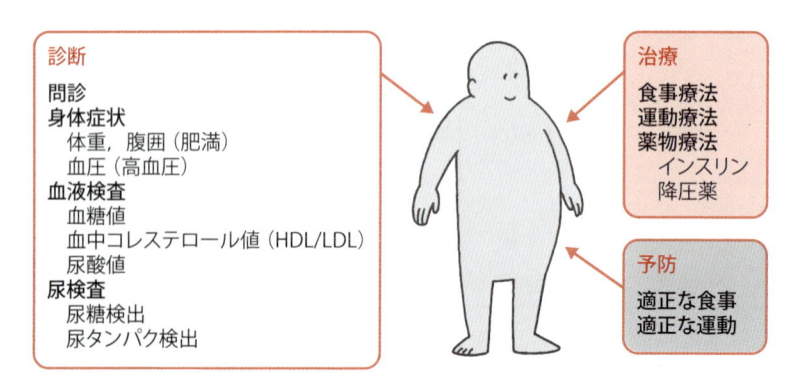

**図11-5 代謝性疾患（糖尿病，脂質代謝異常，肥満，高血圧）の医療**

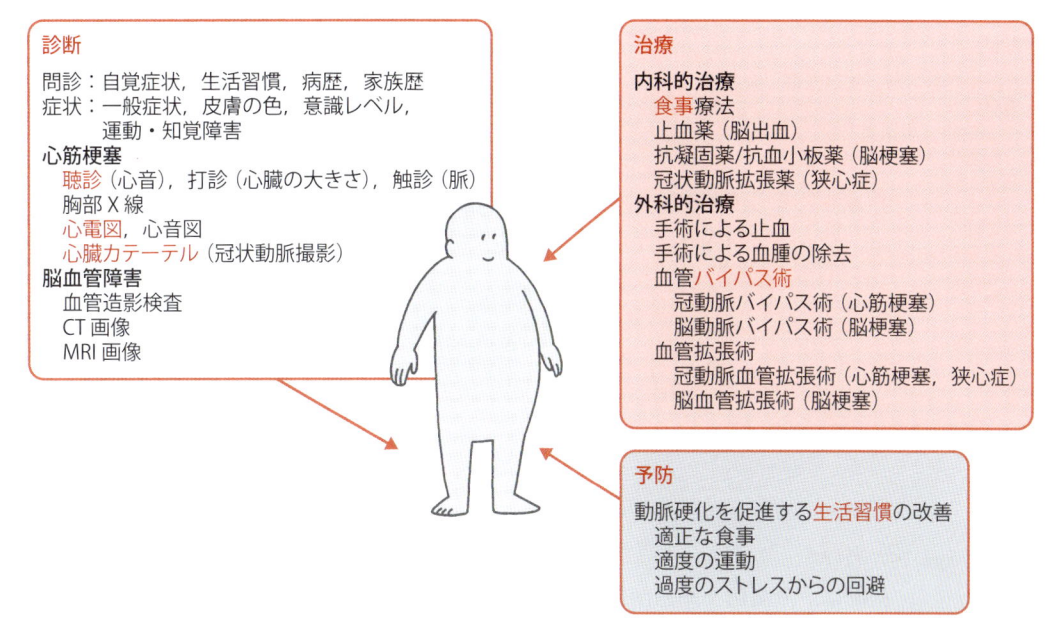

## 図11-6 血管性疾患の医療

**診断**
問診：自覚症状，生活習慣，病歴，家族歴
症状：一般症状，皮膚の色，意識レベル，
　　　運動・知覚障害
心筋梗塞
　聴診（心音），打診（心臓の大きさ），触診（脈）
　胸部X線
　心電図，心音図
　心臓カテーテル（冠状動脈撮影）
脳血管障害
　血管造影検査
　CT画像
　MRI画像

**治療**
内科的治療
　食事療法
　止血薬（脳出血）
　抗凝固薬/抗血小板薬（脳梗塞）
　冠状動脈拡張薬（狭心症）
外科的治療
　手術による止血
　手術による血腫の除去
　血管バイパス術
　　冠動脈バイパス術（心筋梗塞）
　　脳動脈バイパス術（脳梗塞）
　血管拡張術
　　冠動脈血管拡張術（心筋梗塞，狭心症）
　　脳血管拡張術（脳梗塞）

**予防**
動脈硬化を促進する生活習慣の改善
　適正な食事
　適度の運動
　過度のストレスからの回避

---

別に①または②の診察による所見，および医師または臨床検査技師あるいは診療放射線技師による臨床検査・画像診断の結果をもとに診断する．

①心筋梗塞：身体症状，心電図，心臓カテーテルによる血管造影画像診断．

②脳血管障害：身体症状，血管造影画像診断，CT（Computed Tomography）画像診断，MRI（Magnetic Resonance Imaging）画像診断．

### (2) 治療

医師は，看護師や薬剤師に補佐されて，①および②の治療法を組み合わせて治療を行う．

①内科的治療：食事療法，止血薬（出血），抗凝固薬（梗塞），冠状動脈拡張薬（狭心症）．

②外科的治療：手術による止血，血管バイパス術，血管拡張術．

### (3) 予防

医師は，看護師，保健師に補佐されて①を指導する．

①生活習慣の改善．

## 7 変性疾患（神経変性疾患）の医療（図11-7）

### (1) 診断

医師は，自覚症状，生活習慣，家族歴などを聴取する（問診）とともに，診察による①の所見と医師または臨床検査技師による②の臨床検査の結果をもとに診断する．

①身体症状：運動能，知覚能，記憶力，思考力．

②CT・MRI画像診断，脳波，筋電図，組織診断，プリオン検出（クロイツフェルト・ヤコブ病 Creutzfeldt-Jakob disease；CJD）

**診断**
問診：自覚症状, 生活習慣, 家族歴
身体症状
　運動能・知覚能
　記憶力・思考力
検査
　画像診断：CT・MRI
　脳波
　筋電図（筋萎縮性側索硬化症）
　組織診断
　プリオンの検出（CJD）

**治療**
原因療法
　ドーパミン・抗コリン薬（パーキンソン病）
　アセチルコリン分解酵素阻害薬（アルツハイマー病）
　グルタミン酸放出抑制薬（筋萎縮性側索硬化症）
　免疫抑制薬（多発性硬化症）
対症療法
　人工呼吸器・中心静脈栄養（筋萎縮性側索硬化症）

**予防**
緑黄色野菜, 魚介類の摂取（アルツハイマー病）
プリオン病罹患ウシなどの接触回避（CJD）

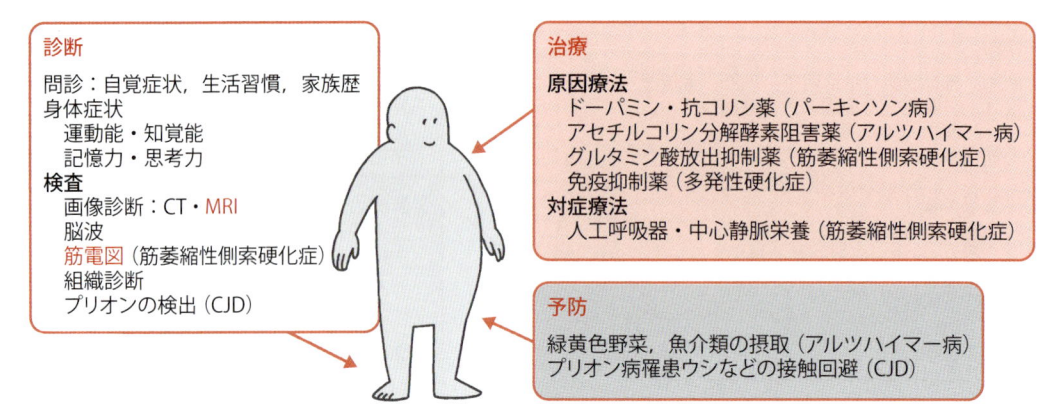

**図11-7　神経変性疾患の医療**

### （2）治療

医師は, 看護師や薬剤師に補佐されて, ①の原因療法と②の対症療法を組み合わせて治療する.

①原因療法：ドーパミン・抗コリン薬（パーキンソン病 Parkinson's disease）, アセチルコリン分解酵素阻害薬（アルツハイマー病 Alzheimer's disease）, グルタミン酸放出抑制薬（筋萎縮性側索硬化症）, 免疫抑制薬（多発性硬化症）.

②対象療法：人工呼吸, 中心静脈栄養（筋萎縮性側索硬化症）.

### （3）予防

医師は, 看護師, 保健師に補佐されて①や②を指導する.

①緑黄色野菜, 魚介類の摂取（アルツハイマー病）.

②プリオン病罹患ウシなどとの接触回避（CJD）.

## 8　心の病気の医療（図11-8）

### （1）診断

医師は, 自覚症状, 生活習慣, 家族歴などを聴取する（問診）とともに, 診察による①の所見と②の検査結果をもとに診断する.

①症状：認知力, 記憶力, 思考力, 気分, 妄想.

②心理・発達テスト, 精神分析.

### （2）治療

医師は, 看護師, 薬剤師, 精神保健福祉士, 臨床心理士に補佐されて, ①〜④の治療法を組み合わせて治療する.

①対話療法：サイコセラピー.

②作業療法.

③薬物療法：向精神薬, 気分安定薬, 抗精神病薬.

④転地療法, 物理療法：温泉療法, 電気ショック.

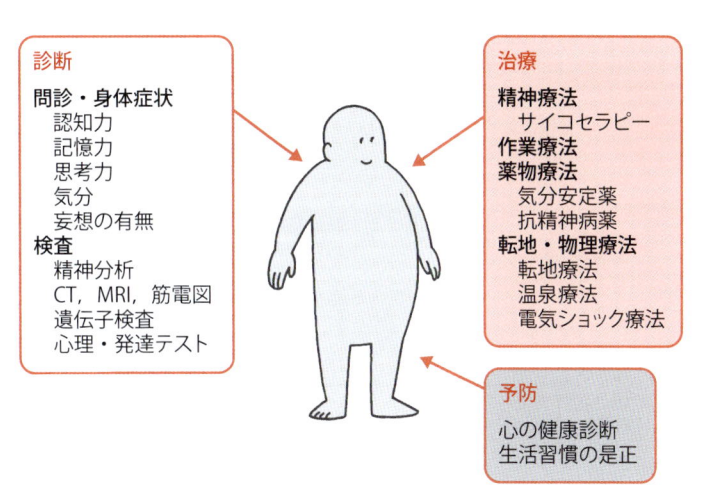

**図11-8 心の病気の医療**

診断
**問診・身体症状**
　認知力
　記憶力
　思考力
　気分
　妄想の有無
**検査**
　精神分析
　CT, MRI, 筋電図
　遺伝子検査
　心理・発達テスト

治療
**精神療法**
　サイコセラピー
**作業療法**
**薬物療法**
　気分安定薬
　抗精神病薬
**転地・物理療法**
　転地療法
　温泉療法
　電気ショック療法

予防
　心の健康診断
　生活習慣の是正

### (3) 予防

医師は，看護師，保健師，臨床心理士などに補佐されて①，②を指導し，患者の言動が一般住民に危害を与える危険性が大きいと判断する場合にこれを防止する目的で③を実施する．

①心の健康診断．
②生活習慣の是正(心のストレスとなる原因からの回避，心を昂揚させる体験)．
③強制入院(隔離)．

## B. 一般診療科における医療

本章Aでは，傷病の主要な病因・病態別にみた医療の現場全体の枠組みを，そこで協働・連携する医師とその他の医療専門職者のそれぞれの基本的な役割を含めて説明した．医療機関での医療の多くは，主に傷病が発生する病因・臓器の別，傷病者の年齢・性別，あるいは治療法(内科的・外科的)の別に置かれた診療科で実施されている．それぞれの診療科での医療は，特定器官・領域にかかわる遺伝病，感染症・炎症，腫瘍，代謝・変性疾患に個別の病名をつけた上で，病因・病態別の一般的な特性に配慮しつつも，その病名について蓄積された個別の診断，治療・予防法を駆使して進められる．このため，医療全体のエッセンスを正しく理解するには，病因・病態別の医療の基本(本章A節)を踏まえた上で，それぞれの診療科別の医療の概要を知る必要がある．

本B節では，多くの医療機関に一般的に置かれている診療科ごとに，それぞれの診療科が対象とする主な病気について，病気ごとに固有の代表的な診断，治療・予防法の要点を紹介する(本文および表11-1)．それぞれの病気そのものについての説明は，第6章と第7章を参照されたい．なお，本節で紹介する器官・領域別のどの病気も，A節で説明したいずれかの病因・病態によるものであることから，その診断，治療，予防の基本はA節で説明した病因・病態別の医療と同じである．したがって，特定の

表11-1　一般診療科における医療の枠組み

| 診療科の種類 | | 代表的対象疾患 | 代表的病因 | 代表的診断法 | 代表的治療法 |
|---|---|---|---|---|---|
| 内科 | 一般内科 | 内科系疾患一般 | | 医師による診察，一般臨床検査，X線写真 | 薬物治療 |
| | 消化器内科 | 急性胃炎，慢性胃炎，胃十二指腸潰瘍，胃がん，大腸がん，肝炎，肝硬変，膵臓炎，膵がん | 暴飲暴食，ストレス，ピロリ菌感染，肝炎ウイルス感染，生活習慣（喫煙，飲酒） | 問診，触診，視診，胃透視，胃内視鏡，大腸内視鏡，逸脱酵素検出，肝炎ウイルス抗原検出，腫瘍マーカー検出，病原菌検出，画像診断 | 制酸薬，抗生物質（ピロリ菌除去），化学療法，放射線療法，免疫療法，インターフェロン投与，外科手術（消化器外科：腫瘍摘出，肝移植） |
| | 呼吸器内科 | 急性肺炎（細菌性，ウイルス性），慢性気管支炎，間質性肺炎，肺結核，喘息，肺がん | 肺炎球菌，肺炎桿菌，マイコプラズマ，インフルンザ，アレルギー，喫煙 | 胸部X線写真，菌の検出 | 抗生物質，抗ウイルス薬，化学療法，放射線療法，外科手術（呼吸器外科） |
| | 循環器内科 | 動脈硬化，高血圧，動脈瘤，狭心症・心筋梗塞，不整脈（心房性，心室性），心筋症，心不全，循環障害（ショック），先天性異常 | 生活習慣（過食，運動不足），加齢，伝導ブロック，アレルギー，催奇性薬物・感染 | 聴診（心音），心電図，脈・血圧測定，逸脱酵素検出，冠動脈造影CT，眼底検査 | 降圧薬，強心薬，昇圧薬，血管拡張薬，血栓溶解療法，心臓カテーテル治療，AED，ペースメーカー，外科手術（心臓血管外科） |
| | 代謝・内分泌内科 | 飢餓，脱水，糖尿病，バセドウ病，クレチン病，クッシング病，アジソン病 | 水・栄養不足，インスリン不足・機能低下，甲状腺ホルモン過剰・不足，副腎皮質ホルモン過剰・不足 | 血糖値測定，ブドウ糖負荷試験，ホルモンレベルの測定 | 水・栄養の補給，食事療法，血糖降下薬・インスリン投与，ホルモンレベルの調整 |
| | 腎臓内科 | 急性・慢性糸球体腎炎，腎不全，腎盂腎炎，膀胱炎，腎臓・尿路結石，腎臓がん，前立腺がん，精巣がん | β溶連菌感染（急性糸球体腎炎） | GFR値，ASLO値（糸球体腎炎，腎不全） | 抗生物質，血液透析，結石破砕術，外科手術（泌尿器科），放射線療法，ホルモン療法 |
| | 神経内科 | 脳血管障害（脳梗塞，脳出血，脳塞栓，くも膜下出血，慢性硬膜下血腫）・脳神経変性疾患（アルツハイマー病：認知症，パーキンソン病，ハンチントン病，筋萎縮性側索硬化症），脳腫瘍 | 動脈硬化，遺伝素因 | 症状（意識・運動・言語障害），画像診断，脳血管造影検査，脊髄液検査，筋電図，遺伝子診断 | 血栓溶解療法，脳浮腫治療，人工呼吸，血管内治療，外科手術（脳神経外科），リハビリテーション医療，薬物（ドーパミン）治療 |
| 精神科 | | 気分障害（うつ，双極性），認知症，発達障害（自閉症，アスペルガー症候群），統合失調症 | ストレス，発達障害 | 症状（気分，妄想の有無），コミュニケーション力 | 精神療法，心理療法，薬物治療（気分安定薬，抗精神病薬），電気ショック療法 |
| 皮膚科 | | 感染症（白癬，丹毒，梅毒，ヘルペス），アレルギー（花粉症，アトピー性皮膚炎，接触性皮膚炎），全身性自己免疫病（SLE，ベーチェット病），母斑，皮膚がん（扁平上皮がん，悪性メラノーマ） | 真菌，細菌，ウイルス，花粉，薬物，紫外線 | 症状（疼痛，蕁麻疹，湿疹，紅斑，腫瘤），病原微生物検出，アレルゲンの特定（プリックテスト） | 抗生物質，抗真菌薬，抗ウイルス薬，抗ヒスタミン薬，ステロイド薬，減感作療法，化学療法，外科手術 |
| 小児科/小児外科 | | 小児感染症（麻疹，風疹，水痘），小児アレルギー（アトピー，食物アレルギー），遺伝病（フェニルケトン病，ダウン症候群），悪性腫瘍（小児白血病），小児がん | | | 薬物治療（小児用処方）外科手術（小児外科） |
| 外科 | 一般外科 | 外傷（切傷，擦過傷，骨折・捻挫・脱臼，内臓破裂），熱傷，凍傷 | 物理的・化学的外力，熱 | 症状，患部X線写真 | 創傷部の消毒，止血，切開，縫合，骨折・脱臼への処置 |
| | 消化器外科 | 食道，胃，十二指腸，小腸，大腸，直腸，肛門，肝臓，胆嚢，膵臓における炎症，腫瘍 | | | 開腹手術，内視鏡・腹腔鏡・手術ロボットを使う手術，薬物療法など併用 |
| | 心臓血管外科（胸部外科） | 先天性心疾患（心房中隔欠損症，心臓弁膜症），心筋梗塞，大動脈瘤 | | | 開胸術，弁形成術，冠動脈バイパス術，ステントグラフト内挿術，心臓移植術 |

（つづく）

(前ページのつづき)

| 診療科の種類 | | 代表的対象疾患 | 代表的病因 | 代表的診断法 | 代表的治療法 |
|---|---|---|---|---|---|
| 外科 | 呼吸器外科（胸部外科） | 悪性腫瘍（肺がん，胸腺腫瘍），胸膜疾患（気胸，膿胸） | | | 開胸術 |
| | 脳神経外科 | 頭部外傷，急性・慢性硬膜下出血・血腫，くも膜下出血，脳出血，脳梗塞，脳腫瘍，脊椎・脊髄疾患，末梢神経疾患 | | 画像診断（CT，MRI） | 開頭術，手術用顕微鏡利用 |
| 整形外科 | | 骨折（単純骨折，複雑骨折），捻挫，脱臼，椎間板ヘルニア，関節リウマチ | 物理的外力（骨折など） | 症状（疼痛，腫脹，異常運動，運動障害），患部X線写真，画像診断（CT，MRI） | 非観血的・観血的手術，固定（副子，ギプス），感染防止，外科手術（ヘルニア摘出術，関節固定術，人工関節置換術），薬物療法，リハビリテーション |
| 泌尿器科 | | 尿排泄路と男性生殖器の炎症，結石，腫瘍，機能不全，性病 | | | 薬物治療，外科手術 |
| 産婦人科 | 産科 | 異常出産（胎児の位置異常），子宮外妊娠，不妊 | | | 外科手術（帝王切開），体外受精，人工妊娠中絶 |
| | 婦人科 | 女性生殖器の炎症（卵巣炎，子宮内膜炎など）や腫瘍（卵巣がん，子宮筋腫，子宮頸がんなど） | ヒトパピローマウイルス感染（子宮頸がん） | 細胞診（子宮頸がん） | 外科手術，薬物治療 |
| 眼科 | | 屈折異常，炎症（結膜炎など），外傷，白内障，緑内障，眼底出血，網膜剥離，小児がん（網膜芽細胞腫） | 糖尿病・動脈硬化（眼底出血） | 視力検査，検眼鏡（眼底検査），眼圧測定 | メガネ，薬物治療，レーザー光線治療（網膜光凝固術），白内障に対する手術，緑内障に対する薬物療法，小児がんに対する外科治療（眼球摘出） |
| 耳鼻咽喉科 | | 耳の病気（聴覚異常：難聴，中耳炎，平衡感覚異常：メニエール病など），鼻の病気（アレルギー性鼻炎，副鼻腔炎など），咽喉の病気（咽頭炎，扁桃炎，声帯ポリープなど） | | 聴力検査，喉頭鏡 | 外科的治療，薬物治療 |
| 歯科/口腔外科 | | 齲歯（虫歯），歯周病/顎口腔領域の外傷，炎症，腫瘍 | 食生活，歯垢 | X線写真/病理診断 | 抜歯，義歯，インプラント治療，口腔清掃/外科手術，薬物治療 |

　病因・病態に共通する医療の特徴についての説明（横糸となる説明）はA節に譲り，本B節では器官・領域別の個々の病気に特徴的な診断，治療，予防（縦糸となる説明）に焦点を絞って，その要点を補足して紹介する．こうして，基礎編で第6章を横糸，第7章を縦糸として病気そのもののコンセプトを学習したのと同じように，横糸（A節）と縦糸（B節）の両方の説明を通して，医療全体のエッセンスを理解することをここでのねらいとする．

## 1 診療科の種類

　医療法の規制を受けて古くから医療機関に開設することができる一般的な診療科として，内科，外科，小児科，皮膚科，精神科，整形外科，産婦人科，泌尿器科，眼科，耳鼻咽喉科，放射線科などがある．近年，内科には，消化器内科，呼吸器内科，循環器内科，神経内科，血液内科，腎臓内科，内分泌内科，アレルギー内科，腫瘍内科など，また外科には，胸部外科，消化器外科，脳外科，心臓血管外科，小児外科，口腔外科などの専門化された診療科が総合病院を中心に置かれるようになり，医療の専門

化が進んでいる．一方で，特定の臓器や病態に区分することなく傷病者を総合的な視点で診療し，必要に応じて専門診療科と連携することをねらいとする総合診療科も多くの総合病院に置かれるようになった．本B節では代表的な一般的診療科別に，またC～H節では一般診療科横断的に，総合的な医療の体制と概要を解説する．

## 2 内科一般の医療

　最も多数の傷病者(患者)が訪れるのが内科であろう．患者は心身の特定部位の痛みなどの症状を自覚し，そうした自覚症状の種類に応じて特定の診療科を選び受診する．代表的な自覚症状として，発熱，痛み，痒み，倦怠感，発疹，頭痛，めまい，不眠，咳，嘔気，嘔吐，下痢など(第5章C節参照)があげられ，これらの症状を自覚する成人の多くが最初に受診するのが内科である．こうした症状を自覚して内科を受診した場合に診断される最も多い病名は風邪や胃腸炎であり，その場合の医療の基本は，症状を和らげるための対症療法である．しかし，頻度は限られるが，インフルエンザ，肺炎，気管支喘息，心筋梗塞，脳血管障害，胃潰瘍，胃・大腸がん，膵がんなど，適切な原因療法を必要とする病気である場合がある．その一部は適時の外科療法を必要としたり，内科の中あるいは外の特定の専門診療科での医療を必要としたりするため，受診する患者一人ひとりが受けるべき医療の種類と内容について，医師の総合的な判断が求められる．

### (1) 消化器内科の医療

　内科の中の専門診療科の一つである消化器内科は，食道，胃，十二指腸，小腸，大腸といった消化管に発生する病気と，消化管に付属して消化液などをつくる肝臓，膵臓などの消化器系臓器に発生する病気を対象とした専門医療を担当する．代表的な病気としては，胃炎，胃潰瘍，胃がん，大腸がん，肝炎，肝硬変，肝がんなどがある(第7章A節参照)．

　**診断**：問診(食欲，疼痛，嘔気，下痢，便秘などの症状)，触診(圧痛，腫瘤)，検温(体温)などに加えて実施する代表的な検査法に，①胃・大腸内視鏡検査と組織生検・病理診断，②バリウム造影による胃・腸透視画像(胃潰瘍，胃がん，大腸がん)，③便検査(感染症：細菌培養；胃潰瘍，胃・大腸がん：潜血)，④血液検査[腫瘍マーカー](大腸がん：CA19-9，CEA；肝細胞がん：AFP；膵がん：CA19-9)，⑤血液検査[逸脱酵素](肝炎：GOT/AST，GPT/ALTなど)，⑥血液検査[肝炎ウイルス抗原(HBs抗原など)・抗体の検出](肝炎)，⑦血液検査[貧血](胃がん，大腸がん)，⑥画像診断(CT，超音波，MRI)(肝がん，膵がん)がある．

　**治療と予防**：①制酸薬(胃炎)，②ピロリ菌の排除(胃潰瘍，胃がん)，③胃部分切除(胃潰瘍)，④外科手術(胃全摘など)，化学療法，放射線療法，免疫療法(胃がん，大腸がん，肝がん，膵がん)，⑤大腸ポリープ切除(大腸がんの予防)，⑥インターフェロン投与，B型肝炎ワクチン接種，肝移植(肝炎，肝硬変，肝がんの治療と予防)，⑦生活習慣(塩分摂取，飲酒，喫煙，運動)適正化(胃がん，大腸がんの予防)，⑧飲水，輸血・輸液を介するウイルス感染阻止(肝炎の予防)．

## （2）呼吸器内科の医療

消化器内科と並ぶ最も一般的な内科の領域が呼吸器内科である．呼吸器は，環境から空気(酸素)を体内に取り込み，体内呼吸でつくられた炭酸ガスを体外に排出する臓器であり，気管，気管支，肺で構成される．呼吸器に発症する病気としては，細菌感染による急性肺炎や肺結核，ウイルス感染による感冒やインフルエンザ，アレルギーによる喘息，腫瘍としての肺がんが一般的である(第7章B節参照)．抗生物質や化学療法薬の発見により急性肺炎や肺結核による死亡例は急速に減少したが，薬剤耐性菌の出現によって治療の難しいものも増えてきている．喫煙などの生活習慣もかかわって，肺がんの発生数が増加しており，治療困難な場合が多く死亡例が急増している．

**診断**：問診，視診(肺炎，肺がん：咳)，検温(肺炎，肺結核：発熱)，聴診(呼吸音)などに加えて実施される代表的な検査法として，①胸部X線写真，画像診断(肺炎・肺結核，肺がん)，②喀痰検査(塗抹標本・培養：肺炎・肺結核，肺がん)，③ツベルクリン反応(結核)，④組織生検(肺がん)，⑤遺伝子診断(インフルエンザ)がある．

**治療と予防**：①抗生物質(肺炎：ペニシリン；結核：ストレプトマイシン)，②化学療法薬(結核：イソニアジド；インフルエンザ：タミフル；肺がん：シスプラチン)，③放射線療法(肺がん)，④外科手術(肺がん)，⑤ワクチンの接種(インフルエンザ，肺炎，肺結核の予防)．

## （3）循環器内科の医療

社会の超高齢化に不適切な生活習慣が重なって，動脈硬化による循環障害を原因として発症する脳血管障害や心筋梗塞の発症と，それによる死亡者の数が増え続けている．動脈硬化の発症にかかわる脂質代謝異常や高血圧を是正する薬物療法には進展がみられるものの，血管障害を予防し治療する画期的な方法はまだ開発されていない．現時点では，血管障害の原因が血栓である場合はこれを溶解する薬物，出血に対してこれを止血する薬物が使用されるが，抜本的な治療法とはいえない．適切と判断される場合には，血管内での，または手術による外科的治療法の対象となる．

循環器は心臓，血管，リンパ管で構成される．心臓に発症する代表的な病気として，①先天性異常，②狭心症と心筋梗塞，③不整脈，④心筋症があげられる．一方，血管に発症する最も重要な病態として，動脈硬化とその結果として発症する梗塞，血栓，動脈瘤，出血など，また空気などによる血管の塞栓，および血管の外傷による出血などがある(第7章C節参照)．以下，代表的な循環器の病気の医療の基本を説明する．

**診断**：問診(狭心症，心筋梗塞：胸部痛；不整脈：動悸)，聴診(先天性心疾患，弁膜症：心音)，視診(先天性心疾患：チアノーゼ)，触診(不整脈)などに加えて実施される代表的な検査法として，①心電図(狭心症，心筋梗塞，不整脈)，②血圧測定(高血圧，心不全)，③心音図(先天性心疾患，弁膜症)，④胸部X線写真(心筋症)，⑤眼底検査(動脈硬化，高血圧)，心臓カテーテル検査・冠動脈造影(心筋梗塞，狭心症)，④血液検査・逸脱酵素(心筋梗塞)などがある．

**治療と予防**：①降圧薬(高血圧)，②血管拡張薬(狭心症)，③昇圧薬(心不全，ショック)，④心マッサージ・強心薬(心不全)，⑤血栓溶解薬(心筋梗塞)，⑥心臓カテーテ

ル・ステント治療，⑦冠動脈形成術，冠動脈・大動脈バイパス移植術(心筋梗塞)，⑧外科手術[代用血管](先天性心疾患，動脈瘤)，⑨自動体外式除細動器(AED)，植え込み型除細動器(ICD)(心室性不整脈)，⑩ペースメーカー植え込み術(徐脈性不整脈)，⑪妊娠期の風疹感染防止，催奇性薬物摂取回避(先天性心疾患の予防)，⑫生活習慣の改善(動脈硬化，高血圧の治療と予防).

### (4) 代謝・内分泌内科の医療

糖質，タンパク質などの摂取の不足による栄養障害，特定のビタミンやミネラルの摂取不足または内的なホルモンレベルの異常による代謝障害が医療の対象となる．近年最も大きな問題となっているのは，栄養(糖質など)の過剰な摂取がもとで発症する糖尿病である(第6章G節[2]項参照)．糖尿病は多くの成人に高頻度に発症し，循環器障害や感染症など多様な病気の発症にも深くかかわり，社会的な問題となっている．

**診断**：問診(メタボリックシンドローム：生活習慣；糖尿病：頻尿，口渇)，視診(糖尿病：肥満；栄養不足：欠乏症固有の所見；ホルモンの過剰・不足：ムーンフェイスなど固有の所見)などに加えて実施される代表的な検査法として，①尿検査(糖尿病：糖尿；糖尿病昏睡：ケトン)，②血液検査[血糖値，ブドウ糖結合ヘモグロビン(HbA1c)値](糖尿病)，③ブドウ糖負荷試験(糖尿病)がある．

**治療と予防**：①不足する栄養素の補充(栄養不足)，②インスリン，経口血糖降下薬(糖尿病)，③食事療法，運動療法(メタボリックシンドローム，糖尿病)，④ホルモンレベルの調整(ホルモンレベル異常症)．

### (5) 腎臓内科の医療

体内の代謝の結果生ずる老廃物を血液から除去し，尿として排出する臓器である腎臓や，尿管，膀胱，前立腺などには，急性・慢性の糸球体腎炎，腎盂炎，膀胱炎，結石，腎臓がん，膀胱がん，前立腺肥大，前立腺がん，精巣がん，尿細管の機能不全による尿崩症などの病気(第7章D節参照)が発症する．腎臓内科は[8]項の泌尿器科と連携し，これらの病気の医療にあたる．

**診断**：問診(膀胱炎：排尿痛，頻尿；尿管結石：激痛；前立腺肥大：排尿困難)，視診(糸球体腎炎：浮腫)，検温(腎盂炎，膀胱炎：発熱)などに加えて実施される代表的な検査法として，①尿検査(腎盂炎，膀胱炎：細菌培養；糸球体腎炎：タンパク尿，血尿)，②GFR検査(糸球体腎炎，腎不全)，③血液検査(糸球体腎炎：ASLO；尿毒症：尿素窒素；前立腺がん：PSA)，④腹部X線撮影，腹部超音波検査，腎盂尿管造影検査(尿管結石)がある．

**治療と予防**：①抗生物質(腎盂炎，膀胱炎)，②砕石術・外科手術(尿路結石)，③血液透析(腎不全)，④外科手術・放射線治療・ホルモン療法(前立腺がん)，⑤扁桃摘出・除菌(糸球体腎炎の予防)．

### (6) 神経内科の医療

神経内科の医療は，精神科の医療や脳神経外科の医療と深く関連し，境界領域の疾患も多い(第7章F，G節参照)．

**診断**：問診(頭痛，めまい，言語障害)，視診(運動麻痺，異常運動，けいれん，呼

吸麻痺），触診(知覚麻痺)などに加えて実施される代表的な検査法として，①画像診断(CT, MRI)(脳血管障害，脳神経変性疾患)，②脳血管造影検査(脳血管障害，脳腫瘍)，③脊髄液検査(くも膜下出血，脳髄膜炎)，④脳波(てんかん)，⑤筋電図(筋萎縮性側索硬化症)，⑤認知力検査(認知症)，⑥筋力，感覚検査(脳血管障害，脳神経変性疾患)，⑦遺伝子検査(脳神経変性疾患)がある．

**治療と予防**：①血栓溶解療法(脳梗塞)，②止血(脳出血)，③脳浮腫治療(脳血管障害)，④人工呼吸・気管挿管(呼吸麻痺)，⑤薬物(ドーパミン)治療(パーキンソン病)，⑥急性期後のリハビリテーション療法(脳血管障害)，⑦外科手術(脳腫瘍)．

### 3 精神科の医療

精神科の医療は，精神領域の一部の疾患の病因・病態が分子レベルで理解されるようになり，神経内科の医療との境界がみえにくくなってきてもいる．現在，パニック障害，気分障害(うつ病)，認知症，発達障害(自閉症，アスペルガー症候群)，統合失調症が主要な対象となっている(第7章G節参照)．この他，神経の過剰な興奮によってけいれんと意識障害を起こし，脳波で確定診断が下されるてんかんも，精神科，神経内科の両方の診療対象となる．

**診断**：問診(主訴：気分，妄想の有無)，視診(表情，動作)などに加えて実施される代表的な検査法として，①発達テスト(発達障害)，②脳波(てんかん)がある．

**治療と予防**：①精神療法，②心理療法，③気分安定薬(気分障害)，④抗精神病薬(統合失調症)，⑤電気ショック療法(統合失調症)，⑥精神環境の適正化．

### 4 皮膚科の医療

皮膚に発生する病気としては，発疹，外傷，腫瘍が一般的である．視診による診察の診断的価値が高い皮膚病変としては，蕁麻疹(アレルギー)，水疱(天然痘，水痘，単純ヘルペス，帯状疱疹などの感染症)，湿疹(アレルギー)，紅斑(感染症，アレルギー)，紫斑(血管炎)，角化(乾癬)，その他の感染症(白癬，蓐瘡，丹毒，結核，梅毒，ハンセン病など)に伴う固有の皮膚病変，自己免疫病(全身性エリトマトーデス：SLE，皮膚筋炎，強皮症，ベーチェット病など)に伴う固有の皮膚病変がある．外傷としては熱傷，凍傷，褥瘡，虫刺症などが，また腫瘍としては，母斑，肝斑，皮膚がん(扁平上皮がん，悪性メラノーマ)などがあげられる(第7章H節参照)．

**診断**：問診(痛み，痒み)，視診(発疹，腫瘤，くしゃみ，鼻水)，触診(炎症：圧痛；腫瘍・炎症：腫瘤)などに加えて実施される代表的な検査法として，①皮内テスト・プリックテスト(アレルギー)，②病理組織診断(皮膚がん)がある．

**治療と予防**：①抗生物質(細菌感染)，②抗ウイルス薬(帯状疱疹)，③抗真菌薬(白癬)，④抗ヒスタミン薬・ステロイド薬(アレルギー)，⑤減感作療法(アレルギー)，⑥外科手術・化学療法・免疫療法(皮膚がん)，⑦ワクチン接種(天然痘などの予防)，②紫外線被ばく回避(皮膚がんなどの予防)，③アレルゲン接触回避(アレルギーの予防)．

## 5 小児科/小児外科の医療

発育期の小児は，成人と同様の病気の他に，小児固有の病気に罹患する．いずれの場合にも，年齢に合わせた小児科医療が必要である．

成人が罹患するのと同じ細菌やウイルスの多くが小児感染症を引き起こすが，小児はこれを迎え撃つ抵抗力（免疫力）が成人に比べて十分でない場合が多く，麻疹，風疹，水痘，流行性耳下腺炎，百日咳などの感染症に罹患しやすい（第7章I節参照）．このため，これらの感染症を予防するワクチンの接種（第13章A節参照）が成人以上に重要である．小児期に特定の細菌やウイルスに感染したり，そのワクチンの接種を受けたりすることで強い免疫が成立すると，成人期の感染が防止される．近年，自然感染の率と予防接種率の両方が低下する中で，成人が麻疹などに罹患し重症化する例がみられ，社会的に問題となっている（第13章A節4項参照）．なお，小児感染症においては，体力のケアや使用する薬物の種類や量などについて，特別な配慮が必要である．

小児期に発症する遺伝病（フェニルケトン尿症，ダウン症候群，血友病，先天性免疫不全症，先天性心疾患など）や悪性腫瘍（小児がん：白血病，脳腫瘍など）（第7章I節参照）に対しても，成人に対してとは異なる特別な対応が求められる．なお，小児がんに対する治療法としては，外科的手術療法に加えて化学療法や放射線療法が有効であるが，小児がんや外傷などの外科的治療は小児外科医が担当する．

医学と医療の進展により，わが国では，とくに乳幼児期の死亡率が大きく減少した．そうした中で，成人期の大きな問題となっている不適切な生活習慣（過食，運動不足）による健康障害（第6章G節2項参照，小児肥満症）が小児期にもみられるようになっていることには留意する必要がある．

## 6 外科一般の医療

外科は，外科手術・外科的処置により治療を行う医療の領域の総称であり，外科固有の健康障害として外傷がある（第7章K節1項参照）．しかし，内科医療の対象となるいくつもの病気は，状況により，内科的な薬物治療とは別に外科医療（手術）の対象となる．外科医療では，対象となる臓器ごとに異なる外科手技が用いられることから，脳を対象とする脳神経外科，心臓や肺を対象とする胸部外科（心臓外科と呼吸器外科），消化管を対象とする消化器外科（第7章K節2〜5項参照），運動器を対象とする整形外科，眼を対象とする眼科，耳，鼻，咽喉を対象とする耳鼻咽喉科，泌尿器を対象とする泌尿器科，婦人臓器を対象とする産婦人科，口腔内のがん，外傷などを対象とする口腔外科，小児のがんや外傷を主な対象とする小児外科などの診療科に分かれる（第7章L〜O節参照）．このように外科では臓器別の専門化が進み，現在，一般外科は消化器外科が中心である．

### (1) 外傷の医療

外傷（創傷，出血，骨折，内臓破裂）の診断は，視診，触診による症状の把握，X線写真による骨折などの診断などによる．その予防と治療は，事故・災害・犯罪・戦争

の防止，傷害作用を示す化学物質の除去や中和・創傷部感染予防のための薬物投与，外科手術（切開，損傷部位の消毒，止血，傷口の縫合），骨折・脱臼などの治療による（次項⑦参照）．

### (2) 消化器外科の医療

消化器外科の医療は，食道，胃，十二指腸，小腸，大腸，直腸，肛門までの消化管およびその他の消化器系臓器である肝臓，胆嚢，膵臓に発生する第7章K節②項で紹介した潰瘍，炎症，閉塞，結石，がんを含む腫瘍などを主な対象とする．手術は，内科的治療だけでは対応が困難な出血性の潰瘍，薬物療法で治癒しない虫垂炎，転移のない比較的早期のがんなどへの適応がとくに有効である．開腹手術が基本であるが，内視鏡や腹腔鏡，さらに手術用ロボットを使った手術手技も普及してきている．外科手術によってがんを摘出した後，多くの場合に放射線治療や化学療法が併用される．手術後は，内科との連携によるがんの再発防止が重要である．また，肝硬変，劇症肝炎などで肝臓の機能が失われた場合には，肝臓の移植手術も行われる．

## COLUMN

### ロボット医療

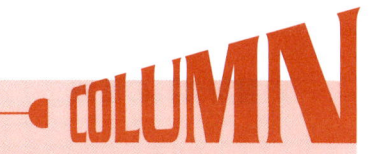

人間は，手足の働きをより効果的に代行することのできるいくつもの道具を発明して，人間固有の文明をつくりあげてきた．足の働きに代わって格段に遠くまで人を移動させる自動車や列車，そして飛行機を，また手の働きに代わる自動織機や洗濯機を開発してきた経緯は，まさに人間の歴史そのものである．最近，究極の道具として脚光を浴びているのが，人間の手足の働きとこれを制御する脳の計算機能の両方を備えたロボットである．ロボットには，外部情報を受け取る人間の感覚器に相当するセンサーと，受領した情報を分析し，その結果に基づいて手足に指令を送る脳に相当するコンピューター，およびその指令により動作する手足を模倣した構造が備わる．こうしてロボットは，人間の指令に基づいて，生身の人間以上の動作を行う．

近年，手足の精妙な働きをとくに必要とする医療の世界で，ロボットの活用が進んでいる．医療の領域で利用されてきているロボットには，手術などの精密な医療を行う人間（外科医）を補佐する手術用ロボットや，障害された人間（患者）の手足の働きをサポートする介護用ロボットがある．

米国で開発された手術用ロボット「ダ・ヴィンチ」を用いて熟練した外科医が内視鏡下で行う前立腺がん摘出術などは，正常組織を傷つけることの少ない手術方式として評価される．また，医師を含む多くの医療専門職者が特定の医療技術をシミュレーションにより修得する際に利用される患者ロボットも，医療人の医療技術を向上させるために有用である．

一方で，人間の障害された機能を補って障害者自身と介護者を支援する介護用ロボットの開発も進められている．障害者の移動，排泄，入浴などの日常生活を介護する介護者の作業を支援するロボット，麻痺した下肢の働きを補佐し障害者の歩行を支援するロボット，障害された上肢の働きを助けて障害者の食事や読書などの動作を支援するロボット，障害者の癒しや安全を支援するロボットなど，さまざまなロボットが開発され，活用が広がりつつある．

### (3) 心臓血管外科の医療

心臓血管外科の医療は，第7章K節③項で紹介した心臓や大血管の奇形，閉塞，膨隆などを対象とする．用いられる外科術式としては，開胸術，弁形成術，冠動脈バイパス術，大動脈へのステントグラフト内挿術などがある．

### (4) 呼吸器外科の医療

呼吸器外科の医療は，第7章K節④項で紹介した胸郭内の肺および周辺組織に発生するがん，炎症などを対象とする．それぞれ内科などと連携して診断を確定するとともに，外科手術の適応条件を満たすと診断された場合に，開胸術およびそれぞれの疾病に適した術式により外科手術が行われる．

### (5) 脳神経外科の医療

脳神経外科の医療は，第7章K節⑤項で紹介した頭部などで発生する外傷，出血，梗塞，腫瘍などを対象とする．脳浮腫や腫瘍により頭蓋内圧が亢進すると，病状は悪化し，時に致死的となる．腫瘍に対しては，外科的手術に加え，放射線療法や化学療法，さらに内科的抗浮腫療法などが併用される．頭蓋内に発生する傷病に対する外科治療は，原則的に開頭術を必要とする．脳神経外科の手術は，CTやMRIによる画像診断と手術用顕微鏡の導入によって大きく進歩した．

## 7 整形外科の医療

整形外科の医療は，四肢や脊柱の骨，関節，腱，靱帯，筋肉など運動器の傷病のうち，第7章L節で紹介した外傷，ヘルニア，炎症，腫瘍などを対象とする．医師の他，医師のもとでの理学療法士，柔道整復師などがこの医療にかかわる．

### (1) 骨折の医療

骨折の診断は，①症状（疼痛，腫脹，異常運動），②X線写真による骨折部位の確認などによる．また，その予防と治療は，外傷の回避，原病の治療，単純骨折の治療（骨の転位がない場合はそのまま，転位がある場合は非観血的な牽引または観血的な手術で整復後，副子やギプスで外固定，または固定具で内固定），複雑骨折の治療（整復，固定の前に感染防止の措置（開放創の洗浄消毒と挫滅組織の切除，抗生物質の投与など））などによる．

### (2) 椎間板ヘルニアの医療

椎間板ヘルニアの診断は，症状（腰部の激痛），脊椎のX線写真，CT検査，MRI画像診断などにより行われ，その予防と治療は，無理な姿勢の回避，保存療法（鎮痛薬），外科手術（ヘルニアの摘出）などによる．

### (3) 関節リウマチの医療

関節リウマチは，①症状（関節のこわばり，疼痛，腫脹，変形），②血液検査（自己抗体（RA因子）の検出，血沈やCRP値の上昇），③X線検査による骨・関節の変形の確認などにより診断し，予防と治療は，薬物治療（非ステロイド系抗炎症薬，ステロイド薬，免疫抑制薬，抗リウマチ薬），外科手術（関節固定術，人工関節置換術），リハビリテーション（理学療法）などによる．

## 8 泌尿器科の医療

泌尿器科の医療は，腎臓から尿管，膀胱，尿道までの尿排泄器と男性生殖器（精巣，陰茎，前立腺）の炎症（腎盂腎炎，膀胱炎，尿道炎，精巣炎など），結石（腎結石，尿管結石，膀胱結石），腫瘍（腎細胞がん，膀胱がん，前立腺がん，精巣腫瘍など），機能不全（排尿障害：前立腺肥大，勃起障害，男性不妊症）（第7章D節参照）などを対象とする．本科はまた，伝統的に皮膚科と連携して梅毒，淋病，クラミジアなどの性病の治療にあたる．なお，本科は，本節2項で説明した腎臓内科と連携してこれらの病気の医療にあたる．

**診断**：問診（排尿痛，排尿困難，激しい疼痛，不妊）などに加えて実施される代表的な検査法として，①尿検査（炎症），②腹部X線写真（結石），③血液検査：PSA（前立腺がん）がある．

**治療と予防**：①薬物治療（炎症，性病），②外科的治療・放射線治療（がん）を行う．

## 9 産婦人科の医療

産婦人科の医療は，出産にかかわる産科と女性生殖器の疾病にかかわる婦人科に区分され，第7章M節で紹介した傷病を対象とする．

### (1) 産科の医療

正常出産は医師の監督下で助産師が補佐するが，胎児の位置異常などによる異常出産は医師のかかわりを必要とし，時に，産婦人科医による帝王切開が行われる．子宮外妊娠への外科的対応，不妊に対する体外受精などの対応，人工妊娠中絶も産婦人科医の手による．

### (2) 婦人科の医療

婦人科では，卵巣，卵管，子宮，腟などの女性生殖器の炎症や腫瘍の診断（病理医による細胞診を含む）と治療（外科手術と薬物療法）が医療の主要な内容となる．手術による腫瘍の摘出は，周辺のリンパ節を取り除く作業を含めて産婦人科が行う最も難度の高い医療行為といえる．

## 10 眼科の医療

眼科の医療は，第7章N節で紹介した屈折異常，炎症，外傷，視力障害などの診断と治療が主な内容である．視力検査で明らかとなった屈折異常に対するメガネによる補正，結膜炎や角膜炎の薬物治療，外傷の外科療法，網膜剝離に対するレーザー光線治療（網膜光凝固術），白内障に対する手術（濁った水晶体の摘出と眼内レンズの挿入），眼圧の測定などにより診断された緑内障に対して行われる眼圧を下げるための薬物療法，レーザー光線治療，手術，小児がんである網膜芽細胞腫に対する外科治療（眼球摘出）などがある．緑内障や網膜剝離に対しては，失明を避けるために早期の適切な治療が必要である．高血圧，糖尿病，慢性腎炎，中毒などの全身病は，しばしば眼底出血（動脈硬化，糖尿病性網膜症：網膜黄斑の出血）や視神経炎（慢性腎炎，メタ

ノール中毒)を伴う．これらの診断に必要な眼底検査には検眼鏡が使われる．なお，弱視などの視力障害の矯正訓練には視能訓練士がかかわる．

### 11 耳鼻咽喉科の医療

耳鼻咽喉科の医療としては，第7章O節で紹介した耳，鼻，咽喉の病気の診断と治療(外科手術，薬物治療)が行われる．耳鼻咽喉科がかかわる領域は，口腔，頸部，頭蓋底にも広がってきており，口腔外科との連携を前提として，頭頸部に発生するさまざまな腫瘍(咽頭がん，喉頭がん，上顎洞がん，唾液腺がん，甲状腺がん，聴神経腫瘍，下垂体腫瘍)の外科医療を含む．

### 12 歯科と口腔外科の医療

医師が統括する一般医療とは別体系の歯科医師が統括する歯科医療の説明は歯科専門書に譲り，本書では医療全体の中での位置づけだけを紹介する．歯科医療の主な対象は齲歯と歯周病，およびこれらと関連して発症する歯科感染症(骨膜炎など)である．これらは，食生活や歯垢がかかわる口腔内衛生状態がもとで発症する．歯科医療と関連する口腔外科の対象は，齲歯，歯周病を除く口腔顎部の炎症，腫瘍などの病気であり，医師または歯科医師(歯科口腔外科)が担当するが，顎腫瘍などの治療には医師の関与が重要である．こうした医療を中心に，歯科と口腔外科の医療は耳鼻咽喉科の医療と密接にかかわりあう．

**診断**：問診(痛み)と視診などに加えて実施される代表的な検査として，①口腔のX線写真，②組織生検・病理診断(がん)がある．

**治療と予防**：①抜歯，②義歯作製，③インプラント治療，④口腔内清掃(歯科衛生士)，⑤薬物治療(骨膜炎)，⑥外科手術(外傷，がん)．

## C. 総合診療(表11-2(1))

医療が器官・領域別あるいは病因・病態別の診療科に細分化され，専門分野の学会が認定する専門医制度のもとでそれぞれの分野に高い専門性を備えた医師が養成される中で，一人ひとりの人間の健康と病気を診療科横断的に判断し，診断と治療を進めることの重要性が見直されてきている．この傾向は，医療機関においてだけではなく医師(家庭医)などが傷病者の家庭を訪問し，複数の器官・領域別あるいは病因・病態別の健康障害に対応した医療を行う在宅医療が重要性を増す昨今の医療事情の中で，高齢者の医療を中心に強くなっている．また，各診療科の専門医が活躍する総合病院などの中核的な医療機関においても，さまざまな症状を抱えて病院を訪れる者がどの診療科を訪れたらよいかを的確に判断することは一般的に容易でない．こうした理由から，診療科横断的に総合的視点で医療にあたる総合診療医の活躍が，中核的医療機関における医療と地域医療の両方で求められている．

とくに，一人または限られた人数の医師が医療にあたる地域の診療所の場合には，

家庭医として在宅医療にかかわることも含めて，一人ひとりの医師に，特定診療科の高い専門性に加え診療科横断的な総合診療医としての素養が求められる．医師養成の教育の過程では，すべての学生が，さまざまな器官・領域別あるいは病因・病態別の傷病の診断，治療，予防に関する知識・技術を網羅的に学修する．また，医科大学を卒業し医師の国家資格を取得した後も，数多くの種類の病気に対応できる総合的な実践力を研修医として身につけることが義務づけられており，すべての医師は総合診療医としての能力を基本的には備えているとも期待される．しかし，医学・医療の高度化に伴って，医師の多くが特定診療科の高度専門性を医療実践の中で修得していく一方，総合診療医としての知識・経験は相対的に縮小していくこととなった．こうして，各診療科の専門医と総合診療医の適正な役割分担が医療体制全体の中で求められ，総合病院には特定診療科の医療，あるいは総合診療医療にそれぞれ高度の専門性を備えた複数の医師が，一方，地域の診療所には特定診療科の専門医と総合診療医の両方の資質を備えた医師が配置されるという体制の整備が必要となってきている．

　この結果，中核的総合病院では，病院を訪れる患者と最初に接触して問診を行い，一般的な症状の把握と検査を行った上で，一人ひとりの患者が診療を受けるのに最も適した一人または複数の専門医へと橋渡しする総合診療医が配置されるようになった．こうして，地域の診療所の医師および総合病院の総合診療科の医師が共同して第一段階の医療を担当し，必要に応じて特定の器官・領域別あるいは病因・病態別の傷病に高い専門性を有する総合病院の医師集団に第二段階の医療を託す，という医療体制が整えられてきている．

　一方，近隣に総合病院が設置されていない人口過疎地域の診療所で医療を担当する医師には，総合診療に関するより高度の専門性とあわせて，各診療科の発症頻度の高い病気に対する一定以上の高さの専門性を備えることも求められる．大規模な総合病院と地域診療所への医師の適正な配置には，国と地方公共団体の医療行政の役割が重要であり，医師を養成する医科大学の医師集団に対する統率力も重要な役割を果たす．しかし，全体の医療体制のなかのどの役割を担いたいかという一人ひとりの医師の希望を中心に配置が決定されているのが現状である．このため，さまざまな専門性を備えた医師の配置が地域の要望と必ずしも合わないといった問題も生まれている．

　診療科専門医と総合診療医を中心に組み立てられる医療体制には，さまざまな職種の医療専門職者の関与が重要である．医師以外の各職種にも，個別診療科と総合診療のそれぞれにかかわる専門性が養成されてきており，その適切な配置が専門医療と総合診療の両方に必要となっている．

### 表11-2 総合医療の枠組み

| 医療区分 | 医療の概要 | 医療の体制 | 医療の内容 |
|---|---|---|---|
| (1) 総合診療 | 専門化された診療科横断的診療 | ○総合病院：総合診療科 | 一般的症状の把握と検査：一人または複数の専門医への橋渡し |
|  |  | ○地域の診療所：家庭医 | 特定診療科の専門医と総合診療医の両方の資質を備えて活躍し、在宅医療を推進 |
| (2) 救急医療 | 事故や災害、あるいは急性に発症する病気に対する、時期を失しない早急の医療対応 | ○第一次救急医療：診療所等での外来医療<br>○第二次救急医療：中規模病院での入院医療<br>○第三次救急医療：救急医療センター等の集中治療室（ICU）での医療<br>○救急医療と一般医療にかかわる医療専門職者の密なチームワークが重要<br>○救急車と救急救命士の国家資格を取得した消防士を消防署に配置<br>○傷病者を救急現場から救急医療センター等に地域消防署の救急救命士（消防士）が搬送<br>○救急医療センター等からの医師や看護師の救急現場への派遣；ドクターヘリの利用等 | ①救急医療を必要とする外科系の疾患<br>[対象]重度の外傷、大量の出血、内臓破裂、慢性硬膜下血腫、くも膜下出血、重度の胃潰瘍、内科的治療が困難な虫垂炎、腹膜炎、腸閉塞、尿路結石、ヘルニア、子宮外妊娠、網膜剥離、鼓膜破裂など、各診療科領域の重度の疾患<br>[診断]視診、触診、打診の他、血圧、X線画像診断、CT画像診断、超音波エコー検査、心電図、尿検査、血液検査<br>[治療]心臓マッサージ、人工呼吸、輸液と輸血、開腹、開胸、開頭手術を含む外科的治療と保護的内科的治療、他<br>②救急医療を必要とする内科系の疾患<br>[対象]外科的治療も視野に入れた内科系の疾患：心筋梗塞、脳血管障害、急性腹症、外科的疾患との鑑別診断が重要な内科系の疾患：てんかん、糖尿病昏睡、肝性昏睡、尿毒症、アナフィラキシーショック、中毒、内科的治療を基本とする疾患：感染症、アレルギー、中毒、重度の糖尿病、低血糖発作、尿毒症、てんかん、熱性けいれん、精神錯乱<br>[診断]一般状態の把握、心電図、X線画像診断、CT画像診断、MRI画像診断、超音波エコー検査、尿検査、血液検査、微生物・抗体検査<br>[治療]意識、血圧、脈拍、体温、呼吸などの維持、血管確保、脳梗塞：血栓溶解薬、脳出血：止血薬、心筋梗塞：経皮的カテーテル血栓除去、抗不整脈薬、糖尿病：インスリンの注射、低血糖発作：糖の補給、尿毒症：血液透析療法、中毒：解毒薬、てんかん：抗てんかん薬 |
| (3) 災害医療 | 天災、大規模事故・犯罪、戦争などにより地域住民に発生する健康障害にかかわる医療 | ○地震、暴風雨など自然災害への対応<br>発生を長期的に予知、行政を中心に地域単位で対応：建物の耐震設計、耐震補強、海岸や河川の堤防などの補強<br>緊急時に対応できる医療チームの各医療機関への配置/医療チームの活動を統括する行政の体制整備 | ①災害医療：災害発生時の外傷や溺水、発生後の衛生環境の劣化により発生する感染症、栄養不足による飢餓への対応 |
|  |  | ○天災、事故、戦争により発生する放射線汚染への対応<br>原発施設の安全性追求、代替エネルギー源の確保/被ばく医療に対応できる医療チームの養成 | ②被ばく医療：放射線被ばくによる急性期症状と白血病や甲状腺がんの発症防止と発生した障害の治療 |
| (4) リハビリテーション医療 | 脳血管障害などで不自由となった運動機能や低下した言語能力や精神活動を回復させて、日常生活を取り戻させる医療 | 低下した運動能力を回復させる理学療法士、障害された生活機能を復帰させる作業療法士、障害された言語能力を回復させる言語聴覚士を、リハビリテーションを専門とする医師のもとに配置 | ①理学療法：マッサージ、温熱などの物理的方法によって障害された運動器機能の回復をめざす<br>②作業療法：障害された知的作業能力（生活能力）を、知的作業などを科すことで回復させることをめざす |
| (5) 看護医療 | 専門領域の枠を越えて患者に直接接してケアを行う看護医療は、各医療専門職者が連携共同し医師が統括する医療チームワークの基本 | ○総合的な看護医療の重要性に加えて、特定医療領域の医療を補佐する看護師の専門性に基づく看護職務の分化も進展<br>○看護医療教育の高度化と、看護師の高学歴化が進展 | ①外科系看護医療：病室と手術室間などの患者の移動/手術の補佐/麻酔医による生命管理の補佐<br>②救急看護：心血管系と呼吸器系の管理<br>③母性看護：出産のケア（助産師の国家資格）<br>④成人看護/在宅看護/精神看護：高齢者や終末期患者の心身のケア |
| (6) 介護・在宅医療 | 超高齢社会の到来による新たな内容の医療の必要性：<br>①心身の障害があり生活困難な者への介護医療<br>②心身に障害がある者が病院に入院することなく自宅で治療を受けることができる在宅医療 | 介護医療：介護士（国家資格）、介護施設、介護福祉保険制度の設置・整備 | ①介護医療：要被介護者の介護レベルの等級化（5段階）に応じた介護<br>②在宅医療：1.傷病者を収容する病院のベッド数に限界、2.比較的軽度の傷病の場合には在宅医療が有効、3.医療費の削減<br>などから必要性が再認識 |
| (7) 東洋医学による医療 | 症候をとりまとめて個体全体の病気としてとらえ、自然界から調達した生薬を複合し処方 | ○はり師、きゅう師、あん摩マッサージ指圧師による医療<br>○漢方による医療<br>○一部、西洋医学による治療法と併用 | 複数の原因に適切に対応できる治療法が容易でない疾病（がんなど）の場合、複数の要因に複合的に作用し、身体に備わる病気を克服する力も回復させることをねらいとした複合的な薬物処方などの重要性が再認識 |

## COLUMN

### 遠隔医療

　医療は，患者（傷病者）と医師や看護師などの医療人とが直接接しあう中で行われるのが原則である．このため，一般的には，患者が医療機関を訪れて医療を受ける（受診）か，医師や看護師が患者のもとに赴いて医療を行う（往診）こととなる．患者が医療機関を受診することが困難で，医師や看護師が往診することも難しい場合，消防署は救急車で患者を病院に搬送する．また，救急車による搬送が困難であったり時間がかかりすぎたりする場合，医師や看護師がヘリコプターで患者のもとに向かい医療を行う（ドクターヘリなど）こともある．

　医療が高度化するなか，高い専門性を備えた医師や看護師が勤務し，先端の医療機器が配置されている高度医療機関は，大都市に集中して配備されており，過疎地に居住する患者が高度医療を受けることは容易でない．このような状況のもとで，高度医療機関が置かれていない離島や僻地に居住する患者の情報を遠隔の高度医療機関に送り，そこから高度医療の指示を受けて効果的な医療を行うのが遠隔医療である．

　最近は，国の指導もあって，遠隔医療を積極的に医療に組み入れる地域と医療機関が増え，テレビ会議を含めた地域単位の遠隔医療のネットワークが救急医療を中心に組まれる事例がみられる．遠隔医療のネットワークがつくられた地域では，患者が発生した医療現場から，現場で医療にかかわる医師，看護師，救急救命士などにより送られる傷病者の症状，心音，心電図などのインターネット画像・音情報を地域の中核的高度医療機関が受け取り，その情報が各専門領域の医師およびその他の医療専門職者のもとで先端医療機器を利用して分析される．その上で高度な専門性を備えた医師などの医療の専門家が一定の判断（診断）を下す．そうした判断と指示が遠隔の医療現場に送られて，両者が連携して最良の救急医療を進める，という方式が定着してきている．

　限られた人数の高度な専門性を備えた医療人と先端医療機器を地域の中で効果的に活用し，高度医療を一般化するための方法として，遠隔医療の存在意義は高まりつつある．

## D. 救急医療（表11-2(2)）

　事故や災害，あるいは急性に発症する病気に対しては，時期を逸しない早急の医療対応が必要となる．そうした事態の多くは医療機関の外で発生し，多量の出血や大きな損傷を伴う重度の外傷，意識障害や運動・感覚麻痺を伴う脳梗塞や脳出血などの脳血管障害，心不全・心停止につながる心筋梗塞などの重度の心臓疾患，全身の循環不全により血圧低下をきたすアナフィラキシーショック，呼吸障害を伴う重度の喘息や異物誤嚥などの呼吸器疾患，吐血を伴う胃潰瘍や腸閉塞などの急性腹症，意識障害を伴う重度の糖尿病や尿毒症などに対して，傷病の種類と程度，またそれが発生する場に応じた臨機の対応が求められる．

　救急医療体制は地域レベルで整備されており，各地域に第一次救急医療（診療所など外来での初期救急医療），第二次救急医療（中規模病院での入院治療），第三次救急

医療(救急医療センターなどの集中治療室での医療)を実施する医療機関が地域行政により一定の基準のもとで指定され，配置されている．

救急現場から傷病者を救急医療センターなどに搬送する役割は，地域の消防署が担う．消防署には救急車が配備され，救急業務にかかわる多くの消防員が，救急救命士の国家資格を取得している．救急救命士は，救急現場で心停止，呼吸停止，血圧下降などをきたした傷病者に対し，医師の包括的な指示のもとで，エアウェイなどの利用や，認定取得者による気管挿管での気道確保，静脈路の確保のための輸液，認定取得者によるノルアドレナリン注射，自動体外式除細動器 Automated External Defibrillator (AED)による除細動などを行い，蘇生をはかる．救急医療を必要とする傷病者を救急現場から救急医療施設まで可能な救急救命措置を行いながら救急車で搬送し，医療機関に引き渡すまでが救急救命士の基本的な務めである．

一方，救急医療センターなどから医師や看護師を救急現場に派遣することも行われる．最近は，救急医療用医療機器等を装備したヘリコプター「ドクターヘリ」を使って医師や看護師が救急の現場に向かい，その場で可能な救急の初期医療対応を行うとともに，ヘリコプター内で救急医療を継続して傷病者を救急医療施設まで運ぶ場合もある．

重度の救急患者の三次救急医療を担当する大規模病院は，内科系，外科系の各診療科の枠を越えて，循環，呼吸，代謝などの重篤な病態を集中的に治療するICU(Intensive Care Unit；集中治療室)の施設を保有している．ICUには，心臓除細動器，人工呼吸器，外科処置室などの救急医療に必要な設備・資材・薬物と，救急医療の専門性を備えた医師，看護師，臨床工学技士(救急医療に必要な高度医療機器の維持管理と利用)，救急救命士(救急現場から医療機関への患者の搬送と医療機関の医療人への救急措置の引き継ぎ)などが配置されている．これらICU内の各職種の医療人同士と，一般診療にあたる各診療科の医療人との間の密接なチームワークにより，重度の傷病者への救急医療が進められる．

救急医療において重要なのは，第一に傷病の種類と程度の診断であり，第二にそうした診断に即した的確な治療である．救急救命の対象となる傷病の種類が多岐にわたることから，救急医療にかかわる医師や看護師などには，救急医療に関する広範な知識と技術を備えることが求められる．また救急医療を必要とする傷病の種類により，それぞれの傷病にかかわる診療科の専門医との緊密な連携が必要となる．

## 1 救急医療を必要とする外科系の疾患

### (1) 概要

事故，災害，犯罪，戦争などによる頭頸部，胸部，腹部，四肢の切断・骨折を含む重度の外傷，重度の外傷に伴う大量の出血や内臓破裂，吐血を伴う胃潰瘍，内科的治療が困難な虫垂炎，腹膜炎，あるいは腸閉塞，強い炎症を伴う胆管結石，溶解困難な尿路結石，修復困難なヘルニア，頭部外傷後の慢性硬膜下血腫，くも膜下出血などが，外科的治療を必要とする主な救急疾患である．また，心筋梗塞，脳内出血，脳梗塞な

ども，内科的処置だけでなく外科手術の適応となる場合がある．上記の外科系救急疾患には整形外科領域および脳神経外科領域の疾患も含まれ，それ以外にも，産婦人科領域（異常妊娠：切迫流産，子宮外妊娠など），眼科領域（重度外傷，網膜剥離など），耳鼻咽喉科（鼓膜破裂，誤嚥による気道閉塞など），泌尿器科領域（尿閉）などの外科治療を必要とする救急疾患がある．

### (2) 診断

　外傷の程度の視診（変形，出血，出血に伴う貧血など），触診（骨折，脱臼，運動，感覚，腫脹，圧痛），打診（腸閉塞），血圧，X線画像診断（骨折，脱臼，腸閉塞における腸内ガス像，胸部外傷における気胸，頭部打撲後の慢性硬膜下血腫），CT画像診断（脳血管障害など），超音波エコー検査（子宮外妊娠など），心電図（心筋梗塞など），尿検査（血尿など），血液検査（貧血，白血球数，血液像など）などによる．

### (3) 治療

　①緊急の救命措置：心臓マッサージ（開胸による心臓マッサージを含む），人工呼吸（気道内挿管，気管切開を含む），輸液と輸血，血圧管理（昇圧薬，強心薬の投与），②診断結果に基づく開腹，開胸，開頭手術を含む外科的治療（内視鏡下あるいは血管内での外科治療を含む）と保護的内科的治療，③骨折を伴う外傷への治療：単純骨折の場合の副子，ギプスを用いた外固定，複雑骨折の場合の創傷部位の清掃と抗菌薬の投与による感染防止と観血的手術による固定具による内固定，④出血に対する治療：局所の圧迫止血，破綻血管の縫合または代替血管との置換，⑤慢性硬膜下血腫：血腫内容の外科的手技による吸引除去，⑥異常出産：帝王切開，⑦網膜剥離：レーザー光線治療，⑧尿閉：ブジーによる尿路の確保，⑨腸閉塞：壊死腸組織の除去と生残腸組織の結合などによる．

## 2 救急医療を必要とする内科的疾患

### (1) 概要

　救急医療を必要とする外科系疾患の項にあげた疾患のうちのいくつかは，状況によって外科的治療と内科的治療のいずれか，あるいは両方を必要とする．こうした疾患の代表が，心筋梗塞，脳血管障害，急性腹症（胃潰瘍，虫垂炎，腹膜炎，腸閉塞）である．また，症状や検査結果から外科的または内科的治療のいずれを必要とする疾患であるかを判断する鑑別診断が，救急医療にはとくに重要である．たとえば，意識障害を主な症状とする患者の場合，脳血管障害や心筋梗塞の他に，てんかん，糖尿病昏睡，肝性昏睡，尿毒症，アナフィラキシーショック，中毒などが原因である可能性を考えて鑑別診断を行い，その結果に沿って適切な措置を行うことが求められる．また，脳神経症状を示す患者の場合に，障害部位が中枢性か末梢性かを含めて障害の種類（出血か梗塞かなど）と正確な部位と範囲を診断することも，内科的，外科的治療の選択を含む基本的な治療方針を立てる上で重要である．なお，通常は外科的治療の対象とはならず内科的に治療される必要がある救急疾患としては，感染症（急性肺炎，インフルエンザ，天然痘，チフス，コレラ，日本脳炎，ポリオ，麻疹など），アレルギー

（薬物・食物アレルギー，気管支喘息，アナフィラキシーショック），中毒（食中毒，薬物中毒，一酸化炭素・毒ガス中毒），重度の糖尿病（糖尿病昏睡），低血糖発作，尿毒症，てんかん，熱性けいれん，精神錯乱などがあげられる．また，通常は内科的治療の対象となる疾患において時に必要となる外科的治療法として，腎機能不全症に対する腎臓移植，劇症肝炎や肝硬変における肝臓移植，心臓疾患に対する心臓移植，人工心臓やペースメーカーの埋め込み術などがある．

### (2) 診断

①問診，視診，触診，聴診，打診などによる一般状態の把握，②心電図，X線画像診断，CT画像診断，MRI画像診断，超音波エコー検査（胸部，腹部，頭部疾患），③尿検査（糖尿病など），④血球一般検査（貧血：赤血球数・Hb値，炎症：白血球数・血液像，⑤血清検査（血糖値，尿素窒素値，逸脱酵素：GOT（AST），GPT（ALT），LDH，アミラーゼなどのレベル），⑥微生物・抗体検査（塗抹標本，培養による病原微生物の検出と種類の同定，血清中の病原体に対する抗体価の推移）などによる．

### (3) 治療

一定以上の意識，血圧，脈拍，体温，呼吸などの基本的なバイタルサイン（生命兆候）を維持するための一般的な救急措置は，救急治療を要する外科的疾患の場合と同様である．加えて，診断の結果に基づいて以下に例示される内科的治療が個別に必要となる．一般的には，薬物投与を行うための血管確保（乳酸リンゲル液などの点滴注射）を早期に行う．まずは末梢静脈路，ついで高カロリー輸液や継続的な薬物投与のための中心静脈路を確保する．その上で，①脳梗塞：早期の血栓溶解薬投与，脳圧を下げる薬物の投与，急性期の後のリハビリテーション治療（理学療法士，作業療法士が関与），②脳出血：止血薬の投与，脳圧を下げる薬物の投与，③心筋梗塞：経皮的カテーテルによる血栓除去，抗不整脈薬の投与など，④糖尿病：インスリンの注射，低血糖発作に対する糖の補給，⑤尿毒症：血液透析療法（臨床工学技士が関与），⑥中毒：解毒薬の投与（毒性化学物質による中毒），抗生物質の投与（病原細菌による食中毒），水分の補給（食中毒），⑦てんかん：抗てんかん薬の投与などが行われる．

## E. 災害医療（表11-2(3)）

災害医療とは，天災，大規模事故・犯罪，戦争などにより地域単位でその住民に発生する健康障害にかかわる医療である．この場合の天災としては地震や暴風雨などが代表的であり，推測を含めてその発生を長期的に予知し，前もって対応策を地域単位で考えることが重要であり，行政のかかわりと責任は大きい．対応策としては，新たに建造する建物の耐震設計，すでにある建造物の耐震補強，海岸や河川の堤防などの補強がある．こうした対策により，津波の到来や河川の氾濫による住民の生活基盤の破壊と重度の健康障害の発生を可及的に防止することが，国と地域の行政に強く求められる．

この場合に必要となるのは，災害発生時の外傷や溺水，発生後の衛生環境の劣化に

より発生する感染症，さらには栄養不足による飢餓(飢餓は上記の災害の他，干ばつなどによっても生ずる)などに対する医療である．不測の災害の発生を想定して緊急時の災害医療に対応できるチームワークを各医療機関の中に平静時に準備し配置すること，そうした医療チームの組織的活動を緊急時に統括できるよう行政の体制を整備することが，あわせて重要である．

　天災や戦争もかかわって発生する原子力発電所の大規模な事故や，戦争における核爆弾の使用は，爆発による直接的な被害を超えて長期にわたる広範囲の放射線汚染を引き起こし，地域の生活環境を破壊する．このことは，広島と長崎への原子爆弾の投下，ウクライナのチェルノブイリの原発事故，わが国の東日本大震災による福島原発事故の例からもよくわかる．事故を起こした原発を廃炉とするにも相当の時間と努力を必要とすることから，原発施設の徹底した安全性の追求，原発に代わるエネルギー源の確保などが対応策として重要である．放射線障害としては，高レベルの放射線に被ばくすることで発生する時に致死的な急性期の症状(放射線死，皮膚障害，造血障害など)と，少し遅れて発症する白血病や甲状腺がんが主なものである．こうした障害の発生を，放射線被ばくを最小にすることで防止し，発生した障害に適切に対応して治療するのが被ばく医療である．被ばく医療には，放射線障害の発生のしくみと対応策を熟知した医師，看護師などによる医療チームの養成が重要である．

　犯罪により発生した災害の例として，オウム真理教徒による東京地下鉄へのサリン散布がある．こうした犯罪や戦争に用いられる毒ガス(化学兵器)や病原体(生物兵器)は，広範囲の地域の住民の健康障害を引き起こす．これらの対策としては，犯罪の防止，生物兵器や化学兵器の使用を禁止する国際協定の締結などがある．

## F． リハビリテーション医療（表11-2(4)）

　脳血管障害で不自由となった手足の運動や，低下した言語能力および精神活動，あるいは骨折などの治療のために固定され一時的に低下した四肢などの運動能力を回復させ，日常生活を取り戻させるための医療は，リハビリテーション医療と総称される．その中で，低下した運動能力の回復をめざす医療を担当するのが理学療法士，障害された生活機能を正常に復帰させる医療にかかわるのが作業療法士，そして障害された言語能力の回復をめざす医療に従事するのが言語聴覚士である．これらの医療専門職者は，医師のもとでそれぞれの専門のリハビリテーション医療を担当する．また，この医療に高い専門性を備えた医師はリハビリテーション専門医と呼称される．

### 1 理学療法（第10章A節7項参照）

　温熱，電気などの物理的方法や適時の適度な運動負荷によって，脳血管障害や外傷などによって障害された運動器の機能を回復させる，あるいはさらなる機能の低下を予防する医療が理学療法である．一般に，人間の筋力は，長期に使用しないと極度に低下する．脳が障害されて筋肉を動かす神経からの指令が途絶えると，筋肉は使用さ

れなくなる．この状態が長期に及ぶと，筋細胞が萎縮して筋力は低下し，たとえ脳の障害が治癒して筋肉への指令が回復したとしても，筋肉は脳からの指令に応ずることができなくなる．筋肉が長期に使用されなくなる状態は，骨折などの外傷で長期に四肢の安静を強いられる場合にも生まれる．こうした理由により筋肉が萎縮に向かう状態からできる限り速く回復させるため，運動，温熱，電気，水などによって筋肉への血行を高め，適時に適度の運動を負荷することで筋肉の萎縮を防止し，回復させることが本治療法の基本である．

理学療法を適用するにあたっては，①運動器障害の原因となった脳血管障害や外傷などの急性期症状の治癒のレベルの診断，②筋力，関節機能などの測定による運動障害の質と量の診断などが必要である．どういう治療法をどの時点でどの程度適用するかの判断は，脳血管障害などの原疾患からの回復の程度がどれほどかという医師による判断をもととする必要がある．

そうした診断結果に基づいて，電気的刺激，温熱，運動の負荷などについての治療計画が医師と理学療法士の共同により組み立てられ，その計画に基づいて治療（理学療法）が実施される．

### 2 作業療法（第10章A節⑦項参照）

日常生活を営む上で必要な知的活動やそれに基づく手作業などの能力が，脳血管障害などで障害された場合に，知的作業や手作業などを科すことでそれらを回復させるいわば生活リハビリテーションの医療が，作業療法である．もともと，摂食や入浴といった人間が日常の生活で行う手足の運動を含む複合的な作業は，脳の働きのもとで人間の心がつくる高度の活動プログラムに沿って行われている．脳の障害はこの高度な生活プログラムを破壊し，その結果として日常生活が困難となる．日常生活に則した複合的な作業を手足に適時に適量負荷することを通して，そうした心の高度なプログラムの再構築をはかるのが作業療法の原理といえよう．

作業療法を実施するにあたっては，理学療法の場合にそうであったのと同様，①生活機能低下の原因となった脳血管障害などの急性期症状の治癒のレベルの診断，②知的能力，作業能力の測定による障害の質と量の診断などが，医師と作業療法士の共同で行われる必要がある．

上記の診断結果に基づいて必要な知的作業や手作業を適時に適量負荷する治療計画が設計され，その計画に沿って治療（作業療法）が実施される．

### 3 言語聴覚療法（第10章A節⑧項参照）

小児の先天的な言語聴覚障害に加えて，近年は，脳血管障害に伴う言語障害が本療法の重要な対症疾患となってきている．聴覚障害に伴う二次的な言語障害もあり，言語による人間同士のコミュニケーションは人間活動の基盤をつくるものであるため，訓練などを通して言語聴覚療法を行うことは重要である．

言語聴覚療法を実施するにあたっては，対象者の障害の種類が聴覚障害か，聴覚障

害に伴う言語障害か，言語中枢の障害による言語障害か，咽頭・咽頭部の障害による構語障害か，あるいは食物等の嚥下障害かを医師が言語聴覚士の協力のもとで診断することが，治療の方針を定めるのに先立って重要である．

上記の診断の結果に基づいて，障害の種類や原因に応じて，聴覚訓練，言語の理解や発声訓練，嚥下訓練などを行う治療計画を医師と言語聴覚士が共同でつくる．言語聴覚士は，計画に沿って医師のもとで訓練を軸とする治療を実施するとともに，対象者への関連する助言や指導を行い，障害からの回復をはかる．

## G. 看護医療（表11-2(5)）

医師が統括する医療は，さまざまな医療専門職者が連携する医療チームワークのもとで進められ，このチームワークの中核的な担い手となるのが看護師である．看護師は，医師の指示のもとで患者に直接接してそのケアを行う．そうしたケアの中には，観察や血圧の測定などによる患者の一般状態の把握，医師のもとでの薬物の投与（服用）や注射，医師による診察の補佐など医療に直接かかわるものから，患者の心身の生活の補助まで多様である．とくに病院に入院している患者に最も長時間接触して医療活動に従事するのは看護師であり，その活動は1日24時間に及ぶ．このため，3交代，少なくとも2交代の勤務が必要となる．この間，検尿，血液検査，喀痰検査，糞便検査などの一般検査や，心電図，X線検査，CT画像診断，MRI画像診断などに際して，検体の採取と運搬，病室と検査室の間の患者の移動や検査を受けるための準備など，臨床検査技師や診療放射線技師との密接な連携を含むさまざまな役割を分担する．このため，複数の看護師間の緻密なチームワークも重要である．

近年，各診療科の医療内容の高度化と専門化に伴って，専門医の役割が重要となってきている．関連して，総合的な看護医療の重要性には変わるところがないものの，特定専門領域の医療を補佐する看護師の専門性に基づく看護職務の分化も進んできている．外科系医療の現場では，病室と手術室および手術室と回復室の間の患者の移動，外科医による手術や麻酔医による生命管理の補佐など，多様な専門的職務を，臨床工学技士などの他の医療専門職者と連携共同して務める．救急医療の場で活躍する看護師も，心血管系と呼吸器系の管理を中心に，関連の医療機器の利用を含めてその領域の看護に関する高い専門性が求められる．このため，看護師の資格に加えて救急救命士の資格を取得して救急医療にかかわる看護師も多い．母性看護の領域も，出産にかかわる看護医療に高い専門性が求められ，看護師の資格に加えて助産師の国家資格を持って活躍することが期待される．成人看護の場合，とくにがんの終末期の看護には，終末期を迎える患者の心のケアに関する専門性が求められる．心のケアに関する専門性は，精神医学の医療にかかわる看護師にとくに強く求められる．また，超高齢者社会を迎えた現在，大規模な中核的病院の中での先端医療の重要性とともに，地域での一般医療や総合診療，とくに病院の外における在宅医療の重要性が増している．そうした中で，在宅看護に高い専門性を備えた看護師の必要性が大きくなってきている．

看護師はまた，地域の保健所や学校保健教育の場での活躍も求められており，それぞれ保健師や養護教員の資格をあわせ持って社会全体の保健により高く貢献することも期待されている．

わが国の医療体制を統括する厚生労働省は，大規模病院における医療を十分な数の看護師で支える医療政策を推進しており，大規模な中核的病院での高度先端医療と地方の保健医療の両方で看護師の需要が大きくなっている．また，医療内容の質と量の両面での拡大に伴って医師数が相対的に足りなくなってきている現状を踏まえ，従来は医師に厳しく限定されていた医療行為のいくつかを看護師等に委ねようとする法体制の変更も進められてきている．このように医療における看護師の役割はなお拡大の方向にあり，それにつれて看護師の社会的地位も上昇してきている．

こうした流れの中で，看護医療を修得する教育のしくみの高度化と，それに伴う看護師の高学歴化が必然的に進んできている．

## H. 介護・在宅医療（表11-2(7)）

長寿の達成と超高齢社会の到来は，従来とは異なる内容の医療の必要性を生み出してきた．加齢に伴って，認知症，脳血管障害とその後遺症，骨粗鬆症とこれに関連して発生する骨・関節障害などの発生頻度が増加し，結果として心身の健康を損ない自立した生活が困難な者が多数あらわれる事態となった．それに対応して，医師，看護師などの医療人の数を増やそうという医療政策のもと，看護師などの養成学校・大学の新設が相次いでいる．しかし，こうした動きだけで新しい事態に対応することは困難である．

この状況のもとで，心身に一定以上の障害を持ち自立して生活することの困難な高齢者などを，社会全体で支援する体制の整備が求められている．その一つは心身の障害があって自立した生活が困難な者への介護医療，もう一つが心身に障害がある者が病院に入院することなく自宅で治療を受けることができる在宅医療である．

### 1 介護医療

歴史的には，家庭にあって子が親を，妻が夫を，夫が妻を介護することで，自立した生活が困難となった者の生活が維持されてきた．しかし，核家族化が進み，家族が互いに支えあうしくみだけによってはそうした生活困難者の生活を維持することが困難となり，社会全体で支えあうしくみが社会福祉・医療行政のもとで構築されてきた．国は，国家資格である介護福祉士の職を新たにつくり，介護福祉士が家庭の枠組みを越えて生活困難者を補佐できるようにした．この制度を運用するのに必要な経費は，高齢者の相互扶助のしくみからとし，65歳以上の高齢者から介護保険料を徴収する制度が運用されている．一方で，看護師，介護福祉士を要被介護者の住居に派遣して介護業務を実施し，また，家庭から時間を限って要被介護者を預かって介護を行うことを業とする介護施設が設置された．要被介護者一人ひとりが必要とする介護のレベ

ルは一定の基準のもとで等級化され，その等級(5段階)に応じた介護が行われる．現在，介護福祉士の業務の厳しさに見合うだけの処遇となっていないこともあり，介護施設が必要とする数の介護福祉士を確保することが難しい状況にある．要被介護者の数が増加し続けるなか，医療経済上も厳しい状態となっている．

### 2 在宅医療

歴史的には，医師が患者の居宅を訪問(往診)し医療を行うことは，患者が診療所や病院を訪れるのと同じように一般的なことであった．しかし，医療内容が高度化するとともに，診断と治療のいずれにおいても医療設備のない患者の居宅での医療は容易ではなく，十分でないこともあって，救急車が移動困難な患者を居宅から病院に搬送し，そこで医療を受けることが大規模病院のある都市では一般的となっている．また時間外の過重の労働を避けたいと考える医師ら医療人側の想いもあって，多くの診療所が往診診療を避ける傾向にある．

一方で，健康障害を訴える高齢者の数が激増する中，傷病者を収容できる病院のベッド数には限界があること，病院ではなく居宅での医療を希望する傷病者が多いこと，比較的軽度の傷病の場合には在宅医療が有効であること，全体として医療費の削減につながることなどの理由から，在宅医療の必要性が再認識されてきている．在宅医療が適切に実施されるには，往診できる医師や看護師の確保，必要と判断する場合に専門医に連絡を取り助言を得ることができる地域医療全体の体制の整備が必要である．

## 東洋医学の医療(表11-2(7))

古くは鍼灸や漢方薬(漢方処方)を用いる東洋医学がわが国の医学・医療の主流であったが，江戸時代末期に蘭学が導入されて西洋医学への道がひらかれ，明治時代以降は西洋医学が基本となった．しかし，現在でも東洋医学は一部に重用されており，西洋医学を基本とする医師も病状に応じて漢方薬を処方している．西洋医学は，傷病を器官・領域別あるいは病因・病態別に分類し，それぞれに診療科を設け，個々の病気の原因を明らかにして，多くの場合に成分が明らかにされた薬物や外科手術を用いて個別に治療することを基本としている．これに対し東洋医学は，さまざまな症候をとりまとめて個体全体の病気としてとらえ，自然界から調整した生薬を複合して処方する．

西洋医学の原点を築いたヒポクラテスも，もとは病気を個体全体のものとする視点で医療を行ったとされる．西洋医学はその後，病気を個別に分類し，分類された傷病ごとにその原因を追求し，その結果に基づいて病気ごとに個別に治療を行う医療へと進んだ．こうして，特定の病原体の感染が原因で発症する感染症に対してその病原体を個別に排除する治療法が確立されるなど，西洋医学は進展を重ねた．しかしそうした中でも，環境と遺伝子の双方の複数の要因が長期にかかわりあって発症するがんの

ような，いくつもの原因を特定してもすべてに対応できる治療法を開発することが容易でない疾病が存在する．そのような場合に，原因の一つひとつに個別に対応するのではなく，複数の要因に複合的に作用し，身体に本来備わる病気を克服する力を回復させることも目的とした複合的な薬物処方の重要性が再認識され，複合的な生薬処方を基本とする東洋医学の意義が再評価されてきている．

## 1 生薬・漢方処方

西洋を含む世界各地における黎明期の医療は，生薬と宗教の利用を基本とした（第2章参照）．こうした生薬の中から特定の病気の治療に有効な化学成分を同定・分離し，構造を決定して合成するという作業がくり返されて，現在の西洋医学が誕生した．一方で，生薬中に含まれる多様な化学成分は複数の作用の総和として働く可能性があり，それぞれの成分が互いに薬物としての作用を強め合ったり，望ましくない副作用を弱め合ったりすることがありうる．東洋医学で重用される生薬の処方には，現代の西洋医学が好んで用いる精製された薬用分子にはない複合的な働きが備わっていることも期待される．こうした理由から，多様な因子がかかわって生体の正常のホメオスタシスが破壊され慢性に進行する近年増加の一途にある多くの病気の治療に，西洋医学の薬物と組み合わせた漢方処方（さまざまな生薬を組み合わせて配合した複合生薬）を利用する医師が増えている．

## 2 あん摩・鍼灸・柔道整復医療

疲労などにより血液循環に遅滞がみられる筋肉などをもみほぐしたり圧迫したり（あん摩マッサージ指圧），身体の特定の部位に鍼を刺したり（はり），灸をすえたり（きゅう）して刺激を与えることにより，疲労を回復させたり，特定の傷病の治療を行ったりする専門職者が，あん摩マッサージ指圧師，はり（鍼）師，きゅう（灸）師である．あん摩マッサージ指圧師，はり師，きゅう師等に関する法律（第10章A節⑭項参照）のもとで，国家試験に合格した者に厚生労働大臣から免許が交付される．また，骨，筋肉，関節などの運動器の障害に関して，武道の一つである柔道に伝統的に伝わる非観血的な手法を用いてその回復をはかるのが柔道整復術である．柔道整復師法（第1章A節⑬項参照）のもとで国家試験に合格した者に，厚生労働大臣から柔道整復師の資格が交付される．いずれも経験と科学的根拠に基づいて定型化された業務に限定された免許であり，柔道整復師の場合，脱臼や骨折への処置には応急措置を除いて医師の同意を必要とする．ともに，内容が限定されて業として行うことが許可された医業類似行為であるとされる．

# 社会医学の視点：公衆衛生学

　人間の健康と病気にかかわる問題を，一人ひとりの人間のレベルを超えて，多数の人間が集合する社会に焦点をあてて考える学問領域が「社会医学」である．

　「社会医学」のなかには，①社会環境，生活環境，職場環境が人間の健康と病気にどのようにかかわるかを社会の視点から追求する公衆衛生学，環境衛生学，労働衛生学の領域，②上記の領域とかかわる予防医療の領域，③世界とわが国の医療情勢と医療体制，④一人ひとりの医師などの力を超え，すべての医学上の課題を支える社会の力となる医療法規と医療行政の領域が含まれる（表12-1）．

　不衛生な社会環境のもとで感染症が社会に蔓延し，不適切な職場・労働環境のもとで職業病が発生した歴史的な経験（第2章C節4項参照）から，社会医学の視点の重要性は早くから認知されていた．

　医学の進展は，科学技術の展開を基軸とする社会全体の発展と歩みをともにしている．こうした関係のもとで，医と社会全体の文明の進展は，互いに支えあい，また傷つけあうという二面性を備えることが近年明らかとなりつつある（第4章C節4項参照）．

表12-1　社会医学の枠組み

| | 基礎医学 |
|---|---|
| 臨床医学 | **社会医学**<br>**公衆衛生学・環境衛生学・労働衛生学**<br>　疫学<br>　公害病，職業病<br>　生活習慣病，感染症，災害<br>　人口動態と疾病構造<br>**予防医療**<br>　予防接種，健康診断<br>**医療情勢と医療体制**<br>　WHO，厚生労働省，保健所，医療機関<br>　医の倫理（第1章C節参照）<br>　医療資格，医療教育<br>**医療法規と医療行政**<br>　医療法規：医療関係資格法，医療法，薬事法<br>　社会保障制度：医療保険制度<br>　医療事故対応，治験<br>　医療施策 |

社会・職場環境や生活習慣が特定疾患の発症に深くかかわることが疫学研究などで明らかにされる場合，そうした社会・生活・職場環境や生活習慣を改善することが必要である．一人ひとりの医師などの力でこうした作業を実施することは一般に困難であり，課題の解決には特定の予防医学的施策などの医療行政の力を必要とする．また，すべての医療人がかかわる医療行為は，社会の約束ごとである医療法規や医事法制のもとで適正に実施される必要があり，各職種の医療人が法のもとで規律あるチームワークを行ってはじめて適切な医療が実現する．本章から第15章まで，4章に分けて医学・医療と社会のかかわりを解説していく．本章では，疫学に軸足を置く公衆衛生学の基本を説明する．

## A. 疫 学

### 1 疫学の意義

疫学は，特定の病気と社会・職場環境または生活習慣との因果関係，あるいは人間の年齢や性別，年代との因果関係を，一人ひとりの人間ではなく人間集団を対象として解析する学問領域である．この手法は，一人ひとりの患者を対象とした解析では困難ないくつもの病気の原因を明らかにするのに重要な役割を果たしてきた．

疫学的解析により得られる集団情報と基礎医学や臨床医学の情報をあわせ用いて，国は国民の健康を守るための医療行政の基本方針や予防・治療医学的施策を定め，国全体の保健医療を組織的に牽引しているといえる．

### 2 疫学的手法の概要

疫学は，社会を構成する特定の人間集団のサイズ（人口），性別，年齢構成といった集団特性と，集団内の人間の健康と病気の状態とのかかわりを分析することにより，集団内の人間の病気の予防と健康の増進を追求する．特定の母集団における複数の事項や事象の分布を調査した結果，それぞれの事項・事象の分布の間に相関がみられると判断される場合には，その判断が正しくない可能性が確率としてどの程度になるかを判定する．そして，その結果に基づいて，当該母集団における複数の事項・事象の間になんらかの因果関係が存在するかどうかを判断する．この疫学的手法の基礎となるのは統計学である．

古くはコッホがコレラ菌を発見する50年も前に，疫学の手法を用いてコレラが経口感染するという仮説が立てられ対策が講じられたこと，また，新しくは喫煙という生活習慣と発がんの間の因果関係の有無が解析されてきたことなどが，疫学的手法を用いた研究の例としてあげられる．疫学的手法によって特定の病気（がんなど）の発症に特定の要件（喫煙の生活習慣など）が原因としてかかわるかどうかを分析しようとする場合，母集団の規模（調査の対象とする人数）が大きいほど，また均質（性別，年齢などの基本的な要件の他，関係を調べようとする事項・事象以外の要件が多様でない）

であるほど，高い確度で結論を出すことができる．

　疫学を進める場合の手法には，観察型と実験型とがある．観察型が母集団の中の調査対象とする事項・事象の現状を調査記録し，その結果を統計学的に分析して判断を下す手法であるのに対して，実験型は母集団の中に調査対象となる特定の要因を挿入（例：治療効果を調べる薬物などを投与）した上で，関連事項・事象（例：特定の疾患に対する治療効果）との因果関係の有無を調査し，統計学的に結論（例：調査対象とした薬物の有効性に関する判断）を出す手法である．この方法を用いて新薬の薬効などを調べる調査研究は「治験」（第15章E節参照）として知られる．

## B. 社会環境が発症にかかわる病気

　公衆衛生学は，古代ローマにおける水道の整備，中世ヨーロッパでの2度のペストの大流行に代表される感染症への対応，科学革命と産業革命を契機に新たに産業活動が創始されたことによる社会環境の変化とそれに伴い発生した健康障害（職業病・公害病）への対応として，展開してきた．ここでは，社会環境がかかわって発症する健康障害と，それに対する社会の対応の事例を紹介する．

### 1 職業病・公害病

　職業病は，特定の職業と密接に関連してその職業に従事する人間に発症する病気であり，公害病は特定の企業活動や人間の社会活動が原因となり，その影響を受ける地域社会の住民の健康が損なわれて発症する病気である．

　一人ひとりの人間が個別の役割を分担して有機的な社会をつくり上げるという人間固有の生活様式に加え，18世紀以降，人間は高度な道具を創造・開発して生活をより豊かなものにしようと努めてきた．職業病や公害病は，近代から現代にかけ，そのような中であらわれた新しい型の病気であるといえる．

　近代・現代社会において特定の職業に就く個人に発症する職業病の例としては，アスベストなどを職業上長期に吸入することで発症する塵肺症や中皮腫，水銀・ヒ素などの重金属に接触することによる重金属中毒や発がん，林業でのチェーンソー作業に伴う激しい振動による振動病（白蝋病），騒音を伴う作業による職業性難聴，パソコンを頻用する長期の事務作業による眼精疲労や視力障害，複雑化した組織における共同作業に伴う対人関係・職場環境による持続的な心的ストレスから発症するパニック障害，うつ病などが知られる．

　公害病としては，わが国の四大公害病とされる熊本の水俣病，新潟の第二水俣病，富山のイタイイタイ病，四日市喘息が有名である（表12-2）．

#### （1）水俣病

　有機水銀（メチル水銀）を含む工場廃液により河川や海が汚染され，そこで生育する魚介類を食べることにより体内に取り込まれた有機水銀が中枢神経を障害して発症する公害病である．四肢の感覚障害，運動失調と振戦（ふるえ），言語障害，視野狭窄な

表12-2 四大公害病の概要

| 病名 | 報告 | 場所 | 病因 | 汚染源 | 症状 | 備考 |
|---|---|---|---|---|---|---|
| 水俣病 | 1956 | 熊本県水俣 | メチル水銀による中枢神経の障害 | チッソ水俣工場が水俣湾に廃棄した排水 | 四肢の感覚障害, 運動失調, 振戦, 言語障害, 視野狭窄 | 原因物質特定までに10年間, 公害発生の責任の所在, 補償・救済のあり方について長期の公害裁判 |
| 第二水俣病 | 1960 | 新潟県阿賀野川 | 同上 | 昭和電工工場が廃棄した排水 | 同上 | |
| イタイイタイ病 | 1955 | 富山県神通川下流周辺 | カドミウムによる慢性中毒 | 三井金属鉱業神岡鉱山 | 全身の神経痛様の強い痛み, 骨折, 腎不全 | 1968年公害認定, イタイイタイ病裁判を経て補償と発生源への対策 |
| 四日市喘息 | 1960 | 三重県四日市 | 亜硫酸ガスなどの大気汚染による呼吸器障害 | 石油化学コンビナートから排出されたガスなど | 喘息症状 | 行政と企業の責任が問われ, 脱硫装置設置, 硫黄の少ない石油の利用により軽減 |

ど多彩な症状を示す．チッソ水俣工場が水俣湾に廃棄した工場排水が原因で周辺の多くの住民に発症した．原因不明疾患としての最初の報告（1956年）から原因物質（メチル水銀化合物）の特定まで10年あまりの歳月がかかり，その後，国・県，および企業と患者の間の公害裁判で，この公害病発生の責任の所在と補償・救済のあり方が長期に問われてきた．少し遅れて1960年には，新潟県の阿賀野川流域でも昭和電工工場が廃棄した排水中のメチル水銀による汚染によって，第二水俣病とも呼ばれる同様の症状を示す患者が発生した．

### (2) イタイイタイ病

鉱山から排出されるカドミウムで汚染された水田土壌から収穫された汚染米を食べることによって，カドミウムの慢性中毒として生じる腎障害と骨軟化症を主な病態とする公害病である．主な症状と病態は，全身の神経痛様の強い痛み，骨折，そして腎不全である．三井金属鉱業神岡鉱山がある神通川下流の富山県で発生し1955年にイタイイタイ病と名づけられ，1968年にカドミウムによる慢性中毒である公害病として国に認定された．その後，イタイイタイ病裁判を経て，補償と発生源への対策の道がひらかれた．

### (3) 四日市喘息

1960年以降10年以上にわたり，三重県と四日市市の重工業化政策により四日市市に誘致された石油化学コンビナートが排出した亜硫酸ガスなどが大気を汚染し，コンビナート周辺の住宅地に居住する多くの住民に，呼吸器障害，なかでも喘息症状を引き起こした．行政と企業の責任が公害裁判で強く問われ，脱硫装置の設置や硫黄の少ない石油の利用により汚染は大きく改善された．

固有の文化をつくり上げてきた人間の創造的活動は，人間を取り巻く自然環境を変えることを基本としている．そして，結果的にそのように変化した環境に適応し，生

命活動を維持し展開できることが前提となる．大局的にみれば，長い地球の歴史のなかで刻々と変化する自然環境，みずからの生命活動によって変化する生物環境に対し，生命が果敢に適応をくり返しながら進化の歩みを続けてきた大きな流れの一貫であるともいえよう．人間社会は有機的に心でつながった多数の人間がつくる巨大な生命ともいえ，ここでは，自然環境や生物環境の変化だけでなく，社会環境の変化に社会全体とそのなかの一人ひとりの人間が適応するための新たな工夫が求められ続けて現在にいたっている．そうしたゆまぬ対応の努力の歴史のなかに，創造的活動とそれによる文明・文化の進展に伴って職業病や公害病があらわれ，それに打ち勝っていっそう進化した文明・文化を築き上げようとする重要なプロセスであるとみることができる．

## 2 生活習慣病：生活習慣が発症にかかわる疾病

もともとは，過酷な自然環境，生物環境，社会環境を人間が活動する上で快適なものにしようとする努力が長い人間の歴史の中で積み重ねられて，豊かな衣食住の生活環境を備えた独自の文明・文化がつくり上げられてきた．しかし，こうした文明・文化のもとで，豊かな食生活により食事が過剰となったり，自動車や自動洗濯機などの文明機器の利用により本来遺伝子が運動機能の担い手として設計した手足を使う機会が著しく減少し，運動不足となったりすることになった．結果として，身体の代謝に滞りが生まれて発症するメタボリックシンドローム（第6章G節2項参照），心身の快適さの追求による喫煙や過度のアルコールの摂取，利便性のために化石エネルギーや鉱物を活用することに伴う大気汚染や河川汚染が原因となり，遺伝子の変異が引き起こされて生じるがん（第6章F節参照），社会の構成員として活動する中での過度の精神的ストレスがかかわるパニック障害・気分障害（第7章G節参照）など，現代社会における生活習慣が密接にかかわって発症するいくつもの現代病が出現した．高齢化に伴って増加の一途にあるこれらの現代病に的確に対応するには膨大な医療費を必要とし，このために社会全体の円滑な活動が阻害されてきてもいる．国（厚生労働省）も，現代病に適切に対応するには治療以上に予防が重要であるという基本原理を認識し，社会レベルで生活環境を是正することに努めるとともに，一人ひとりの生活習慣を継続的に正すことを強く求めているところである．

## 3 感染症

一人ひとりの人間の健康を維持するために社会全体が対応しなければならないものとして感染症（第6章D節参照）がある．社会のなかの誰か一人の人間に特定の感染症が発症すると，社会を構成する不特定多数の人間に伝播する危険性が生まれる．このため，感染力がとくに強く致死性の高いペスト，天然痘，コレラなどの世界的な流行（パンデミック）から社会とそのなかにいる人間を回避させるために，衛生環境の整備，患者の社会的隔離，予防接種と早期治療の徹底などが必要となる．

感染症は，感染様式（第6章D節2項参照）の違いによって社会的対応の方法が異な

る．水や食物を通して感染するコレラ，チフス，赤痢，食中毒，A型ウイルス肝炎などの場合には，飲料水や食物が患者の排泄物などで汚染されることを防止し，感染地域での飲料水や食物を熱処理や抗菌物質の添加によって殺菌することが重要である．また，大地震や洪水などで地域の生活環境が大きく破壊された場合には，環境衛生を適切に管理・維持することがとくに重要である．抵抗力の弱い旅行者が感染多発地域を旅行する場合には，社会的な衛生管理と個人レベルでの防御の心構えの両方が必要となる．

ノミや蚊などの昆虫に媒介されて感染が拡大するペストや日本脳炎などの場合に重要なのは，そうした昆虫が繁殖するような生活環境を改善し，感染の中間宿主となるネズミなど小動物を駆除することである．

人間と動物とでは特定の病原体に対する感受性が多くの場合に異なるが，オウム病，狂犬病など人畜共通に感染する病原体もある．それらによって発症する感染症から身を守る方法は，そうした危険性のある動物との接触を避けることである．トリに高い感染力と病原性を示すトリインフルエンザは，通常，人間には感染しない．しかし，人間への感染力を獲得した変異トリインフルエンザは，このウイルスに対して抵抗力（免疫）を持たない人間に致死的な重症の感染症を引き起こす．この場合の対応としては，感染が確認されたトリを早急に処分し，人間との接触を徹底的に絶つことである．

患者の口から空気中に出た飛沫を吸入したり汚染物に接触したりして感染が伝播する通常のインフルエンザや結核など呼吸器感染症の場合には，感染源となる患者がマスクを着用すること，患者と健康人の接触を可及的に避けること，手洗いを励行することなどが重要となる．

人間同士が密に接触することで伝播する梅毒やAIDSに代表される性感染症に関しては，不用意な性的接触を避けることが発症予防にとくに求められる．

輸血や輸液などの医療行為によって伝播する感染症も知られる．病原体で汚染された血液の輸血や，汚染された注射針の刺入によるAIDSやB型・C型ウイルス性肝炎の発症がその典型である．輸血に用いる血液を精査し医療器具の消毒を徹底することがその伝播防止に重要である．

以上，いずれの感染症の場合にも，医療機関や保健所が中心となって社会全体が発症を防止し，また，発症した場合に適切に対応することが必要である．

## 4 災 害

地震や暴風雨・洪水，あるいは火山の噴火など，特定地域で不特定多数の人間を襲う大規模な自然災害や，戦争，列車・自動車事故，住宅火災などの人的災害が発生した場合に，それらが引き起こす健康障害（第6章C節参照）に対し，個人を超えた社会の対応が必要となる．災害による衛生環境の悪化や飢餓の発生に対応する国や地域行政の措置に加えて，地域の住民や医療機関のボランティア活動も重要である．戦争という人的災害を起こさないための高度に社会的な努力も重要であるが，そうした努力

にもかかわらず複数の社会の対立から生じた戦争のもとで国境を越えた看護の精神が育まれ，また，災害によって発生した外傷を処置する経験を通して外科的治療法が進展したという歴史的事実もある．文明の進展に伴い人間は移動手段として自動車や列車，あるいは航空機を多用するようになり，交通事故による健康障害も急速に増加した．こうした事故の発生を抑えるためには，秩序ある交通を維持するための法や道路環境の整備が社会に求められている．

## C. 人口動態と疾病構造の時代推移

　世界およびわが国における人間の健康と病気の一般的な状況は，人口と密接にかかわる．これは，病気に罹患しないで健康を維持できるかどうかは，人間を取り巻く自然環境，なかでも生物環境と社会環境が強くかかわる生活環境の状況に左右されることによる．人間が健康な生活を維持するために適当な生活環境とは，生存するのに十分な水と食物を得ることができ，十分な酸素を供給してくれる植物に囲まれ，適切な温度が保たれ，また，人間以外の獰猛な動物や病原性の微生物による攻撃から身を守ることができる環境である．そのため，一定以上の量の食糧資源と生活資源（衣服や家屋を含む）を必要とする．これらの資源は，自然の恵みの他，人間が農耕，狩猟などを通してつくり出すものを含む．特定地域で人口が極端に増加すると，その地域の人間一人ひとりが分かち持つ資源の取り分が減少することとなるが，一方で資源をつくり出す人間の総力を増やすことにもなり，両面の効果が生まれる．しかし，人間が思考と労働を通してつくり出す資源はもともとは自然の資源を材料としており，人口が極端に増加すれば，最終的には地球資源が枯渇することになるものと危惧される．また，人口が大きく増加すると，人間同士および人間と病原性微生物との接触の機会が増大し，結果として衛生環境が破綻する危険性も増す．

### 1 世界の人口

　世界の人口は，人間（ホモ・サピエンス）が約20万年前にはじめて誕生して以来，地球上の各地に移動して新たな生活の場と資源を獲得して子孫を増やす中で少しずつ増加していったと推測される．人類の長い歴史の中で世界の人口がどのように変遷してきたかを正確に把握することは，そうした記録に乏しいこともあって容易ではない．しかし，国連の『世界人口白書』や，「アメリカ合衆国統計局」，「国連経済社会局」など，さまざまな研究者が報告している調査結果から推定される世界の人口動態はおよそ以下のようになる（表12-3）．

　農耕が開始された今から約1万年前には，多く見積もって1,000万人であったと推定される世界人口は，2000〜1000年前にかけておよそ3億人に達し，200年前，100年前，50年前，20年前にそれぞれ約10億人，約17億人，30億人，55億人と急速に増加，2011年から2012年にかけて70億人を突破したと考えられている．200年前から現在までのこのような急激な世界人口の増加は，18世紀後半の産業革命を境に大き

表12-3 世界の人口の動向

人口の時代推移

| 年代 | 事項 | 推定される世界人口 |
|---|---|---|
| 約20万年前 | 人類誕生 | カップル |
| 約1万年前 | 農耕開始 | 最大1,000万人 |
| 2000～1000年前 | 中世（西欧） | 約3億人 |
| 200年前 | 産業革命 | 約10億人 |
| 100年前 | | 約17億人 |
| 50年前 | 物質文明の進展<br>食料資源の確保<br>医療の進展 | 約55億人 |
| 2011～2012年 | 現状 | 70億人突破 |
| 2050年 | 予測 | 90億人超 |

人口の地域分布と昨今の増加率

| 地域 | 比率 | 1950～2012年の増加率 |
|---|---|---|
| アジア | 約54% | 約3倍 |
| アフリカ | 約16% | 約4.5倍 |
| 中東 | 約4.5% | |
| 北アメリカ | 約5% | |
| 南北アメリカ | 約14% | |
| 南アメリカ | | 約3.6倍 |
| ヨーロッパ | 約11.5% | 約1.3倍 |
| オセアニア | 約0.5% | |

世界人口白書，アメリカ合衆国統計局，国連経済社会局，他個別の研究者の報告などからの推定値．

く展開した物質文明により，多くの人口を支えるだけの大量の食糧などの資源が確保されるようになったこと，地域差は大きいとはいえ医療が進展して病原微生物による感染症の予防・治療法が進歩し，個体の寿命が延びたことなどによるものであろう．地域によっては個体の寿命が延びる一方で，新生児の出生率が自然にまたは出産調整などにより低下するなど，人口増減の動態について地域差が広がってきてもいる．

世界の地域別の人口を比較すると，アジア地域が最も多く約54％を占め，アフリカが約16％，ヨーロッパが約11.5％，南北アメリカあわせて約14％である．また，1950年から2012年までの増加率は全世界で約2.8倍で，増加率が最も高いのはアフリカ（約4.5倍）であり，南アメリカ（約3.6倍），アジア（約3倍）がこれに続き，最も低いのはヨーロッパ（約1.3倍）である．

国連などの予測では，2050年には世界人口は90億人を超えるとされる．限られた地球資源と，これを有効かつ可及的に平等に活用する人知のもとで，どのようにして健康を維持しながらこの90億人の生活を支えていくことができるか，人類が答えを迫られている最大の課題といえよう．

## 2 わが国の人口

わが国では，1872（明治5）年に始まる戸籍法などにより，市区町村長に届けられる出生・死亡に関する届書などに基づいて人口動態調査票が作成され，これをもとに厚生労働省が人口動態統計をつくり，それが翌年6月にホームページで公表される．また1920年以降，統計法に基づいて，わが国の人口，世帯，産業構造などについての国勢調査が総務大臣のもとで5年に1度実施される．

総務省統計局と厚生労働省のホームページに掲載された資料などによれば，2013（平成25）年6月1日現在のわが国の人口は1億2,732万人強である．同じく総務省統計局による「我が国の人口ピラミッド（平成25年10月1日現在）」（図12-1）によれば，1947～49（昭和22～24）年の第1次ベビーブーム期と1971～74（昭和46～49）年の第2次ベビーブーム期の影響は，それぞれ64～66歳と39～42歳の人口ピークにあらわれ

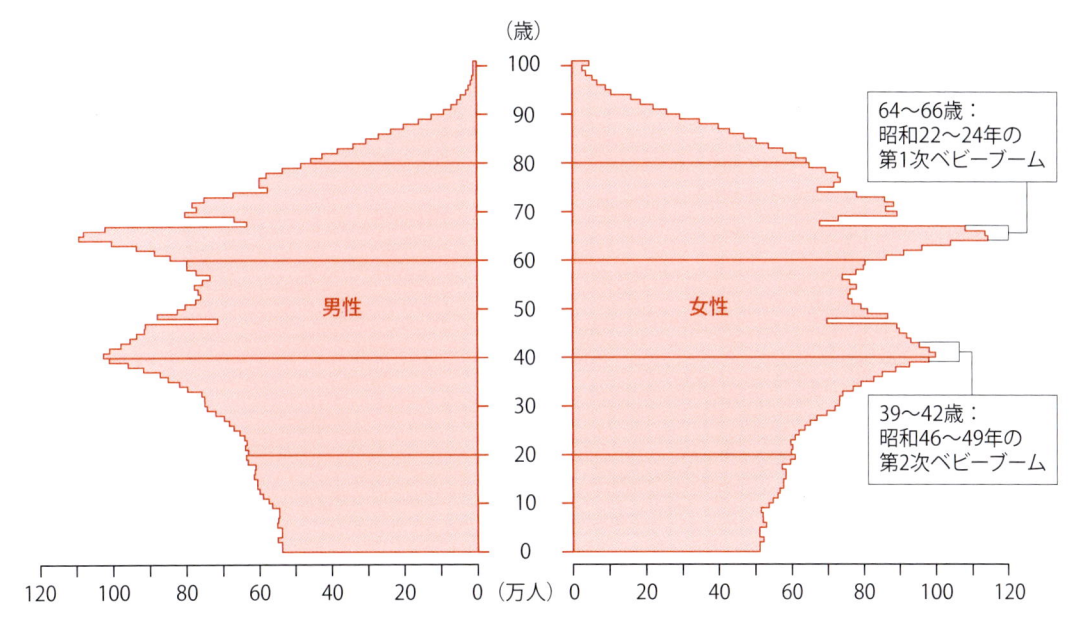

**図12-1 総務省統計局「我が国の人口ピラミッド(平成25年10月1日現在)」**
[総務省統計局公表の資料による]

ている．最大の課題は，65歳以上の老年人口が23%強を占める一方，0～14歳の年少人口が13%強，15～64歳の生産年齢人口が63%強にとどまる点である．年少人口の割合は，第1次ベビーブーム期の1947(昭和22)年(約35%)以降減少し続けている．一方で，老年人口の割合は2010(平成22)年(5%)以降増加の一途にあり，これに伴い，生産年齢人口の割合はピークとなった1992(平成4)年以降減少が続いている．出生数も，第1次ベビーブームの1949(昭和24)年(270万人)から第2次ベビーブーム期の一時的な増加の後，2010(平成22)年(107万人)にかけて減少し続けている．政府の経済財政諮問会議専門調査会の2014(平成26)年5月の報告書は，「現状が続くと仮定すると，平成50年度の日本人口は現在の2/3の約8,700万人にまで減少し，人口の約4割が65歳以上となる」としている．

一方，1899(明治32)年以降の死亡数の推移をみてみると，明治から大正にかけて年に90～150万人を数えた死亡数は，1966(昭和41)年に最低(67万人)を記録した後，増加に向かい，2010(平成22)年には1966(昭和41)年の倍近く(120万人)となっている．また，明治から大正にかけて20を超えた死亡率(人口1,000人あたりの死亡数)は，昭和に入って低下し始め，1979(昭和54)年に最低値(6.0)を記録した．しかしその後増加に転じ，2010(平成22)年には9.5となっている．

### 3 人口動態とかかわる疾病構造の変化

人口動態とかかわりながら，特定地域の疾病構造も変化する．これは人口構造が疾病と環境の両方に左右されて変動することによる．一般に，人口は出生率と死亡率の両方がかかわって変動するが，出生率には，生物学的環境(生殖機能の低下：不妊)と

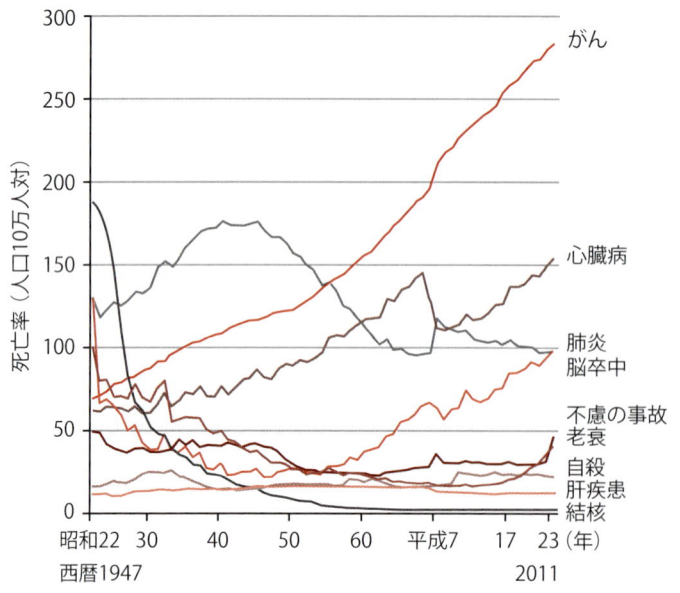

**図12-2 主な死因別にみた死亡率の年次推移（昭和22〜平成23年）**

［厚生労働省：平成23年人口動態統計，2011より一部改変］

ともに社会的環境の影響が大きい．多くの人口を維持することが容易でないと判断される社会環境のもとでは，出生率はバースコントロール（避妊）や政策（例：中国の一人っ子政策）を通して抑制される．逆に，育児に対する助成や教育助成は，出産率を向上させる．また，新生児の死亡率と出生率の間には相互の関係が観察され，新生児の死亡率が低下した先進国の出生率は，新生児死亡率が高い途上国のそれに比べて低い．このことは，人口が減少に転ずる主要な原因となる．

　厚生労働省のホームページに掲載されている1947（昭和22）年から2011（平成23）年までの「主な死因別にみた死亡率の年次推移」のグラフ（**図12-2**）に示されているように，この間の社会情勢と医療状況の変動がかかわって，疾病構造は大きく変化した．昭和22年に死亡率の第1位にあった結核は，抗生物質ストレプトマイシンをはじめとする抗結核薬の開発と利用によって激減し，現在にいたっている．その一方で，昭和22年には5位だったがんによる死亡率は，この間上昇を続け，昭和50年代の後半には第1位となり，その後も上昇して2011（平成23）年には1947（昭和22）年の4倍にもなっている．これは，①科学技術の進歩により生活環境が改善し，医療も進展して感染症などによる死亡率が低下したために平均寿命が延長し，人口の年齢構成ががん好発年齢へと移行したこと，②単一の原因（特定の病原微生物）が病因となる感染症と異なり，がんは遺伝子と環境両方の多様で対応困難な因子がかかわりあって発症すること，③このため抜本的な治療法がいまだ開発されていないこと，④快適な生活を求める人間の活動（喫煙，自動車等の排ガスなど）のなかに発がんを助長するものがあることなどによるところが大きい．

　抗生物質の開発と利用によって，肺炎による死亡率は，結核によるそれと同様，1947（昭和22）年から昭和40年代にかけて激減した．しかしその後2011（平成23）年にかけて再び増加がみられる．この原因としては，長寿の実現により感染症に対して抵

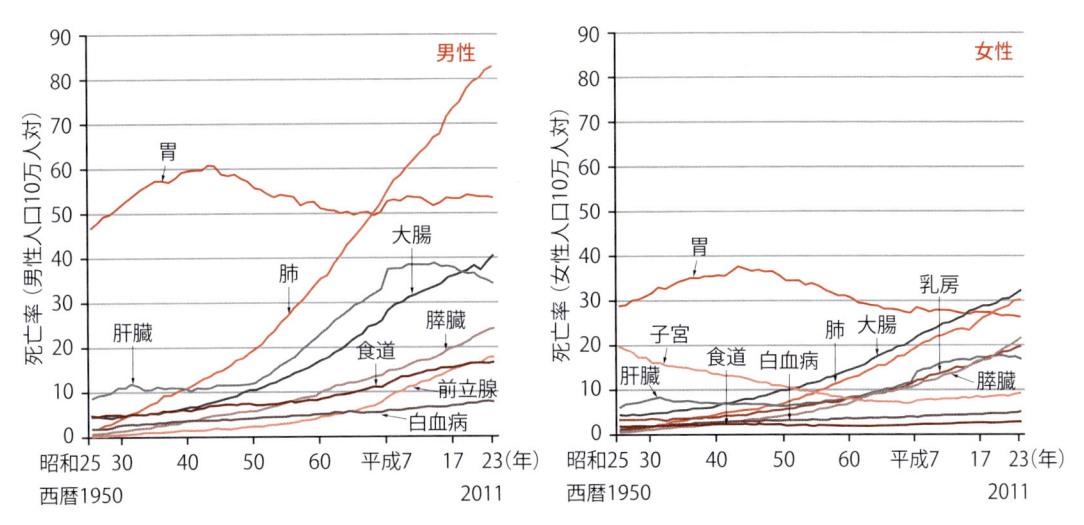

**図12-3 部位別にみたがんの死亡率の年次推移（昭和25〜平成23年）**
［厚生労働省：平成23年人口動態統計，2011より一部改変］

抗力の低い高齢者の人口が相対的に増加したこと，抗生物質に耐性を示す細菌が出現し広がりつつあること，抗生物質が効力を示さないインフルエンザなどのウイルス感染症の流行への対応が十分でないことなどが考えられる．

心臓病や脳卒中といった血管障害による死亡率の年次推移はやや複雑であるものの，2011（平成23）年度の死亡率はそれぞれがんについで2位と3位を占める．高齢者の比率の増加，豊かな食生活に伴い発症が増加している動脈硬化や糖尿病，それらと関連する高血圧と肥満，それらが組み合わさったメタボリックシンドロームと連関して，脳や心臓の血管障害は間違いなく増えている．一方で，こうした血管障害とその背景となる疾患に対応する医療は，完全といえる段階ではないが進展を続けており，そのことが心臓や脳の血管障害による死亡率が複雑な年次推移を示す理由の一つであるとも考えられる．

なお，人口の年齢構成の変化が病気ごとの死亡率に大きな影響を与えているとみられることから，年齢調整を行って計算した死亡率の年次推移をみると，脳卒中は1965（昭和40）年頃以降，心臓病は1985（昭和60）年頃以降，そしてがんは女性の場合は1965（昭和40）年頃以降，男性にあっても1995（平成7）年頃以降低下に向かっており，これらの疾患に対する医療の着実な進展の効果であるとみることができる．

死亡率第1位のがんについて部位別に年次推移をみると（**図12-3**），1950（昭和25）年に圧倒的に第1位であった胃がんによる死亡率は，男性の場合には平成に入ってから肺がんの死亡率に抜かれて第2位となり，女性の場合には2008（平成20）年以降に大腸がんと肺がんに抜かれて第3位となっている．しかし，死亡率そのものは2011（平成23）年まで大きくは変動せず，なお高いレベルにある．一方，1950（昭和25）年には低値であった肺がんの死亡率は，とくに男性においてはその後うなぎのぼりに上昇し，2011（平成23）年度において男性で第1位，女性では大腸がんについで第2位であ

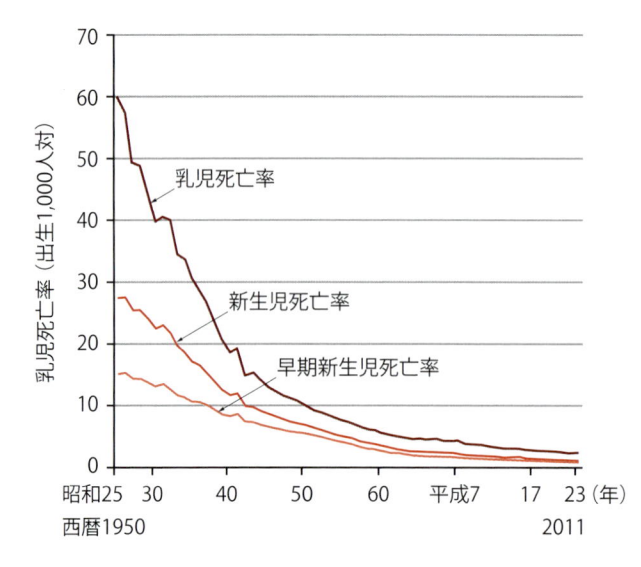

図12-4 乳児死亡率の年次推移(昭和25～平成23年)
[厚生労働省：平成23年人口動態統計，2011より一部改変]

る．肺がんについで死亡率の増加が著しいのは大腸がんや膵がんであり，2011（平成23）年度においては，男性では肺がん，胃がん，大腸がん，肝がん，膵がんの順に，また女性では大腸がん，肺がん，胃がん，膵がんの順に死亡率が高い．また，男性においては前立腺がんの死亡率の増加がとくに近年著しく第6位，女性においては乳がんの死亡率が増加し第5位にある．一方，女性における子宮がんの死亡率は1945（昭和20）年以降（図では昭和25年以降）平成にかけて減少し，その後緩やかであるが増加の方向にある．これら部位別のがんの死亡率の年次推移には，部位ごとのがんの検出方法や予防・治療法の進展の違いもかかわるものと思われる．

一方，わが国の生後4週未満の新生児死亡率や1年未満の乳児死亡率は，厚生労働省のホームページに掲載されたデータ（図12-4）によれば，1950（昭和25）年以降急速に低下し，2011（平成23）年度には欧米先進国のそれに比較しても低いレベルにある．これには，この間の感染症などに対する医療の進歩や栄養不良など生活環境の改善が効を奏しているものと判断される．

以上に紹介した特定の病気による死亡率の年次推移とは別に，生活環境の改善と医療の進展の両方が相まって，1947（昭和22）年から2009（平成21）年までの日本人の平均寿命は着実に延長し，1975（昭和50）年の平均寿命が男性71.73年，女性76.89年であったのに対し，2009（平成21）年に男性79.59年，女性86.44年，2013（平成25）年には男性80.21年，女性86.61年と世界の1, 2位を争う長さとなった．上に記した長寿の国に特有な疾病構造の変化に対し，社会としての医療上の的確な対応が求められているのが現状である．

## 4 現代日本人の健康状況

人口動態の推移と関連する疾病構造の変化を上記3項で説明したが，そうした現状のもとで日本人の健康状況がどのように位置づけられるかは，2011（平成23）年度に

行われた厚生労働省の調査の結果をもとに，以下のようにまとめることができる．

### (1) 有訴率

病気やけがによるなんらかの自覚症状（第5章C参照）を訴える者の，人口1,000人あたりの人数を有訴率といい，2010（平成22）年度の調査で322である．有訴率は高齢者ほど高く，80歳以上の者では525と半数を超える．男性に比べて女性の有訴率が高いが，男女ともに，腰痛（男性で1位）や肩こり（女性で1位）の訴えがとくに多い．

### (2) 通院者率

病気やけがで通院している者の人口1,000人あたりの人数を通院者率といい，上記の調査で370である．年齢とともに増加し，80歳以上の者では710と高い．高血圧症（男女とも1位），歯の病気，糖尿病，脂質代謝異常による通院が多い．

### (3) 受療率

ある1日に医療機関で診療を受けた者の人口10万人あたりの数を受療率といい，2011（平成23）年10月の全国の受療率は入院1,068，外来5,784である．高年齢層ほど一般的に受療率は高く，75歳以上では入院4598，外来12,717である．傷病分類別では，入院で精神疾患，循環器疾患，腫瘍の順に，外来で消化器疾患，運動器疾患，循環器疾患の順に多い．

### (4) 在院期間

厚生労働省による特定期日（2008（平成20）年9月）中に退院した患者の平均在院日数の調査の結果によると，病院で37.4日，診療所で18.5日であり，3年前の2005（平成17）年の調査の結果と比べると短縮している．これは，医療経費を抑制するため入院日数の短縮を指導した国の施策によるものである．平均在院日数を傷病別にみると，精神疾患，神経疾患，循環器疾患の順で長い．

# 予防医療 13

　病気を予防することがどれほど重要であるかは，医学の基本的なコンセプトの一つとして第9章C節で説明したとおりである．そこで述べたように，予防は一次，二次，三次に分けられる．診断・治療とともに病気の予防を医療の一貫として行うのが予防医療であり，古く18世紀末にジェンナーが牛痘を接種して天然痘の発症を予防したことに始まるワクチンの接種（予防接種）が一次予防医療の基本である．予防接種は，一人ひとりの人間を病気の発症から守ること以上に，社会の中の人間集団を守るところに大きな意義があり，社会医学的な視点が重要である（**表13-1**）．

　本章では，予防医療に用いられるワクチンの種類，個人と社会の両方の健康を守ることをねらいとした予防医療のあり方を，国が定めた予防接種法の概要を紹介することを通して説明する．それとともに，予防接種に伴う副作用などの問題にも言及したい．

　社会の健康を守る予防医療のもう一つの柱は，病気を早期に発見し早期に治療する二次予防のための健康診断であり，国は，学校や職場に定期検診の実施を義務づけている．定期検診による検査項目も法で定められているが，診断技術が進歩する中で，

**表13-1　予防医療の枠組み**

| 予防の<br>レベル | 予防医療の実際 ||||
|---|---|---|---|---|
| | 種別 | 内容 | 対象 | 目的 |
| 一次予防 | ワクチンの接種 | 表13-2に詳述 | ①一般健康人（乳幼児から高齢者まで） | 個人の感染・発症予防と社会への伝搬・拡散予防 |
| | | | ②特定の感染症などに感染する危険性が高い人 | 感染・発症予防 |
| | | | ③特定の感染症への感染が強く疑われる発症前の人 | 発症予防・重症化予防 |
| | | | ④特定の感染症に感染しすでに発症している人 | 重症化予防 |
| | 環境保全（公衆衛生） | 衛生管理 | 社会・生活・職場環境 | 感染症，公害病，職業病の予防 |
| | 生活習慣の改善 | 生活習慣病管理 | 生活習慣 | 生活習慣病の予防 |
| 二次予防 | 健康診断・人間ドック | 表13-3に詳述 | 学校の生徒・職員，労働者など | 疾病とその前段階の早期診断・早期治療と予防 |
| 三次予防 | リハビリテーション | 機能回復 | 脳血管障害や外傷などの急性期治療を終えた人 | 低下した運動機能や生活機能の回復と悪化の予防 |

任意に新たな検査項目を追加した健診や人間ドックの受診も広がっている．さらに，脳血管障害などの急性期の治療を終えた患者に対し，病状が悪化するのを防ぎ，失われた運動機能や生活機能を回復させるためのリハビリテーション医療が三次の予防医療として実施される．本章では，こうした二次・三次の予防医療についてもそのエッセンスを紹介する．

## A. 予防接種

社会の少子高齢化に伴う疾病構造の変化と，医学の進展に伴う医療の高度化が相まって，医療費は高騰し，医療に必要な人的資源も逼迫している．この現況の中で，疾病の発生を予防することは国をあげて推進しなければならない急務である．社会による病気の予防対策は，感染症を対象とする予防接種を中心に，早い時期から実施されてきた（表13-2）．その第一は，前章B節3項でも紹介したように，感染症の発生と拡散（流行）を防ぐために環境衛生を保全することである．上水道や下水道の整備などは，社会による対応として最も重要で効果的な領域であり，その歴史は西欧では古代ローマ時代にさかのぼる．第二に重要なのが，新たなワクチンを開発して接種することであり，適正にワクチン接種を励行することは，国が進める最も重要な予防医療施策の一つである．

### 1 ワクチン

病気の発生を未然に防ぐ積極的な方法として，感染症の発生防止に有効なワクチンの接種がある．第9章C節2項にも記したように，ワクチンvaccineの開発は，18世紀の末にイギリスの医師エドワード・ジェンナーEdward Jennerが，それまで伝承されていた民間療法を参考に，牛痘を人間に接種して天然痘の発症予防に成功したことから始まった．その約100年後にフランスの科学者ルイ・パスツールLouis Pasteurがジェンナーの業績を再評価し，実用化への道をひらいた．パスツールは，コッホが炭疽病の原因微生物として発見し報告した炭疽菌を試験管内で培養して弱毒化し，これを動物に接種して炭疽病の発生を予防できることを実験的に証明，科学的根拠に基づく「予防ワクチン」の開発にはじめて成功した．その後，もともと天然痘を予防する牛痘の呼称であったワクチンは，予防接種に用いる弱毒化・無毒化した病原体などをさす用語に一般名詞化し，現在にいたっている．

#### （1）感染症に対するワクチン

感染症を予防するワクチンには，病原体を弱毒化した生ワクチンと，病原体を化学処理して病原性をなくした不活化ワクチンとがある．代表的な生ワクチンには，痘苗（天然痘），BCG（結核），経口生ポリオワクチン，麻疹ワクチン，風疹ワクチン，水痘ワクチン，流行性耳下腺炎ワクチンなどが，主な不活化ワクチンには，ジフテリア・百日咳・破傷風混合ワクチン，百日咳ワクチン，日本脳炎ワクチン，狂犬病ワクチン，インフルエンザウイルスワクチン，インフルエンザ桿菌b型（Hib）ワクチンなどがある．

表13-2 予防接種の枠組み

| ワクチンの種類 | | | | |
|---|---|---|---|---|
| | 区分 | | 内容 | 種類 |
| 感染症に対するワクチン | 生ワクチン | | 弱毒化病原体 | 痘苗(天然痘),BCG(結核),経口生ポリオワクチン,麻疹ワクチン,風疹ワクチン,水痘ワクチン,流行性耳下腺炎ワクチン |
| | 不活化ワクチン | | 化学処理(無毒化)病原体 | ジフテリア・百日咳・破傷風混合ワクチン,百日咳ワクチン,日本脳炎ワクチン,狂犬病ワクチン,インフルエンザウイルスワクチン,インフルエンザ桿菌b型(Hib)ワクチン |
| | | | 成分ワクチン | 組換えB型肝炎ワクチン(HB)ワクチン,ジフテリア・破傷風無毒化トキソイド |
| がんに対するワクチン | | | | ヒトパピローマウイルス(HPV)成分ワクチン(子宮頸がんの予防),HTLV-1関連抗原ワクチン(成人T細胞白血病の予防,臨床試験段階),がん抗原ペプチド特異的T細胞免疫誘導(膵がんの治療,検討段階) |

| 予防接種法 1948(昭和23)年6月制定,2011(平成23)年7月改正 | | | | |
|---|---|---|---|---|
| 第一条 | | | 伝染の恐れがある疾病の発生および蔓延を予防するために,予防接種を行う.予防接種による健康被害の迅速な救済をはかる | |
| 第二条 | | | 目的 | 対象 |
| | 一類疾病 | | 発生および蔓延を予防 | ジフテリア,百日咳,急性灰白髄炎,麻疹,風疹,日本脳炎,破傷風,その他 |
| | 二類疾病 | | 発病および重症化防止,あわせて蔓延を予防 | インフルエンザ |

| 予防接種の種類 | | | | |
|---|---|---|---|---|
| 予防接種法のもとでの接種 | 定期 | 一類疾病(努力義務あり) | ワクチンの種類 | ワクチンの接種時期 |
| | | | ジフテリア・百日咳・破傷風の3種混合 | 第1期:生後3〜90ヵ月 |
| | | | ジフテリア・破傷風の2種混合 | 第2期:11歳以上13歳未満 |
| | | | ポリオ | 生後3〜90ヵ月 |
| | | | 麻疹・風疹の2種混合(MRワクチン) | 第1期:生後12〜24ヵ月,第2期:5歳以上7歳未満 |
| | | | 日本脳炎 | 生後3〜90ヵ月 |
| | | | 結核 | 生後6ヵ月以内 |
| | | 二類疾病(努力義務なし) | インフルエンザ | 60歳以上65歳未満 |
| | 臨時 | | | 対象疾患 |
| | | 一類疾病 | 天然痘 定期接種の一類疾病 | |
| | | 二類疾病 | 新型インフルエンザ | |
| 予防接種法で定められていない任意予防接種 | | 接種費用 | | ワクチンの種類 |
| | | 公的助成あり | 子宮頸がんワクチン,ヒブワクチン | |
| | | 公的助成なし | A型・B型肝炎ワクチン,流行性耳下腺炎ワクチン,水痘ワクチン | |

病原体を構成する成分のうち，感染防御にかかわりのある成分を分離してつくる不活化ワクチンは，成分ワクチンと呼ばれる．肝炎ウイルスBの感染防御抗原であるHBs抗原を，この抗原をコードするDNAを切り出して酵母菌遺伝子などに挿入しつくった組み替えB型肝炎ウイルスワクチン（HBワクチン）がその代表である．関連して，ジフテリアや破傷風などがつくる毒素を化学処理により無毒化したトキソイドtoxoidも，毒素中和抗体の産生を促す目的で一種の成分ワクチンとして利用される．ワクチンの接種は，接種を受けた個体に当該の感染症に対する能動免疫を誘導し，発症を予防することを目的とする医療行為である．これに類似したものとして抗血清療法があり，トキソイドなどを接種して抗体産生を誘導した動物から採取した血清（抗血清）が用いられる．感染症が発症した人間あるいは発症の危険性が大きい人間（患者）に抗血清を投与し，受動免疫を与えて発症を防止または抑止する．

18世紀末のジェンナーによる種痘の創始の後，WHO主導のものとで世界レベルの徹底した種痘接種が行われ，1980年には天然痘撲滅宣言が出され自然界から天然痘ウイルスが駆逐されるという金字塔的な成果が得られた．また，ポリオなど数種類のウイルス性および細菌性感染症の発生率は，それらに対するワクチンの開発と広範な接種により激減した．しかし一方で，AIDSや新型インフルエンザをはじめ，感染力と致死性の高い多くの新興感染症に対する真に有効なワクチンはまだ開発されていない．人間から人間に感染する新型インフルエンザウイルスが世界規模で蔓延した場合には，危機的な状況となることが強く危惧される．想定される新型インフルエンザの大流行に備えて，その症状を軽減させるための通常のインフルエンザウイルスに対するワクチンや抗インフルエンザ薬（タミフルなど）が多量に備蓄されたりしているが，発症そのものを効果的に防止できる新ワクチンの開発が待たれる．

### (2) がんに対するワクチン

感染症に対する古典的なワクチンとは別に，がんやアレルギーなどの発症を予防するワクチンの開発に向け，いくつもの研究が行われている．

発がんを予防するワクチンとして，主要な発がん因子であるヒトパピローマウイルス（HPV）感染を予防して子宮頸がんの発症を防ぐHPV成分ワクチンが開発され，実用されている．しかし，一部に留意することが必要な副作用の報告もある．また，腫瘍ウイルスであるHTLV-1を発症原因とする成人T細胞白血病の場合，がんと精巣が共通に発現するがん抗原を標的としたワクチンが開発され，このワクチンを用いたがん治療の臨床試験が実施されている．関連して，治療困難な膵がんを標的とし，がん抗原（ペプチド）の能動免疫によりがん特異的なT細胞免疫を誘導する治療法が研究されるなど，予防を超えた治療へのワクチンの臨床応用の検討も進められている．

## 2 予防接種法

1948（昭和23）年6月に制定された予防接種法（**表13-2，巻末表②**）は，2011（平成23）年7月にいたるまで改正が重ねられてきている．この法律は，伝染性の疾病の発生・蔓延を予防するために予防接種を行うとともに，予防接種による健康被害を救済

することを目的とするとされる(第一条)．この法律の定めによって予防接種を行う疾病は，ジフテリア，百日咳，急性灰白髄炎(ポリオ)，麻疹，風疹，日本脳炎，破傷風，他(以上，一類疾病)とインフルエンザ(二類疾病)であり，二類疾病は個人の発病・重症化の防止と蔓延の予防を旨とするとある(第二条)．市町村長は，都道府県知事の指示も受けて，当該市町村の居住者に政令で定める予防接種を行うことが義務づけられており(第三条)，対象者が未成年者などである場合の保護者は，予防接種を受けさせるための必要な措置を講ずることが求められる(第八条)．

また，1951(昭和26)年に制定され2007(平成19)年に廃止となって感染症法と予防接種法に統合された結核予防法にも，管轄区域内の定期の予防接種を行う市町村長の義務が明記されていた．

なお，1909(明治42)年に制定された種痘法は現在廃止となっている．

### 3 予防接種の種類

上記の法体系のもとで，現在わが国における予防接種は，予防接種法のもとで行われる定期接種と臨時接種，および予防接種法で定められていない任意接種に区分される．予防接種法のもとでの予防接種には，対象者と保護者の接種努力義務が科せられ，接種費用は公的に助成され，接種による健康障害には法的に救済措置が講じられる．

定期予防接種には，一類疾病(努力義務あり)のジフテリア・百日咳，破傷風の3種混合(第1期：生後3～90ヵ月)，ジフテリア・破傷風の2種混合(第2期：11歳以上13歳未満)，ポリオ(生後3～90ヵ月)，麻疹・風疹の2種混合(MRワクチン，第1期：生後12～24ヵ月，第2期：5歳以上7歳未満)，日本脳炎(生後3～90ヵ月)，結核(生後6ヵ月以内)と二類疾病(努力義務なし)のインフルエンザ(60歳以上65歳未満)がある．臨時予防接種には，一類疾病の天然痘と定期接種の一類疾病，および二類疾病の新型インフルエンザがある．任意予防接種としては，接種費用が公的に助成される子宮頸がんワクチン，ヒブワクチンなどと，接種費用の公的補助がないA型・B型肝炎ウイルスワクチン，流行性耳下腺炎ワクチン，水痘ワクチンなどがある．

### 4 予防接種の副作用と課題

予防接種は，時に強い副作用を伴う．大部分の副作用は接種部位の痛みや腫れ，全身の発熱などであるが，まれに致死的ともなる重篤な副作用があらわれる．そのように，弱毒生ワクチンの強毒化，不活化ワクチンやその中に混在する異物への生体の異常反応などにより，頻度は少ないが，ワクチンは時に副作用として重篤な健康障害を引き起こす．

可及的に副作用の少ないワクチンを作製することが求められているものの，接種前の健康状態をチェックするなどして細心の注意を払うことを前提としても，社会集団の多数者にワクチンを接種する場合に少数者に重篤な副作用が発生することを完全に避けるのは，確率論上困難である．このため，ワクチン接種の副作用による個人の健康障害に対し，十分な社会的保障が必要となる．

ワクチンの接種は，接種を受けた個体での感染症の発症を予防すると同時に，地域社会の人間集団の中で感染症が蔓延することを防止する．社会の中のワクチン接種を受ける個体の割合が低下すると，その感染症の流行が再発する．このため，地域社会の中で常に一定以上の比率の人間がワクチンの接種または自然感染により感染症に抵抗力を持ち続けることが，その社会での感染の蔓延を防ぐために重要である．このため，とくに感染力と毒性の強い病原体に対して，国や地方行政は医療施策として地域のワクチンの接種率を高めることに努めている．

麻疹，風疹，百日咳などの感染症は，もともと乳幼児の多くに発症するのが常であったが，予防接種法のもとで集団でのワクチン接種が励行されるようになって発症率は急速に減少した．これに伴って社会の中でのワクチン接種の義務化が緩和され，結果として接種率が低下することとなった．このことが災いして，若年期にワクチン接種も自然感染も受けないままに青年期に入る者が増加し，彼らが青年期になってこれらの病原体に免疫を持たない状態で感染し，症状が重篤化する事例が急増している．

近年，感染力と毒性の高い新型インフルエンザの大流行が危惧されるなか，真に有効なワクチンは開発されていない．そのような段階でも，一般のインフルエンザワクチンを集団接種することが，症状の緩和と感染の拡大抑制に効果的であることが期待されてもいる．こうした場合，一定の比率で副作用が発生することを前提としても，集団を守る観点からワクチンの義務的な集団接種が必要となることもありえよう．

## B. 健康診断

予防接種を徹底して一次予防医療を達成することとは別に，定期的に健康診断を行って早期に病気を発見し，治療する二次予防医療を推進したり，すでに発症した病気の進行を止めて回復をはかる三次予防医療に努めることも重要である（第9章C節参照）．正しい健康診断を励行して疾病の早期発見・早期治療とそれによる医療費の軽減をはかることも，国が掲げる重要な予防的医療施策の一つである（表13-3）．

### 1 二次予防医療のための健康診断

1958（昭和33）年制定の学校保健安全法（第十一〜十七条）に定められた学校における就学時および毎年定期に行う児童生徒や学校職員の健康診断と，1972（昭和47）年制定の労働安全衛生法（第六十六条）および労働安全衛生規則（第四十三〜四十五条）に定められた医師による労働者の健康診断とがある．後者の健康診断は，常時雇用される労働者の雇用時および1年以内ごと，あるいは同規則（第十三条）に記載される特定業務への従事者の場合には6ヵ月以内ごとに1回，定期に行うものとされる．同規則による健康診断には，①既往歴および業務歴の調査，②自覚症状および他覚症状の有無の検査，③身長，体重，腹囲，視力および聴力の検査，④胸部エックス（X）線検査，⑤血圧の測定，⑥血色素量および赤血球数の検査（貧血検査），⑦血清GOT，GPTおよびγ-GTPの検査（肝機能検査），⑧LDLコレステロール，HDLコレステロールおよ

表13-3 健康診断の種類

| 種類 | 根拠となる法など | 制定年 | 対象 | | 時期 | 内容 |
|---|---|---|---|---|---|---|
| 法規制のもとでの健康診断 | 学校保健安全法第十一～十七条 | 1958（昭和33）年 | 児童生徒学校職員 | | 就学時＋毎年 | 規則に定められた診察と検査 |
| | 労働安全衛生法第六十六条および労働安全衛生規則第四十三～四十五条 | 1972（昭和47）年 | 労働者 | 常時雇用者 | 雇用時＋1年以内ごと | ①規則に定められた11項目の検査<br>②オプションの項目（中高年者）<br>③異常が検出された場合は精密検査 |
| | | | | 特定業務従事者 | 雇用時＋6ヵ月以内ごと | |
| 人間ドック | 労働安全衛生法第六十六条および労働安全衛生規則第四十三～四十五条に準拠 | | 上記に準ずる | | 上記に準ずる | 労働安全衛生規則に定められた検査項目を含めより多数の項目の検査<br>病院を含む保健医療機関が受診者の希望に応じたプログラムで実施 |
| 三次予防医療にかかわる診断 | 医師法に準拠 | | 脳血管障害，外傷などの急性期治療を終えた患者 | | 急性期治療を終えたとき | 急性期治療を終えて早期機能回復をめざすリハビリテーション医療を実施する上で必要となる原疾患の治療状況と機能低下のレベルの診断 |

び血清トリグリセリドの量の検査（血中脂質検査），⑨血糖検査，⑩尿中の糖およびタンパク質の有無の検査（尿検査），⑪心電図検査が含まれる．中高年者の健康診断に際しては，これらの検査項目に加えて，下記の人間ドックで実施される検査項目の一部がオプションで実施される場合も多い．

上記の健康診断で異常が検出された場合は，その異常にかかわる事項の生検病理検査などを含む精密検査が必要となる．精密検査の結果，病気の診断が確定した場合は，早期治療が開始され，二次予防医療が達成されることとなる．

## 2 人間ドック

身体の健康状態をより総合的に診断する目的で，上記の労働安全衛生規則に定められた検査項目を含むより多数の所定の項目について検査を受けるしくみを人間ドックと呼ぶ．病院を含む保健医療機関は一般に，特定の検査項目セットのもとで行う人間ドックの複数のプログラムを準備し，受診者の希望に応じたプログラムで身体の各臓器の健康診断を実施する．

人間ドックで実施される検査項目・検査方法の例としては，消化管，とくに胃のX線造影検査や内視鏡検査，体・内臓脂肪率や骨密度の測定，腹部超音波検査，前立腺特異抗原（PSA）検査，MRIによる脳血管・頸動脈検査などがある．

## 3 三次予防医療のための診断

たとえば脳血管障害などの急性期の治療を終えて，早期の機能回復を目的とするリ

ハビリテーション医療が行われる段階では，原疾患の治療状況の確認と，運動機能，生活機能，聴覚言語機能などの低下のレベルの診断が必要となる．医師および理学療法士，作業療法士，言語聴覚士などの医療専門職者は，これらの診断の結果をもとに三次予防医療に向けた医療計画を立て，実施することとなる．

## C 健康日本21

　本章A節でも説明したように，感染症については，歴史的な種痘法，結核予防法，伝染病予防法（法定伝染病および指定伝染病などの予防を目的として1897（明治30）年に制定され，1998（平成10）年に廃止された法律）を経て，「感染症の予防及び感染症の患者に対する医療に関する法律」（1998（平成10）年制定），予防接種法などの法のもとで，予防と対応の施策の基本が定められている．

　感染症以外の疾患についても，個別の予防的医療施策が厚生労働省により示されている．その中で，長寿と豊かな生活の裏側の落とし穴ともいえるがんやメタボリックシンドロームに代表される生活習慣病の台頭に対して，これを予防するためのいくつもの施策が示され，実施されてきている．こうした疾患の予防的医療施策の象徴ともいえるのが，厚生労働省が「健康日本21」のキャッチフレーズのもとで進めている政策キャンペーンである．

　「健康日本21」は，2003（平成15）年に健康増進法に基づいて策定された「国民の健康の増進の総合的な推進を図るための基本的な方針」（厚生労働省告示第195号）であり，「国民の健康の増進の推進に関する基本的な方向や国民の健康の増進の目標に関する事項等を定めたもの」とされる．この方針は2012（平成24）年に，「健康日本21（第二次）」）として全面的に改正された（厚生労働省告示430号）．その内容は，総論として，「我が国の健康水準，健康増進施策の世界的潮流について概括した後，健康日本21を政策として展開する際の基本戦略，地域で施策展開する際の留意点などについて掲載している」とした上で，各論として，「生活習慣病及びその原因となる生活習慣等の課題について，栄養・食生活，身体活動と運動，休養・こころの健康づくり，たばこ，アルコール，歯の健康，糖尿病，循環器病，がんの9分野ごとの2010年度をめどとした「基本方針」，「現状と目標」，「対策」など」を掲載している．その上で，「本政策のより具体的な主な目標は，①過重労働者の割合を減らす，②がん検診の受診率を向上させる，③糖尿病患者の増加を抑制する，④メンタルヘルスに関わる労災を減らす，⑤喫煙習慣者の数を減らす，⑥要介護者の数を減らす，等である」とされる．

# 14 社会の医療情勢と医療体制

　第12章ですでに示したように，社会全体の疾病構造の動向には，その社会の人口や年齢分布が大きくかかわる．人口は出生率と死亡率の増減によって決まる．出生率は生物学的および社会的要因(出産調整など)により増減し，死亡率は疾病への罹患率とそれによる致死率に大きく左右される．医学・医療の進展は乳幼児死亡率を低下させ，長寿を可能にし，長寿は人口の年齢分布を変動させて社会を高齢化させることとなった．社会の高齢化は疾病構造と医療情勢を大きく変化させ，そうした医療情勢に合わせた社会の医療体制を構築することの必要性が高まってきている．

## A. 現在の医療情勢

　世界とわが国の人口動態，および人口動態に密接にかかわる疾病構造を論じた第12章C節にあるように，科学技術と医療が進展する中で，資源配分と医療体制の地域格差は，時代の推移とともに拡大してきており，地域ごとの出生率，死亡率，平均寿命は多様となっている．このため，世界のレベルで人間の健康をめざすには，地域の特性に合わせた正しい医療体制を，地域資源の産出と配分の適正化を視野に入れて樹立していく必要があろう．

### 1 世界の医療情勢

　国際連合(国連)の役割が，世界レベルの適正な資源の産出と配分を世界平和を前提に調整することであるならば，医療を世界レベルで推進する役割を担うのが，「すべての人間の最高度の健康」を到達目標とする世界保健機関憲章を掲げ1948年に設立された世界保健機関 World Health Organization(WHO)である．WHOがかかわる最も重要な課題は，広範囲の地域，時には世界全体に拡散する危険性の高い感染症に対し世界レベルの対策をとることである．その第一は，古来最も恐れられた感染症の一つである天然痘をワクチン接種の徹底により撲滅する計画であり，結果，1980年に地球上からの天然痘の撲滅を宣言するにいたるという金字塔的成果をあげた(第2章参照)．その後もWHOは，ポリオの発生を激減させ，マラリアやAIDSの発生を世界レベルで抑制するにあたり大きく貢献してきた．なお，世界の健康を守るためのWHOの最近の活動状況については，第15章G節で説明する．

## 2 わが国の医療情勢

すでに説明したように，わが国では，戦後の混乱期を越えて科学技術を組み入れた二次産業が大きく復興・進展し，資源（工業生産物）の大幅な産出増加により個人への配分も増加して，結果として多くの人々の豊かな生活が実現した．一方で，医療技術を向上させて医療を推進するために多くの資源が投入され，感染症を中心とする多くの疾病の発生率と死亡率が新生児・高齢者を中心に激減したことにより，平均寿命は世界でトップクラスとなった．しかし，多くの先進国と同様，出生率が低下し，結果として他国に先んじて極度の少子高齢化社会を迎えることとなった．豊かな生活環境に伴う過食と高齢化が相乗的にかかわって，がんや糖尿病，動脈硬化に代表される代謝障害，それに伴う心臓疾患と脳血管障害の発生頻度が急増した．また，治療が困難で致死毒性の高いウイルスなどによる新興感染症や，抗生物質などの薬物に耐性となった病原細菌などによる再興感染症が台頭するなど，新たな課題も生まれた．こうした情勢のもとで，医療を必要とする傷病者（患者）の絶対数が激増し，医学の進展に伴って医療内容が高度化したこともかかわって，国が医療に支出する経費が大幅に増加し，結果として医療経済が立ち行き困難な状況となることも危惧されている．こうした情勢も踏まえて，一人ひとりの健康を個人レベルと社会レベルの両面で適正に維持するための適切な医療施策が求められているのが現状である．

## 3 進展する社会と医の互いの関係（図14-1）

人間がつくり出した文明が人間の健康を支え，同時に害する二面性を備えることは，先に第4章C節で言及した．文明が発達する前の原始の社会では，人間は遺伝子の産物であるみずからの手足を使って，厳しい自然環境の中で健康を守るのに必要な衣食住を小規模ながら確保してきた．

人間は，他の生物が持つことのなかった高性能の脳の働きにより「考える心」を備えた．そして「考える心」は，遺伝子産物である手足を模倣して，数多くの「道具」をつくることとなった．人間は，この道具を使って厳しい環境により適切に適応し，安全で豊かな衣食住を確保し，微生物の攻撃など健康を障害するさまざまな要因から身を守る方法を開発した．こうして，文明は人間が原始の社会では得られなかった長寿を達成することを可能にした．

文明は拡大された生命機能ともいえる道具を活用してきたが，一方で，二つの点において人間の健康を障害する負の側面があることが明らかになった．一つは，道具を使うことでみずからの手足を動かすことなく生活できることから，運動不足に陥り，生活全体が生物学的に不活発になった点である．道具を使うことで確保された豊富な食事と運動不足が重なって代謝に異常をきたし，メタボリックシンドロームと呼ばれる新たな病態とそれに続く心臓や脳の血管障害が多発した．その一方で，喫煙，大気汚染，職場環境などの環境要因によって遺伝子が傷つき，がんの発生が増大した．

もう一つ留意すべきなのは，人間がつくった道具は生身の人間が必要とするよりは

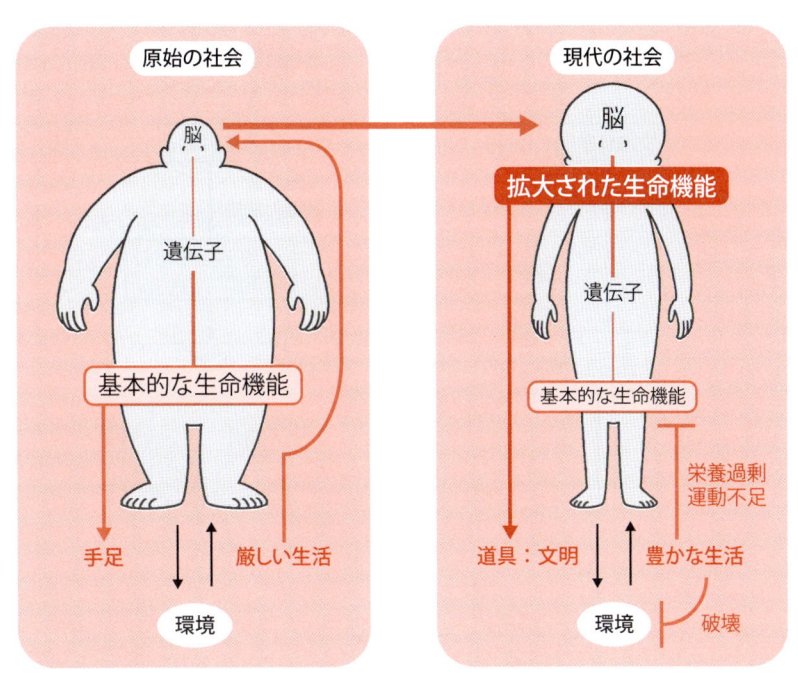

図14-1 文明は人間の健康を守り，そして損なう二面性を持つ

　るかに多量のエネルギーや資材を必要とし，このために自然環境や生物環境が破壊されつつある点である．多量の化石燃料を燃焼させることで多量の炭酸ガスが発生し，これは地球環境を大きく変えるとともに資源の枯渇を招いた．そこに特定地域での人口の急増と文明の広がりが相まって，生物多様性を支える地球全体の生物環境と食環境の破綻が危惧される状況が生まれた．

　加えて，国と国の間の利害の対立から戦争が起これば，核兵器に代表される格段に破壊力の強い道具が使われる危険性が高まる．核エネルギーの平和利用とされる原子力発電所の事故による地球環境の放射線汚染も，現実のものとなっている．このように，人間の健康にとって文明が両刃の刃であることに十分留意する必要がある．

## B. 医療体制

### 1 国の医療体制の枠組み

　人間の健康を障害する病気に対して，社会はさまざまな対応策を講じている（図14-2）．わが国を例にそのしくみを概観すると次のようになる．国のあらゆる政策が，直接・間接を問わず最終的には国民の健康にかかわる．このため，国に置かれたすべての省庁が人間の健康の保持に関与する．しかしより直接的な役割を持つのは厚生労働省，文部科学省，環境省の三つである．この中で最も直接的に関与する厚生労働省は，医療にかかわる国の規則を起案し，あるいは定め，そのもとで医療行政をつかさ

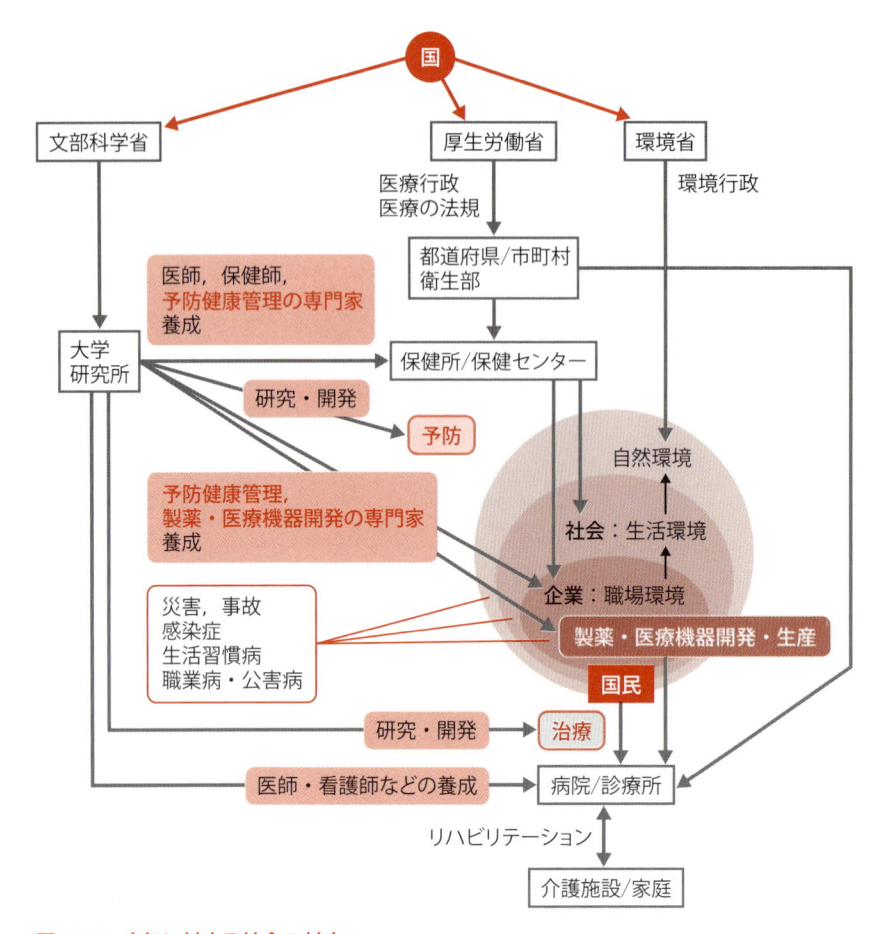

第14章 社会の医療情勢と医療体制

**図14-2　病気に対する社会の対応**

　どる．その下部組織としては，都道府県と市町村の衛生部，そのもとにある保健所と保健センターがある．医療にかかわるこれらの行政機関は，国民一人ひとりの家庭および職場における生活・職場環境とそれを取り囲む自然環境を保全するために行政を実施するとともに，健康障害に陥った国民一人ひとりをケアすべく，病院や診療所などにおける病気の診断・治療の診療業務と保健施設や家庭での介護業務を統括する．

　国民の健康を守るこうした医療のしくみは，科学で裏打ちされた医学と，医の社会的正義を担保する医の倫理（第1章C節参照）によって基本的に支えられ，全体として進展し続け現在にいたっている．医学と医療の発展を支えるのは医学・医療系の大学や研究所などにおける活発な研究活動であり，医の倫理のもとでのこの研究活動は，薬学，工学など他の分野の学問の発展に強力に支えられてきた．その中で，製薬・医療機器関係の企業により，診断と治療のための新規の有用な薬物と医療機器が開発・生産されてきた．

　大学や大学院を中心とする高等教育機関は，一方で厚生労働省と連携共働して，医学，医療などの教育研究者と医師，歯科医師，看護師，保健師，薬剤師，診療放射線技師，臨床検査技師，理学療法士，作業療法士，言語聴覚士，臨床工学技士，救急救

命士，管理栄養士，介護福祉士など医療・保健領域の多種・多数の専門職者を養成し，災害や事故による外傷や飢餓，感染症，生活習慣病，職業病，公害病などといった社会の中で発生するさまざまな健康障害（病気）の診断，治療，予防を実現できる体制づくりに努めている．他方，誤った医療は逆に国民の健康を損なうという基本的な考えのもと，医療行為を行うことができる者を国が国家資格としてこれを許可する医療専門職者に厳しく限定している．

これらのしくみが総合的に働いて，私たち人間一人ひとりの健康が社会の中で守られてきているのである．

## 2 医療機関

わが国の医療体制の基本は，1948（昭和23）年7月に発布された医療法（**表14-1**に内容を抜粋して示す）に定められている．医療法には，医療を提供する代表的な施設は病院と診療所であり，病院であることの基本的な基準は20名以上の患者を入院させる設備を備えることにあるとされる（医療法第一条）．病院の中で特別な機能を備えた

**表14-1 医療機関の種類と地域の医療体制**

| 医療提供施設の種類（医療法第一条） | 配置する人員と設備（医療法第二十一条，第二十二条） |
|---|---|
| 病院（20名以上の患者を入院させる施設を有する） | ①当該病院の有する病床の種別に応じて，厚生労働省令で定める員数の医師および歯科医師，都道府県の条例で定める員数の看護師その他の従業者<br>②各科専門の診察室，③手術室，④処置室，⑤臨床検査施設，⑥X線装置，⑦調剤所，⑧給食施設 |
| 特定機能病院 | ①厚生労働省令で定める員数の医師，歯科医師，薬剤師，看護師その他の従業者<br>②集中治療室 |
| 診療所（病院以外の一般診療施設）<br>介護老人保健施設<br>調剤を実施する薬局 | |

| 病床の種類（医療法第二条） |
|---|
| 精神病床<br>感染症病床<br>結核病床<br>療養病床<br>一般病床 |

| 地域医療体制の確保 | 求められる事項 |
|---|---|
| 医療計画の策定<br>（医療法第三十条） | 都道府県は，地域の医療提供体制の確保をはかるための下記を含む医療計画を策定<br>①救急医療，災害時における医療，へき地の医療，周産期医療，小児医療等の医療の確保<br>②居宅等における医療の確保<br>③医師，歯科医師，薬剤師，看護師その他の医療従事者の確保<br>④医療の安全の確保 |
| 公的医療機関<br>（医療法第三十一条） | 都道府県，市町村等の開設する病院または診療所（公的医療機関）は，都道府県が定めた施策の実施に協力すること |
| 医療法人<br>（医療法第三十九条） | 病院，医師もしくは歯科医師が常時勤務する診療所または介護老人保健施設を開設しようとする社団または財団は医療法人とすることができる |

ものが特定機能病院であり，病院以外の最も一般的な医療施設が診療所である．また，介護老人保健施設や調剤薬局も医療を提供する施設として数えられる．病院（20床以上）や診療所（20床未満）に置かれる病床の種類は，医療の目的別に，精神病床，感染症病床，結核病床，療養病床，一般病床に区分されるとともに，病院，診療所などを開設したり管理したりする方法も法のもとで定められている（第二条）．

病院には，法令や条例で定められた人数の医師，看護師他の従業員を配置することが義務づけられており，また，診察室，手術室，処置室，臨床検査施設，X線装置，調剤所，給食施設などの施設が設置されなければならない（第二十一条）．さらに，特定機能病院には，病院の特定機能を実施する上で必要な人数の医師，看護師その他の従業員を配置するとともに，集中治療室を置くものとされる（第二十二条）．

国はまた，地域の医療体制を確保するために，都道府県に医療提供体制を確保するための医療計画の立案を義務づけ，その計画において，救急・災害医療やへき地・周産期・小児・居宅医療などの地域が必要とする特定領域の医療とこれを実施するための医師，看護師その他の従業員を確保し，総じて医療の安全に努めるよう求めている（第三十条）．同時に，市町村が開設する病院や診療所といった公的医療機関（第三十一条）と，病院，診療所，介護老人保険施設を開設する医療法人（第三十九条）の位置づけを定めてもいる．

## C 医学教育

### 1 医療の教育

第10章B節で解説したように，医療が効果的かつ円滑に行われるために第一に重要なのは，医療体制を支えるさまざまな領域のすぐれた医療専門職者を育成することである（**図14-3**）．歴史的には，医師に始まり，看護師，薬剤師，診療放射線技師，臨床検査技師の養成，そして新しくは理学療法士，作業療法士，言語聴覚士，臨床工学技士，救急救命士，管理栄養士，介護福祉士などの育成がそれである．

国は，明治の時代に，文部省主導で医師を養成する医科大学あるいは大学医学部を設置した．前身は江戸時代の種痘所，あるいはその流れを汲む病院などが，しだいに大学としての体裁を整え，6年制の医学の教育組織として確立されていったものである．多くの医師を必要とした昭和の第二次世界大戦時中は，大学とは別に医学専門学校が置かれた．また，戦後の高度成長期には，1県に1医科大学を設置するという国の方針のもとで，多くの国公立の医科大学あるいは大学医学部が新設された．このため，一時は医師の供給過剰が懸念され，医学部の学生定員の削減などが実施されたが，21世紀に入り超高齢社会を迎えて医師の需要が増え，全体として医師不足の状況となっている．ただし，医師の絶対数が不足していること以上に，特定の地域や特定の専門領域に医師が偏在していることが問題視されてもいる．とくに，過疎地における医師不足，小児科・外科・産婦人科など特定専門領域の医師不足が深刻である．

C. 医学教育

| 文部科学省 | 文部科学省　養成校 ||| 厚生労働省　養成施設 ||
|---|---|---|---|---|---|
| 厚生労働省 | 医師<br>歯科医師<br>薬剤師 | 看護師 | 臨床検査技師<br>臨床工学技士<br>救急救命士 | 診療放射線技師<br>理学療法士<br>作業療法士<br>栄養士 | 管理栄養士 |
| 小・中学校 | | | | | |
| 専門学校 | | ●養成施設<br>准看護師 | | | |
| 高等学校 | | | | | |
| 専門学校 | | ●養成施設<br>正看護師 | ●養成施設<br>2年以上<br>（救急救命士）<br>3年以上 | ●養成施設<br>2年以上<br>（栄養士）<br>3年以上 | ●栄養士養成施設<br>2〜4年学修で栄養士<br>↓<br>3〜1年以上<br>栄養指導実務 |
| 短期大学 | | ●養成校<br>3年以上<br>正看護師 | ●養成校<br>2年以上<br>（救急救命士）<br>3年以上 | ●養成校<br>3年以上 | |
| 大　学 | ●養成校<br>6年 | ●養成校<br>4年<br>正看護師 | ●養成校<br>4年<br>○非養成校<br>4年<br>厚生労働大臣指定科目履修 | ●養成校<br>4年 | ●(●) 管理栄養士養成施設<br>大学を含む4年 |
| 医療現場<br>消防署 | 臨床研修 | | ●養成校・施設<br>消防法救急業務に従事後<br>1年以上<br>（救急救命士） | | |
| 大学院 | | | | | |

受験資格

国家試験

免許（厚生労働大臣） → 医療専門職者

医療の教育・研究者

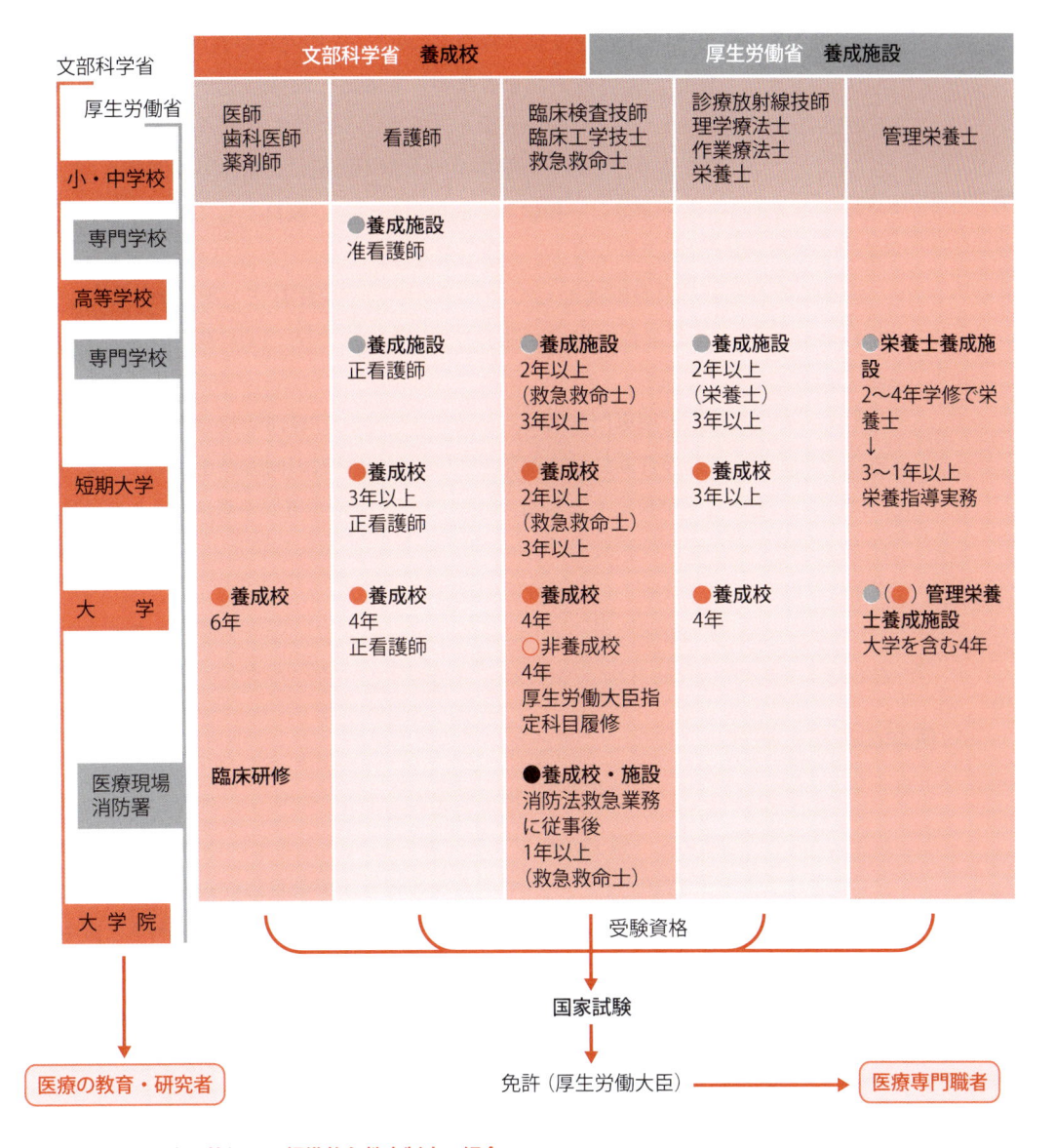

図14-3　医療教育の枠組み：標準的な教育制度の紹介

　以前より，医師が医学博士の学位を取得することは重要とされてきたが，それに加えて特定領域の医療実務に高い専門性を備えることが重要であると考えられるようになり，学会が認定する専門医の制度が定着してきている．一方で，医学系の大学院の整備も進み，診療活動のかたわら，医学研究に携わって博士（医学）の学位を取得する医師も多い．地域の基幹病院などで院長などとして医療を統括する役割を担う場合に，こうした学位や専門医の称号は社会的に有用となってもいる．

　医師とともに医療の重要な担い手となっている看護師を養成するしくみは，時代とともに大きく変貌してきた．地域の診療所などで多数の看護師を必要とする少し前の時代背景のもとで，厚生労働省のもとに看護師や准看護師を養成する専門学校が設置

され，その修了生が地域医療を支えてきた．しかし，医療内容が高度化し，医療のチームワーク/チーム医療の重要性が高まるなか，看護師の高学歴化が進み，専門学校から短期大学，短期大学から4年制の大学へと大きくシフトし，現在にいたっている．さらには，大学院に進学して修士の学位を得た上で医療に従事する看護師も増加しつつあり，博士の学位を取得し，後継者を養成（教育）する教員として活躍する看護師も増えてきている．

　薬剤師を養成する教育制度としては，2006年に学校教育法と薬剤師法が改正されて4年制課程と6年制課程の二つが並置され，6年制課程で臨床薬学の専門家の育成を行うことになっている．

　さまざまな職種の医療専門職者は，一般に大学または専門学校などの養成校や養成施設で養成され，その育成には文部科学省と厚生労働省の両方がかかわる．そのなかには，厚生労働大臣が指定する科目を履修して文部科学省が主管する4年制の大学教育課程を修了した者に受験資格が与えられる，という国家資格もある．臨床検査技師，臨床工学技士，救急救命士の三つがそれである．

　なお，いずれの医療専門職の場合にあっても，専門学校から大学への移行が顕著となってきており，さらには大学院での学修の場も広がりつつあるのが現状である．

## 2 医学の教育と研究

　一部医療の教育と重複するが，医療の教育の前提となる医学の教育と研究に関する制度について説明する．過去から現在まで蓄積された医学と医療の知識および技術は，絶えず次世代に継承され，そこでさらに進化し次の世代に引き継がれる．こうした流れが途絶えることなく続いていくことが求められる．蓄積された医学と医療の継承は狭義の「教育」であり，さらなる進化は「研究」により実現する．この流れを支えるしくみが，医学と関連する学問領域の学校，大学，そして大学院である．命を大切にするといった理念的な医の教育についていえば，学校に入学する前の家庭と地域の教育が肝要である．「他によかれ」とする医の倫理の基本（第1章C節参照）は，そうした幼少期に多くが育まれる．広義の医の倫理は，狭義の医療人にとどまらず，医療関係者，医学・医療の研究者にも，程度の差こそあれその基本を修得することが求められる．科学者がこうした医の倫理に支えられた基本的な医の理念を備えて，新規の診断，治療，予防法を開発すれば，同様の医の理念を備えた医療人のもとで，それらは医療に適切に活用され，大きく開化するものと期待される．

　上記の医の理念の上に高度な知識と技術を修得することで，高度な開発研究を行うことが可能となる．先端の医療機器を用いた高度な医療を実施することも，そうした技術に関する高度な素養を修得することで可能となる．医にかかわる幅広い素養と高い専門性の両方を修得するには，一般的に長期にわたる学修の期間が必要となる．わが国の場合，家庭と幼稚園での基礎教育と12年の初等・中等教育を修了して後，医師，歯科医師，薬剤師の免許を取得するにはさらに6年間の大学教育，また他のさまざまな医療専門職の免許取得には4年間の大学教育または1～3年間の専門学校や短期大

学での教育による専門領域の学修が必須である．さらに高度の素養と専門性を修得するには，大学卒業後4年間の博士課程（6年制学部の卒業生の場合），または2年間の修士課程（博士前期課程）とその後3年間の博士（後期）課程（その他の学部卒業生の場合）での学修が求められる．

初等・中等教育と異なる大学・大学院での高等教育では，蓄積された知識・技術の継承としての学修に加えて，新規の創造を行う能力を培うための研究活動が行われ，成果は卒業研究論文や学位論文にまとめられる．

適切な学修期間と研究期間を置くことで，医学と医療の世界の良循環が維持される．

# 医療法規と医療行政 15

　第10〜11章にかけて説明した医療の世界を基盤で支えているのは，第12〜14章で紹介した医療を支える社会のしくみである．そして，社会が定める規則，すなわち法によって，社会のしくみの秩序が保たれる．この医療活動を支える社会の秩序を維持する法が，医療法規である．こうした社会の秩序はしかし，社会のしくみが進展するのに伴って変化する必要があり，時代の要請に応えて社会の秩序を調整するのが医療行政である．医療行政は，医療そのものと医療を取り巻く周辺のさまざまな要因を総合して，全体の方向を弾力的に修正する役割を果たす．医療法規には，医療担当者の資格を定めた資格法（第10章A節参照），医療体制のあり方を定めた医療法（第14章B節参照）などがあり，その先にそれらの内容の多くを説明した医事法規と，医療を含め人間の基本的な人権を守る社会保障制度，なかでもその中の医療保険制度を支える医療関連法規とがある．本章では，これらの法規と，その法規を軸として医療全体の軌道を修正する医療行政の典型例を解説する．その中で，医療の安全性と有効性を保障する社会のしくみ，さらには健康を基盤に人類が次世代に向かい持続的に発展するのを支える世界のレベルの医療方策についても紹介する．

## A. 医療法規

　社会の秩序は，法，倫理・道徳，慣習などの社会規範のもとで維持される．この中の法規範（法）は法律と規則（命令）からなる．議会の議決を経て制定される法規範が法律であり，行政機関が制定する法規範（命令）とあわせて法令と呼ばれる．命令は，内閣が制定する成文法である政令，各省の大臣が発する成文法である省令，国や地方公共団体が公示する告示に区分される．

　国は，国民の健康を守るために，いくつもの法律と規則・命令（医療法規，医療法令）を定めている．医療関係法規（表15-1）には，医師，看護師をはじめとするさまざまな医療従事者の資格を定めた医師法，保健師助産師看護師法等の医療系資格法，病院や診療所といった医療施設の基本を定めた医療法，医薬品等及び医療機器の品質等の確保や研究開発に必要な規制や措置を定めた薬事法（2014年（平成26）年改称），医療費支払いのあり方の基本を定めた健康保険法などが含まれる．

　これらの医療関係法規の骨組みを理解した上で医療に取り組む必要がある．

**表15-1　代表的な医療関係法規一覧**

| A　医療系資格法規 | 制定年 | 備考 |
|---|---|---|
| 栄養士法 | 1947(昭和22)年 | 1962(昭和37)年改定 管理栄養士 |
| 医師法 | 1948(昭和23)年 | |
| 歯科医師法 | 1948(昭和23)年 | |
| 歯科衛生士法 | 1948(昭和23)年 | |
| 保健師助産師看護師法 | 1948(昭和23)年 | |
| 診療放射線技師法 | 1951(昭和26)年 | |
| 歯科技工士法 | 1955(昭和30)年 | |
| 臨床検査技師に関する法律 | 1958(昭和33)年 | |
| 薬剤師法 | 1960(昭和35)年 | |
| あん摩マツサージ指圧師，はり師，きゆう師等に関する法律 | 1964(昭和39)年 | |
| 理学療法士及び作業療法士法 | 1965(昭和40)年 | |
| 柔道整復師法 | 1970(昭和45)年 | |
| 視能訓練士法 | 1971(昭和46)年 | |
| 臨床工学技士法 | 1987(昭和62)年 | |
| 義肢装具士法 | 1987(昭和62)年 | |
| 救急救命士法 | 1991(平成3)年 | |
| 言語聴覚士法 | 1998(平成10)年 | |
| **B　資格法規以外の主要な医事法規** | **制定年** | **備考** |
| 医療法 | 1948(昭和23)年 | |
| 医薬品，医療機器等の品質，有効性及び安全性の確保等に関する法律(薬事法より改称) | 1960(昭和35)年 | 2014(平成26)年改称 |
| 種痘法 | 1909(明治42)年 | 廃止 |
| 予防接種法 | 1948(昭和23)年 | 2013(平成25)年改定 |
| 感染症の予防及び感染症の患者に対する医療に関する法律(伝染病予防法，性病予防法，エイズ予防法を統合)(感染症新法) | 1998(平成10)年 | 2007(平成19)年 結核予防法統合 |
| 看護師等の人材確保の促進等に関する法律 | 1992(平成4)年 | |
| 臓器の移植に関する法律(臓器移植法) | 1997(平成9)年 | 2009(平成21)年改定 |
| **C　医療関連法規** | **制定年** | **備考** |
| 地域保健法 | 1947(昭和22)年 | |
| 環境基本法 | 1993(平成5)年 | |
| 健康保険法 | 1923(大正11)年 | 2012(平成24)年改定 |
| 高齢者の医療を確保する法律 | 1982(昭和57)年 | |
| 労働基準法 | 1947(昭和22)年 | 1987(昭和62)年改定 |
| 国民年金法 | 1959(昭和34)年 | |

## 1 医療系資格法

　　すでに第10章A節で紹介したわが国における医療系資格に関する法律の一覧を**表15-1A**に示す．古くは戦後間もなく(1947/1948(昭和22/23))年に制定された医師法，歯科医師法，歯科衛生士法，保健師助産師看護師法，栄養士法に始まり，昭和30年代末までに，診療放射線技師法，歯科衛生士法，臨床検査技師等に関する法律，薬剤

師法，あん摩マツサージ指圧師，はり師，きゆう師に関する法律など，医療の基本にかかわる医療従事者の資格に関する法律が次々と制定された．ついで昭和40年代に理学療法士及び作業療法士法，柔道整復師法，視能訓練士法が，少し遅れて昭和60年代に臨床工学技士法，義肢装具士法，さらに平成に入って救急救命士法，言語聴覚士法が定められた．この間，各法律に関する施行令（政令），施行規則（省令），指導要領（告示）などがいくつか発せられている．

　すべての医療行為は，行為に関する十分な専門の知識と技術を必要とするものであり，適切に実施されない場合は逆に人々の健康を障害する可能性があるため，専門の知識・技術を備えていない一般人には禁止された行為である．国が資格を取得するための要件を厳しく示した上で，そうした要件を備えることを国家試験で判定し，特定医療行為を実施する資格を認可する．

　医療を進める上で最も重い責任を負う医師の資格を定めた医師法は，その任務と義務，および欠格事由と医師国家試験受験資格を明記し，医師以外の医業の禁止，名称の使用制限，診断書交付の義務，無診療治療等の禁止，異常死体などの届出義務，処方せんの交付義務，診療録の記載および保存義務などを示すとともに，これらの義務への違反に対して罰則を定めている．なお，業務上の秘密を守る義務（守秘義務）などについての罰則は刑法が別に定める．医師法以外の各医療従事者に関する資格法も，医師法に準じてそれぞれの資格の特質と職務の範囲，国家試験，違反に対する罰則等を定めている．

## 2 医療法

　関係資格法とともに重要な医事法規として，すでに第14章B節で内容を紹介した医療法がある．医療法は，医療を提供する体制を整えて国民の健康を保持する目的で，1948（昭和23）年に制定された（**表15-1B**）．病院，診療所等医療機関の開設，管理，整備の方法を定めた法律であり，病院，診療所，保健施設など各医療提供施設をそれぞれに基本的な要件をあげて種類別に定義し，また，病床を精神病床，感染症病床，結核病床，療養病床，一般病床に種別化して定義した．この医療法に基づいて，医療法人（病院，診療所，老人介護保健施設を開設・所有する法人）が設立されている．

## 3 その他の主要な医事法規

　医療系資格法（**表10-1，巻末表①参照**）や医療法以外に，医療を適正かつ円滑に推進する上で必要ないくつもの医事法規が知られる（**表15-1B**）．その一つである薬事法（2014（平成26）年改称）は，毒薬，劇薬を含む医薬品，医薬部外品，化粧品，医療機器等の安全で効果的な活用に向けてその取り扱いに関する必要な規制を行い，同時に新規の医薬品や医療機器の開発に向けて許可・認定・承認等の措置を講ずるとともに，それらの製造販売と取り扱いの責任者，管理者および資格を定めた法律である．

　また，個人のみでなく社会を対象とした的確な医療対応を必要とする感染症の予防および治療に関するいくつもの法規が，時代の流れの中で制定され，廃止され，また

大きく改定されてきた．1909（明治42）年に制定されてその後廃止された種痘法，1948（昭和23）年に予防接種の実施と予防接種による健康被害の救済について定め2013（平成25）年に大きく改定された予防接種法；伝染病予防法（明治30年制定），エイズ予防法（平成元年制定），性病予防法（昭和23年制定）の3つを統合して1998（平成10）年に制定され，その後2007（平成19）年に結核予防法（昭和26年制定）も統合して改定された「感染症の予防及び感染症の患者に対する医療に関する法律」（通称：感染症新法）；などがそれである．

その他，たとえば医学教育の基本となる解剖実習は，遺族が遺体を医学教育に提供する献体に支えられている．関連して定められた「医学及び歯学の教育のための献体に関する法律」は，遺体提供の本人と遺族の意思を十分に尊重する中で解剖実習が厳粛な気持ちで実施されることを法規範で求め，制度の永続性を期したものである．

わが国は科学技術の進展に伴う豊かな生活環境の実現により，世界一の長寿を達成した．これに関連してがんやメタボリックシンドロームに代表される生活習慣病が急増し，またこれらに対する医療も高度化して，従前以上に多数者を対象とした高度医療を必要とするようになった．これを受けて看護師などが全国的に不足する状態となり，国は看護師，保健師，助産師を確保して医療を推進するための「看護師等の人材確保の促進に関する法律」を定めた．

また，救急医療を効果的に推進するため，救急医療専門の医師や看護師が同乗して患者を救急現場などから医療機関に搬送し，この間に救命医療を行うことができる救急医療用の医療機器等を装備した専用ヘリコプターの適正で効果的な運用（第11章D節参照）を求める「救急医療用ヘリコプターを用いた救急医療の確保に関する特別措置法」が置かれた．

さらに，障害された臓器を他の生体または死体から採取した同様の臓器で置き換えて機能の回復をはかる臓器移植については，これが適正に実施されるために，臓器移植の基本的な理念，また国，地方公共団体，医師の責務，臓器の定義と摘出など，さらに臓器売買の禁止と罰則を定めた「臓器の移植に関する法律」が制定された．この法律の改定により，臓器提供の意思確認のあり方と脳死の扱い方に関して臓器移植を促進する新たな見解が出された（第1章C節④項参照）．以上はあくまで数ある医事法規の中の例示である．

### 4 医療関連法規

上記の医事法規以外の医療関係法規としては，保健衛生にかかわる法規，あるいは社会保険にかかわる法規が知られる（表15-1C）．

保健衛生にかかわる法律としては，地域の保健対策に中心的な役割を担う保健所の設置について定めた「地域保健法」，生活環境から有害因子を取り除いて健康で快適な生活を守るための環境衛生法規（「食品衛生法」や「狂犬病予防法」など），一般的な公害対策を含め複雑化し国際問題化した環境問題に対しては，環境基準を設定し環境基本計画を立案する国の環境政策の根本を定めた環境基本法などが，また社会福祉にかか

わる社会保険にかかわる法規としては，本章B節で詳しく説明する健康保険の内容を規定した「健康保険法」，関連して医療費の適正化をめざし後期高齢者保健医療制度を定めた「高齢者の医療の確保に関する法律」(本章B節でも説明する)，適正な労働を確保するため労働条件の最低の基準を示して労働に関する規制を行う「労働基準法」，健全な国民生活の維持および向上に寄与することを目的とする国民年金制度のあり方を定めた「国民年金法」などが代表的である．

## B. 社会保障制度

### 1 社会保障制度と医療行政

国民一人ひとりの健康を保持・増進する上で重要なのは，国主導で設定される医療関係のさまざまな制度と，国(厚生労働省)および地方行政機関(保健所を含む)による医療全体の方向性を定める医療行政である．その基盤となるのが社会保障制度である(表15-2)．

2008(平成20)年の厚生労働白書などをもとにして厚生労働省がそのホームページに示しているように，わが国の社会保障制度は，①社会保険(年金制度，医療保険，介護保険)，②社会福祉(高齢者，障害者，母子家庭などへの公的支援)，③公的扶助(生活保護制度)，④保健医療・公衆衛生(医療サービス，保健事業，母子保健，公衆衛生)からなり，「すべて国民は，健康で文化的な最低限度の生活を営む権利を有する」という憲法の定めを社会が支える基盤的なしくみとなっている．

これらの社会保障制度は，20世紀末から21世紀にかけて急速に進んだ少子高齢化に対して厳しく対応することを迫られている．国が社会保障制度を維持するために必要とする社会保障給付費の年あたりの総額は，1970(昭和45)年には3.5兆円(国民所得の5.5%)であったが，1990(平成2)年に47.2兆円(13.56%)，2008(平成20)年には95.7兆円(24.90%)と増加の一途をたどっている．

社会保障制度が整備されてきた歴史的な経緯をみてみると，昭和20年代の戦後の混乱期に，栄養改善法，医療法，医師法，生活保護法，児童福祉法，身体障害者福祉法などが制定され，社会保障の基盤が整備された．昭和30～40年代にかけて，新国民健康保険法が制定されて国民皆保険が達成され，医療制度の拡充にあわせて各都道

表15-2 わが国の社会保障制度の枠組み

| 社会保障制度の種類 ||
| --- | --- |
| 区分 | 制度の内容 |
| 社会保険 | 年金制度<br>医療保険<br>介護制度 |
| 社会福祉 | 高齢者，障害者，母子家庭などへの公的支援 |
| 公的扶助 | 生活保護制度 |
| 保健医療・公衆衛生 | 医療サービス，保健事業，母子保健，公衆衛生 |

府県に医科大学が配置された．この間，国民年金法と児童手当法が制定された．昭和50～60年代にかけては，時代の動きに合わせて社会保障制度の見直しが進められ，対がん10か年総合戦略が策定される一方，ショートステイ・デイサービス事業が開始されて施設福祉から在宅福祉への転換がはかられることとなった．昭和から平成に移行する中で介護保険制度や後期高齢者医療制度が創設されて医療費適正化計画が策定されるなど，少子高齢社会のもとで悪化する社会保険財政に対応するための制度改革が進められてきている（以上，本段落は政策統括官付社会保障担当参事官室による厚生労働省政策レポート（戦後社会保障制度史）を参照し，ほぼ原文のまま引用）．

## 2 医療保険制度の法的基盤

わが国の健康保険制度を法的に支えているのは，1922（大正11）年4月に制定され，2012（平成24）年11月に最終改正が行われた健康保険法，1958（昭和33）年12月に制定された国民健康保険法，1958（昭和33）年5月と1962（昭和37）年9月にそれぞれ制定された国家公務員共済組合法と地方公務員共済組合法，1982（昭和57）年に制定された高齢者の医療を確保する法律などである（**表15-3**）．これらの法律の主要な条文を抜粋して**巻末表③**に示す．

健康保険法，国家公務員共済組合法，国民保険法では，対象者をそれぞれ，企業に勤める労働者とその家族，国家公務員とその家族，それ以外の一般国民とした上で，その疾病，負傷，出産，死亡などに対して必要な保険給付を行い，これによって国民

**表15-3 わが国の医療保険制度の枠組み**

| 医療保険の種類 | 略称 | 加入・対象者 | 加入・対象者数（平成23年3月現在） | 予算（平成24年度） |
|---|---|---|---|---|
| 国民健康保険 | 市町村国保＋国保組合 | 自営業者，年金生活者，非正規雇用者 | 約3,900万人 | 約10兆円 |
| 全国健康保険協会管掌健康保険 | 協会けんぽ | 中小企業のサラリーマン | 約3,500万人 | 約5兆円 |
| 組合管掌健康保険 | 健康保険組合 | 大企業のサラリーマン | 約3,000万人 | |
| 共済組合 | | 国家公務員，地方公務員，私立学校教職員，農林漁業団体職員（正規職員） | 約900万人 | 上記とあわせて約5兆円 |
| 後期高齢者医療制度 | | 75歳以上の高齢者 | 約1,400万人 | 約13兆円 |
| **医療保険制度の法的基盤** | | | | |
| 健康保険法 | 1925（大正14）年4月制定，2012（平成24）年11月改定：保険者は全国健康保険協会及び健康保険組合とする（第四条） | | | |
| 国民健康保険法 | 1958（昭和33）年12月制定：市町村及び特別区は，国民健康保険を行う（第三条）国民健康保険組合は，国民健康保険を行うことができる（第三条） | | | |
| 国家公務員共済組合法 | 1958（昭和33）年5月制定 | | | |
| 地方公務員共済組合法 | 1962（昭和37）年9月制定 | | | |
| 高齢者の医療を確保する法律 | 2008（平成20）年施行 | | | |

全員の生活の安定と福祉の向上をはかるとされる．この場合，健康保険の保険者は全国健康保険協会および健康保険組合であるのに対して，国民健康保険は市町村などが保険者となる．

なお，健康保険法では，他の関連する保険制度ともども，高齢化や疾病構造・社会経済情勢の変化などに応じて，医療の質を向上させるための検討を続けることが必要とされる．しかし，昨今の高騰する医療費に対応して，十分な給付を行うための財源を確保することは容易ではないのが現状である．

なかでも急速に進みつつある社会の超高齢化に的確に対応することは難しく，2008(平成20)年に老人保健法が大幅に改正され，「高齢者の医療の確保に関する法律」として施行された．この法律は，高齢者に対する適切な医療を確保することを目的として，前期高齢者(65〜74歳)にかかわる保険者間の費用負担を調整し，後期高齢者(75歳以上)に対して適切に医療の給付等を行うとする．この法律のもとで，同年に，次項3で詳細を説明する後期高齢者を対象とした後期高齢者医療制度が発足した．

### 3 医療保険制度の概要

厚生労働省はそのホームページに「我が国の医療保険制度の概要」をまとめて公示している．その中で，わが国が採用している国民皆保険制度の意義を，「我が国は，国民皆保険制度を通じて世界最高レベルの平均寿命と保健医療水準を実現．今後とも現行の社会保険方式に国民皆保険を堅持し，国民の安全・安心な暮らしを保障していくことが必要」とし，このための医療保険制度として，

①国民健康保険(略称：市町村国保＋国保組合；加入者：自営業者，年金生活者，非正規雇用者；加入者数：2011(平成23)年3月時点で約3,900万人；2012(平成24)年度予算：約10兆円)，

②全国健康保険協会管掌健康保険(略称：協会けんぽ；加入者：中小企業のサラリーマン；加入者数：約3,500万人；予算：約5兆円)，

③組合管掌健康保険(略称：健康保険組合；加入者：大企業のサラリーマン；加入者数：約3,000万人)，

④共済組合(加入者：国家公務員，地方公務員，私立学校教職員，農林業団体職員；加入者数：約900万人；③と④を合わせた予算：約5兆円)，

⑤後期高齢者医療制度(対象者：75歳以上の高齢者約1,400万人；予算：約13兆円；負担構造：公費38.1%，患者負担12.7%，保険料48.5%(被保険者28.3%))

を配置している．

上記⑤に関して，75歳以上の後期高齢者の一人あたりの医療費(約90万円)は，75歳未満の者のそれ(約20万円)の4倍以上となるなど，高齢化に伴う医療費の増大が見込まれる．その中で，高齢世代と若年世代の負担を調整することなどを目的として，2008(平成20)年4月に国民保険の外に前項2でも紹介した後期高齢者医療制度が置かれた．さらに，65歳以上75歳未満の高齢者(前期高齢者：約1,400万人)の数が多いことによる保険者間の負担の不均衡を調整するため，前期高齢者財政調整制度(約6兆

円)も置かれた．その上で，患者負担は，75歳以上1割，70〜75歳2割(1割に凍結中)，6〜70歳3割，6歳未満2割とされた．しかし，これらの高齢者医療制度には批判も多く，設置直後に後期高齢者医療制度廃止法案が提出される(廃案)など混乱がみられる．厚生労働省は，2013(平成25)年2月現在，70〜75歳の2割負担は1割負担に凍結し，2011(平成23)年のホームページには，「後期高齢者医療制度廃止後の新たな制度のあり方について検討を進めている」としている．

　なお，医療保険制度と医療体制の間には密接なかかわりもある．たとえば現在，医療体制にかかわる看護師の配置の程度によって，病院の医療に支払われる診療報酬に違いが設定されている．そのため病院は高い診療報酬を期待して，配置する看護師の数を増加させてきた．このこと自体は高いレベルの医療を実現する上で有意義といえるが，一方で，そうした体制をすべての病院に保証するだけの数の看護師が養成できていないという現実がある．このため，看護師不足が助長され，中小の診療所の医療レベルの維持にも問題が生じている．

### 4 医療保険以外の社会保障と医療行政

　上記の医療保健制度以外の社会保障・医療行政にかかわる事項として，母子保健，精神保健，難病対策，臓器移植などがある(表15-4)．この中の主な法律の主要な条文を抜粋して巻末表④に示す．

#### (1) 母子保健

　健全な人間社会を維持する上でとくに重要な社会保障・医療行政の一つが母子衛生である．国は，母子保健の基本を定め，母性と乳児・幼児への保健指導，健康診査，医療などを行って国民保健を向上させることを目的に，1965(昭和40)年に「母子保健法」を定め，以後改正を重ねている．この法のもとで，母性の尊重，乳幼児の健康の保持増進に必要な母性と保護者の努力が重要であるとした上で，施策を通して母子保健の理念を実現するという国と地方公共団体の責務を明確にしている．この法律はまた，**母子保健**を向上させるための措置として「知識の普及」，「保健指導」，「新生児の訪問指導」，「健康診査」，「栄養の摂取に関する援助」，「妊娠の届出」，「母子健康手帳」，「医療施設の整備」，「調査研究の推進」などを掲げるとともに，市町村に，**母子保健施設**としての母子保健センターの設置を求めている．こうした法整備と医療行政上の取り組みは，医療そのものの高度化と相まって成果をあげ，乳幼児死亡率の大幅な低下と母性の高い保健を実現している．しかしそうした成果の一方で，近年出生率は低下を続け，高齢者数の比率の増加と裏腹に，わが国の人口は今までの増加から低下に転じ，近い将来において大幅な人口の減少があるものと強く危惧されている(第12章C節②項参照)．

#### (2) 精神保健

　人間にとって心の健康を保つことは極めて重要なことであるが，高度化する社会構造に適応できないこともおそらくかかわって，近年とくに心の病を訴える者(精神障害者)の数が急増している(第7章G節参照)．この事態は社会の健全な発展を損なうもの

であることから，国は，精神障害者の医療および保護を行い，その社会復帰と自立を促して必要な援助を行うとともに，その発生を予防し，総じて精神障害者の福祉の増進と国民の精神保健の向上をはかるために，1950（昭和25）年に，「精神保健及び精神障害者福祉に関する法律」を定めた．この法律は，その目的を達成するために必要な国および地方公共団体の義務と国民の義務を併記し，精神障害者の社会復帰，自立および社会参加への配慮を呼びかけている．また，対象とする精神障害者を，統合失調症，麻薬や覚醒剤による急性中毒またはその依存症，知的障害，精神病質などとしている．さらに，精神保健福祉センター，精神保健福祉審議会，精神保健指定医，精神科病院，精神科救急医療体制，精神障害者社会復帰促進センターなどのあり方も定めている．

### (3) 難病の医療

原因が特定できず的確な治療法が確立されていないなどの理由で，治癒が長期にわたって難しく生活面での支障をきたすため，特別な措置を必要とする一群の病気は，社会的に「難病」と位置づけられる．

厚生労働省は，国として難病に対応するため，1972（昭和47）年に難病対策要綱を策定し，総合的な難病対策を実施することを表明した．本要綱において，難病対策の対象となる疾病の範囲を，①原因不明で，治療方法が確立されておらず，後遺症を残す恐れが少なくないベーチェット病，重症筋無力症，全身性エリテマトーデスなどの疾病，②経過が慢性で，経済的にも人的労力の上からも家族の負担が重く，精神的にも負担の大きい小児がん，小児慢性腎炎，ネフローゼ，小児喘息，進行性筋ジストロフィー，腎不全（人工透析対象者），小児異常行動，重症心身障害児など（ねたきり高齢者，がんなど，別個の対策があるものは除外）の疾病とした．対策の進め方としては，①調査研究の推進，②医療施設の整備，③医療費の自己負担の解消の3点を柱とし，さらに福祉サービスの面にも配慮するとしている．

これらの要綱は法律に基づかない特定疾患治療研究事業として進められてきたが，2015（平成27）年，1月1日施行の「難病法」が定められた．この法律のもとで，①難病

**表15-4 医療保険以外の社会保障と医療行政にかかわる代表的な法律等一覧**

| | 制定年等 | 備考 |
|---|---|---|
| A 母子保健 | | |
| 母子保健法 | 1965（昭和40）年 | |
| B 精神保健 | | |
| 精神保健及び精神障害者福祉に関する法律 | 1950（昭和25）年 | |
| C 医療行政（例示） | | |
| 難病対策要綱 | 1972（昭和47）年 | 厚生労働省 |
| 難病法 | 2015（平成27）年 | |
| 腎疾患対策検討会 | 2008（平成20）年報告 | 厚生労働省 |
| 臓器の移植に関する法律 | 1997（平成9）年，2009（平成21）年改定 | 本書表15-1Bから再掲 |
| 医療事故防止のためのリスクマネージメントマニュアル作成指針 | 2000（平成12）年 | 厚生労働省医療局 |
| 次期治験活性化計画策定に関わる検討会 | 2006（平成18年）設置 | 厚生労働省 |
| 新たな治験活性化5カ年計画 | 2007（平成19年）実施 | 厚生労働省 |

にかかわる医療および関連の施策を総合的に推進するための基本的な方針の策定，②難病にかかわる新たな公平で安定的な医療費助成制度の確立，③国による，難病の発病の機構，診断および治療方法についての調査および研究の推進，④都道府県による，難病相談支援センターの設置や訪問看護の拡充実施など，療養生活環境整備事業の実施などが進められる予定である．

### (4) 腎不全の医療

腎臓の機能は糸球体腎炎，糖尿病，自己免疫疾患などにより障害され，腎不全の状態となると，一般的に回復は困難である（第7章D節①項参照）．人工透析技術治療を適用し続ければ日常生活も可能だが，定期的に本治療を受け続けることの身体的・精神的苦痛も大きく，医療費負担の面も含め，本人および家族の負担は長期にわたって大きい．このため厚生労働省は，慢性腎臓病に関する基礎的な認識をとりまとめた上で対策を提言している．

厚生労働省のホームページによれば，①腎機能低下が3ヵ月以上続き，進行すると人工透析が必要となる状態が慢性腎臓病である．②近年，透析患者が急増しているが，適切な治療・生活習慣の改善により，発症や重症化の予防が可能である．③自覚症状が乏しく腎機能が徐々に低下する第1～2期と，タンパク尿があり，進行抑制の対象となりうる第3～4期（患者数約600万人），慢性腎不全となり人工透析患者となる第5期（26.4万人）に分けられ，危険因子として糖尿病，高血圧，高齢，膠原病などがあげられる．

厚生労働省は，上記の基礎的な認識を踏まえた「腎疾患対策検討会」の2008（平成20）年の報告の中で，①慢性腎臓疾患の重要性・予防法等の普及啓発，②診療ガイドラインの作成を含めた診療水準の向上，③腎臓専門医の育成を含む専門医療人の育成，④病態解明と治療法開発などに関する研究の推進などを，従来の施策に加え，今後に進めるべき国の施策としている．

### (5) 臓器移植の医療

腎臓などの個体の生命維持に欠かせない臓器の機能が傷病により失われたときに，選択可能な医療の一つが臓器移植である（第9章B節②項参照）．臓器移植の原点は輸血であるが，歴史的には血液型が適合しない輸血により命を落とした人の数も少なくない．腎臓，肝臓，心臓などの臓器移植に際して，最大の課題は，個体ごとに異なる移植抗原を持つためにあらわれる拒絶反応をいかに最小なものとするかである．そのため，臓器の供与者と受容者の間の移植抗原の適合性を検査し，一定以上に適合する場合にのみ移植が行われる．移植抗原が適合する組み合わせは決して多くなく，社会の中でこの情報を共有して，適合する組み合わせを特定できるしくみが必要である．また，個体間で臓器を移動することには，倫理的な問題も大きくかかわる．とくに個体死したと判断される個体から生きた臓器を取り出して別の個体に移植する場合，個体死の判断基準が厳しく問われる．この点は第1章C節 医の倫理においても説明した．適切な倫理判断を含む広範の社会的な共働をとくに必要とする臓器移植医療においては，国の関与が重要である．

厚生労働省は，「臓器移植とは，重い病気により心臓や肝臓などの臓器の機能が低

下し，他の治療法がない場合に，臓器提供者の臓器を移植し，健康を回復しようとする医療」であると定義している．移植医療が適正に実施されることを目的として，1997（平成9）年に「臓器の移植に関する法律」が置かれた．この法律は，臓器移植の基本的な考え方を定め，特定臓器の機能に障害がある者にその臓器の機能を回復させる移植術を行うための死体からの臓器の摘出，臓器売買等の禁止などについての必要事項を定めている．また，臓器移植の基本的な考え方として，①死亡して臓器を供与する者の生存中の自己臓器提供に関する意思の尊重，②移植術に使用される臓器提供の任意性の確認，③人道的精神に基づいて提供される臓器の，移植術を必要とする者への適切な使用，④移植術を必要とする者の移植術を受ける機会の公平性への配慮があげられている．

2009（平成21）年7月の「臓器の移植に関する法律」の一部改正により，倫理面からも判断が難しい①臓器摘出の要件と②臓器摘出にかかわる脳死判定の要件が改正され，③親族への優先提供が定められるとともに，④移植医療に関する啓発および知識の普及に必要な施策を講ずるとし，⑤不適切な臓器提供が行われないよう必要な措置を講ずるものとしている（第1章C節④項参照）．

なお近年，角膜移植や造血幹細胞移植など，さまざまな組織・細胞の移植医療の広がりがみられる．それぞれの移植医療には個別の課題もあり，それを乗り越えてこうした移植医療が適切に活用されるようになり国民の保健・医療がさらに大きく展開するためには，国レベルの適切な助言と指導が必要である．

## C. 医療の安全性：医療事故への対応

医療は，人体への侵襲を前提に所定の国家資格を取得した者に限定された行為であり，しばしば事故を伴う．医療事故は，医療を行う者の薬の取り違えや誤りによる針刺しなどの不注意，手術の失敗など医療技術上の過失，用いる薬物などによる副作用など，医療行為に直接かかわって発生する事故が基本だが，それ以外に医療機関内での転倒などの事故も含まれる．医療事故に対する医療訴訟の件数も増加しており，可及的にこうした事故の発生を防止し，医療の安全性が担保されなければならない．

厚生労働省（医療局国立病院部政策医療課）は，医療事故防止のためにリスクマネージメントのマニュアルを作成するように医療機関などを指導し，そのための指針をホームページに示している（**表15-4**参照）．この指針は，①趣旨，②医療事故防止のためのポイント，③用語の定義，④マニュアルの作成および報告，⑤医療事故の防止体制の整備，⑥医療事故防止のための具体的方策の推進，⑦医療事故発生時の対応に分けて記されている．その「趣旨」を，「本指針は，国立病院等における医療事故の発生防止対策及び医療事故発生時の対応方法について，国立病院等がマニュアルを作成する際の指針を示すことにより，各施設における医療事故防止体制の確立を促進し，適切かつ安全な医療の提供に資することを目的とする．」とし，「医療事故防止のためのポイント」として「医療事故を防止するためには，各施設及び職員個人が，事故

防止の必要性・重要性を施設及び自分自身の課題と認識して事故防止に努め，防止体制の確立を図ることが必要である．このため，各施設は，本指針を活用して，施設ごとに医療事故防止対策委員会を設置し，独自の事故防止マニュアルを作成するとともに，ヒヤリ・ハット事例及び医療事故の分析評価並びにマニュアルの定期的な見直しを行うことにより，事故防止対策の強化充実を図る必要がある．」としている．

その上で，用語を定義し，「医療事故」とは「医療に関わる場所で，医療の全過程において発生するすべての人身事故で，①死亡，生命の危険，病状の悪化等の身体的被害及び苦痛，不安等の精神的被害が生じた場合，②患者が廊下で転倒し，負傷した事例のように，医療行為とは直接関係しない場合，③患者についてだけでなく，注射針の誤刺のように，医療従事者に被害が生じた場合を含む．なお，医療従事者の過誤，過失の有無を問わない．」としている．また，「医療過誤」とは「医療事故の一類型であって，医療従事者が，医療の遂行において，医療的準則に違反して患者に被害を発生させた行為」であるとし，「ヒヤリ・ハット事例」とは「患者に被害を及ぼすことはなかったが，日常診療の現場で，"ヒヤリ"としたり，"ハッ"とした経験を有する事例である」としている．

さらに，マニュアルの作成について，「各施設において作成するマニュアルは，原則として，医療事故の防止体制の整備，医療事故防止のための具体的方策の推進，医療事故発生時の対応を構成内容とする」ものとし，報告について，「各施設は，作成したマニュアル及びマニュアル作成の際の検討メンバーについて，速やかに本省に報告する．」ものとしている．その上で，「医療事故防止対策規程の作成と医療事故防止対策委員会の設置を基本として，施設内における医療事故防止体制の確立に努める」こととし，医療事故防止のための具体的方策として，「医療事故防止のため，委員会等において，人工呼吸器，輸血，注射等についての具体的な注意事項を定める事故防止の要点と対策を作成し，関係職員に周知徹底を図ること」，「ヒヤリ・ハット事例の報告及び評価分析を励行すること」などをあげている．

最後に，医療事故発生時の対応として，初動体制（救急措置等），医療事故の施設内外への報告，患者・家族への対応，事実経過の記録，警察への届出，医療事故の評価と事故防止への反映，に分けて留意点を説明している．以上，本節上記の「　」内には，厚生労働省医療局国立病院部政策医療課が作成したリスクマネージメントマニュアル作成指針にある記述をほぼ原文のまま紹介した．

## D. 医療記録と記録管理

医師とその他の医療人による一つひとつの医療行為は，原則的にはすべて可及的に詳しく記録され，一定期間以上保管される必要がある．医療行為はもともと医療以外の領域では禁じられた人体を障害する，あるいは障害する可能性のある行為であって，結果的に人間の健康に資するとの期待のもとで社会（国）から特別に許容されている．このため，一歩誤ると人間の健康を障害する危険性を常にはらんでいる．たとえば，手術で病巣ではなく健康な臓器を摘出したり，質または量を間違った薬物を処方

したり，といった事例は残念ながら数多い．また，結果判断で正しい医療かそうでない医療かが問われることも多々ある．このような場合には，医師あるいはその他の医療人が，医療行為の記録をもとに責任の有無や所在を問われることとなる．

医師による患者の医療記録は診療録（カルテ）として知られるが，そこには，一人ひとりの患者について，問診による患者の自覚症状，視診，聴診，打診，触診などの診察や，検査による他覚的な所見，治療のための薬物の処方，手術や処置の指示内容などが経時的に記録される．こうした診療録は，医療を受ける患者の健康と病歴の記録でもあることから，患者が継続的に適正な医療を受けるために欠かせないものである．カルテは古くから医師により紙に記述されてきたが，最近は電子カルテ化が進んでいる．いずれの場合にも，一人ひとりの患者の過去から現在までの健康状態と罹病およびその治療の記録は，医師とその他の医療人がその患者の健康状態と病気の今後の推移を予測し，継続して適切な医療を実施するために最も重要な資料となる．同時に，上述した医療過誤が問われる医療訴訟において，医療の適正さを証明する有力な証拠ともなる．

医師や歯科医師が診療録をつくることは医師法，歯科医師法で定められており，5年間以上保存管理することが，医師や歯科医師，そして医療機関に義務づけられている．

## E. 治験：安全で有効な医療薬・機器の開発

病気への対応の第一はその発症を防止する予防であるとしても，発症した病気の治療は医療の基本である．病気の治療および予防を適切に進める上で，より的確な治療と予防を可能にする新規の薬物や機器を開発することが重要である．大きく進展した現代の医療も，過去から現在までに多くの研究者により開発された薬物と機器なくしてはありえなかった．

一方，新規に開発する薬物や機器の多くは，期待する治療・予防効果とは別に，多かれ少なかれ身体の健康に望ましくない作用，すなわち副作用を伴う．したがって，新規の薬物や機器が臨床の場で用いられる前に，その効果と副作用の両面の綿密な検査が必要である．このため，試験管内の実験，ついで動物実験による効果と副作用の検定を経て，臨床試験（「治験」）が行われる．

治験は，人間を対象とする検査であるため，倫理面の配慮（第1章C節参照）を含めた厳格なルールのもとで実施されなければならない．しかし一方で，わが国の治験のあり方は，新規の薬物・機器の開発に必ずしも適切でないとも指摘されてきた．厚生労働省は，そのホームページにも記載しているように「画期的新薬の開発を促進し，患者に対し迅速に新薬を提供していくために」，2003（平成15）年に「全国治験活性化3カ年計画」を文部科学省とともに策定し，その推進をはかった．この結果，わが国で治験を実施する体制が改善されつつあるものの，国際的なレベルと比べ，治験のコスト，スピード，質において解決すべきいくつも課題が残ることとなった．このため，2006（平成18）年度に「次期治験活性化計画策定に係る検討会」を設置し，現状把握と評価，

今後の方策について検討を行い，2007（平成19）年に「新たな治験活性化5ヵ年計画」を策定した．本計画では，治験・臨床研究の活性化について，「体制整備」，「人材育成と確保」，「普及啓発と参加の促進」，「企業負担の軽減」，「その他」の五つを柱とした数値目標を含めたアクションプランが定められ，2007（平成19）年4月に実施されている．

日本薬学会は「治験」の用語について，「人に用いられる医薬品や医療機器等は最終的に人において有効性と安全性が立証されなければならない．これらのデータを収集し承認申請を行うことを目的とする臨床試験のことを治験と呼ぶ．臨床試験は，安全性と有効性を確かめながら段階的に進められ，その進行に合わせて四つの相（第Ⅰ～Ⅳ相）に分類される．健常人（ボランティア）による安全性や体内動態を中心に調べる臨床薬理試験（第Ⅰ相），少数の患者により安全性を確認しつつ有効性を検討する探索的臨床試験（第Ⅱ相），それまでに得られた有効性・安全性を大勢の患者によって確認する検証的試験（第Ⅲ相）に分類され，通常この順番で展開される．また，市販後に行う市販後臨床試験（第Ⅳ相）は，承認された適応，用法・用量の範囲内で行うため，治療的使用に分類され，有効性と安全性にかかわるさらなる情報の収集を目的として実施している．」（日本薬学会：用語解説から引用）と説明している．

## COLUMN

### 先進医療

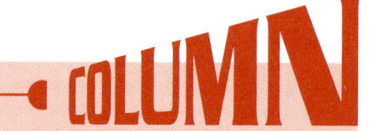

新規の薬物，医療技術・機器を利用する医療を実施するのに先立って，そうした医療の有効性と安全性（副作用の有無と程度）を確かめる必要がある．このため，こうした医療は動物実験を含む基礎実験と人間を対象とする臨床実験（治験）により有効性と安全性が確認されてから，一般医療機関で実施されるのが原則である．

治験などの結果から一般医療機関での利用が強く見込まれるが，有効性と安全性のさらなる確認と医療費節減の観点から保険診療の対象とするかどうかを検討する必要がある特定の高度医療を，厚生労働省は「先進医療」と位置づけている．先進医療の費用は全額が患者の負担となる．こうした先進医療や，なお治験の段階にあるが有用性が強く期待される医療など，保険診療の対象とするかどうかを検討する対象となる医療は「評価医療」と呼ばれる．

医療費を全額患者の自己負担とする医療には，評価医療の他に「選択医療」がある．選択医療は，患者の意思で特別な医療環境（入院のための特別病室の利用など）や医療技術（金を材料に用いる歯科医療など）を希望する場合に適用される．「先進医療」を含む「評価医療」と「選択医療」は，いずれも保険診療と対比して自由診療と呼ばれる．

医療の安全性を重視し，患者の医療費負担が極度に高くなるのを防ぐ視点から，保険診療と自由診療を併用する「混合診療」は原則禁止とされてきた．しかし，近年の国の医療政策の見直しを受けて，厚生労働省は，患者の選択の幅を広げより高度の医療を選択し受けられるようにとの配慮から，先進医療を適用できる医療機関を大学病院等に限定するなど制約を設けた上で，一人の患者の同じ疾患に対する医療について，保険診療と自由診療を併用し，自由診療分は患者が全額負担し，保険診療分は保険の対象とする「混合診療」を認容するようになってきている．

# F. 医療施策一般

　時代の流れとともにあらわれる医療上のさまざまな課題に対して，国や地方公共団体は行政の立場から，課題を解決するための基本方針を施策として世に示す．国民一人ひとりの健康を守るために国が定める政策(施策)は，厚生労働省のホームページに公示される．厚生労働省が公示する分野別の政策一覧には，「健康・保健」，「福祉・介護」といった保健・医療に直接かかわる分野と，「子ども・子育て支援」，「雇用・労働」，「年金」などの広義に人間の健康な生活にかかわる分野が置かれている．その中の「健康・保健」の分野には①健康，②食品，③医療，④医療保険，⑤医薬品，医療機器の別に，また「福祉・介護」の分野には①障害者福祉，②介護・高齢者福祉の別に，それぞれに直接かかわる施策がまとめて示されている．こうした施策は時代ごとに変遷が著しいものであることを前提に，2013年2月現在，厚生労働省ホームページ〈政策について〉に公示されている施策にはどのようなものがあるか，施策の方針や項目例を以下に紹介する(表15-5)．

## 1 「健康」に関する施策方針の例

　「健康・保健」の大項目のもとに置かれた「健康」の中項目の頭書き部分には，国民一人ひとりの健康で衛生的な生活を確保するための取り組み例として，以下の施策情報がまとめられている．

　①結核・感染症対策：予防接種後健康被害救済制度の紹介，定期予防接種の副反応報告，定期の予防接種実施要領の更新など．

　②疾病対策：「難病対策の改革について」の提言，「ハンセン病の正しい理解のために」のパンフレットの紹介，「今後の慢性の痛み対策について」の提言，リウマチ・アレルギー対策としての施設紹介や一般向け情報の提供など．

　③移植対策：日本臓器移植ネットワークの臓器移植情報，骨髄移植情報などの提供．

　④肝炎対策：肝炎総合対策の概念図の紹介．

　⑤がん対策：「がんを知り，がんと向き合い，がんに負けることのない社会の実現のために」などのがん対策情報の提供．

　⑥生活習慣病対策：健康日本21，第二次健康日本21，メタボリックシンドロームについて，生活習慣病を知ろう，運動施策の推進，生活習慣病予防特集，栄養・食育対策の推進，たばこ対策，アルコール対策，女性の健康づくりについてなどの情報提供．

　⑦公衆衛生・生活衛生対策：建造物の衛生，生活環境におけるシックハウス対策などの情報提供．

## 2 「食品」，「医療」などに関する施策方針の例

　前述の厚生労働省ホームページ分野別政策一覧には，「食品」，「医療」，「医療保

表15-5 医療施策の方針，項目，内容の例

| 項目 | タイトル | 内容 |
|---|---|---|
| 健康 | 「健康で衛生的な生活を目指して」 | 健康づくり，疾病対策から感染症などの健康危機管理，生活衛生，水道行政まで，患者や生活者の視点に立ち，国民一人ひとりの健康で衛生的な生活を確保するための取り組みを進めている |
| 食品 | | 食品の安全性確保を通じた国民の健康のために食中毒の防止に万全を期すとともに，食品中の農薬残留基準などの各種基準の策定に取り組むなど，私たちが毎日，口にする食品の安全性を確保するための施策を行う |
| 医療 | | 安全で質の高い医療サービスを提供するためにけがをしたり病気になったりしたときに，安全で質の高い医療サービスを受けることができる医療提供体制を確立し，赤ちゃんからお年寄りまですべての国民が，健康で長生きできる社会をめざす |
| 医療保険 | 「医療保険制度の長期安定を目指して」 | 国民皆保険制度のもと，誰もが安心して医療を受けられる医療制度を実現し，世界最高レベルの平均寿命と保健医療水準を達成してきた日本は少子高齢化，経済情勢の変化に対応し，これからも持続可能な公的医療保険制度をめざす |
| 医薬品/医療機器 | 「医薬品・医療機器等の有効性・安全性を確保し，国民の生命・健康を守る」 | 医薬品・医療機器等の有効性・安全性を確保するため，「薬事法」(2014(平成24)年改称)に基づき，製造から販売，市販後の安全対策まで一貫した規制を行っている．また，献血に代表される血液事業，薬物乱用防止対策，化学物質の安全対策など国民の生命と健康に直結するさまざまな問題に取り組んでいる |
| 障害者福祉 | 「障害のある人も地域で安心して暮らせる社会の実現を目指して」 | 障害のある人も普通に暮らし，地域の一員としてともに生きる社会づくりをめざして，障害福祉サービスをはじめとする障害保健福祉施策を推進する．また，障害者制度の改革にも取り組んでいる |
| 介護・高齢者福祉 | 「高齢者が尊厳を保ちながら暮らし続けることができる社会の実現を目指して」 | 高齢者が，介護が必要になっても，住み慣れた地域や住まいで尊厳ある自立した生活を送ることができるよう，質の高い保健医療・福祉サービスの確保，将来にわたって安定した介護保険制度の確立などに取り組んでいる |

[厚生労働省ホームページより]

険」，「医薬品/医療機器」の各項目別に，施策方針が掲げられている．また，「医療保険」の項目には，表に示した施策方針に補足して，「医療保険」制度の効果的かつ適正な運用に向けて，①どのような薬物を保険適用の対象とするか，②在院日数などの調整にもかかわる診療報酬改定，③高額医療・高額介護合算療養費制度（自己負担の合算額が高額の場合に負担を軽減するしくみ），④後期高齢者医療制度などにつき，細部にわたり検討を重ね施策としている旨が記述されている．

### 3 「障害者福祉」，「介護・高齢者福祉」に関する施策方針の例

前述の厚生労働省ホームページ分野別政策一覧の「障害者福祉」の項目，および「介護・高齢者福祉」の項目には，それぞれ表15-5に示した施策方針が例示されている．

## G. 世界の医療体制（図15-1）

### 1 世界保健機関（WHO）

　　人類全体の保健を総括し推進する世界の組織が，第14章A節①項で紹介したWHO（World Health Organization）である．現在，約200の国と地域が加盟しており，WHOの憲章前文には「健康とは完全な肉体的，精神的および社会福祉の状態であり，単に疾病または病弱の存在しないことではない」とある．先にも説明したように，WHOは人間の健康を脅かす多くの病気の中でも地球レベルで広がる危険性の大きい感染症を世界レベルで封じ込めるために中心的な役割を担っている．

　　発熱，咳，呼吸困難を主要な症状とし，15％に達する高い死亡率を示した重症急性呼吸器症候群 Severe Acute Respiratory Syndrome（SARS）は2002年の冬に中国で発生し，2003年の初夏にかけて中国，香港，台湾，カナダ，シンガポールを中心にその感染は世界に広がった．これを世界のレベルで封じ込める作戦がWHOを中心に展開された記憶はなお新しい．

　　2009年春，メキシコで新型インフルエンザ（A型H1N1亜型インフルエンザ）が発生し，2010年にかけて感染は急速に全世界に広がり，WHOはパンデミックを宣言し警戒水準を最高位（フェーズ6）とした．このとき，世界中がWHOのもとで感染の広がりを止めるあらゆる措置を講じた．結果的には，このインフルエンザは致死率が季節性のインフルエンザと変わらないブタインフルエンザであると判明し，事態は収束した．しかし，現在でも世界の各地で高病原性の新型インフルエンザ（トリインフルエンザ）がトリからヒトに感染する事例の報告が続いており，こうしたウイルスがヒト−ヒト感染によってパンデミックとなることを未然に防ぐ，あるいはそうした事態に迅速に対応できる体制づくりが，WHOのもと世界で進められている．

　　WHOはまた，疾病の国際基準を設定し健康保全に向けた多国間協力を推進し，災害に対する緊急対策を含め，水や食料の不足による飢餓の状態から多くの人間を救うための可能な努力を展開している．世界各地の気象などの自然環境や経済状況などの社会環境の違いが食料や水の生産と分配に深くかかわることから，この課題の解決には各国間の継続的な連携協力が不可欠であろう．

### 2 国連と持続発展教育（ESD）

　　人間の健康は，自然環境，生物環境，社会環境のすべてが良好に保たれたときに適正に維持されるが，これらの環境状況には地球規模の人間活動が大きくかかわる．戦争は人間（社会）間の不和により始まり，環境を地球規模で破壊する威力を持つ核兵器や化学・生物兵器が使用される恐れがある．しかしそれに限らず，人間によるものづくりとその活用という日常の生活そのものが，世界レベルの人口の増加と相まって多量の水・食料・資源・エネルギーの消費とそれに伴う環境の変化をきたし，結果，社

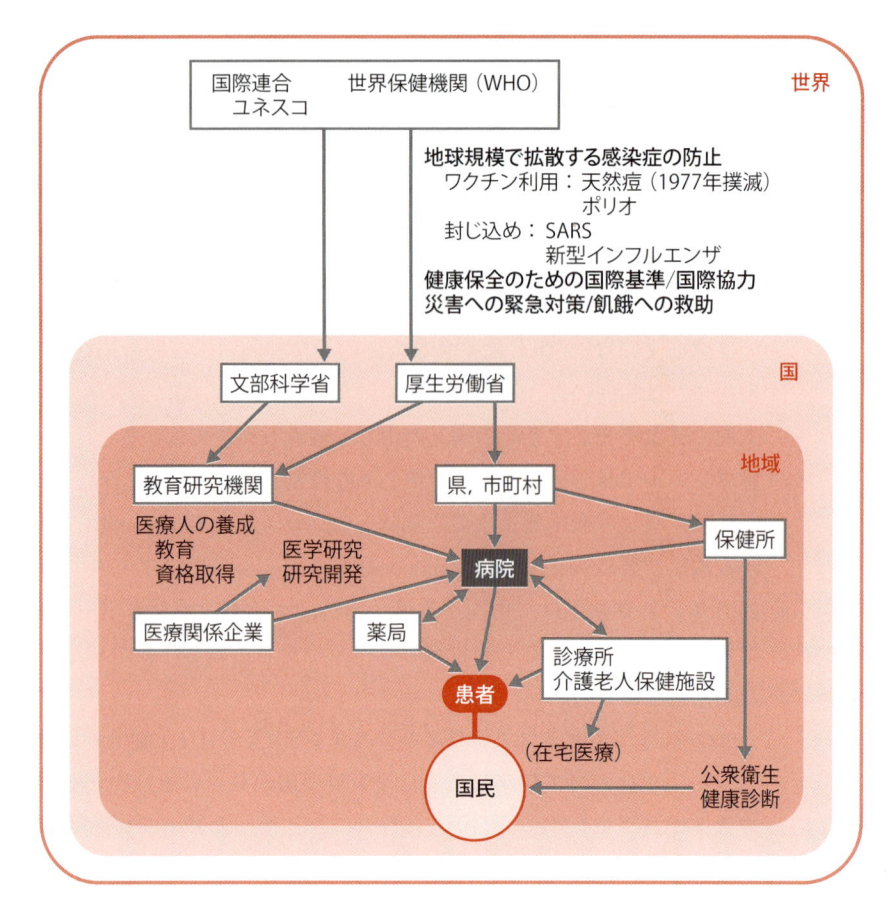

図15-1 国と地域の医療を統括する世界の医療体制

会が次世代に向けて持続し発展することが困難な状況が生まれつつある（第4章C節④項，第14章A節③項参照）．加えて，巨大隕石の衝突や火山の大爆発，巨大地震といった大規模な自然災害，人間活動もかかわって発生することが危惧される地球の温暖化や寒冷化，異常気象と干ばつ，人間の生活習慣が一因ともなる新興・再興感染症の発症の増加，がん，代謝・血管障害などによる直接的な健康障害，人間の社会生活を基盤で支える政治・経済のしくみの破綻など，そのいずれもが次世代以降に持続する人類の発展を阻害する要因となりうる．

　2002年に開催された「持続可能な開発に関する世界首脳会議」に続く第57回国連総会で，「2005年から2014年までを社会の持続する発展のための教育 Education for Sustainable Development（ESD）の10年間とする」との日本提案が決議され，ユネスコが推進機関とされた．日本ユネスコ国内委員会のホームページでは，「ESDの10年間」の目標を，「①持続可能な発展のための原則，価値観及び行動が，あらゆる教育や学びの場に取り込まれること，②すべての人が質の高い教育の恩恵を受けること，③環境，経済，社会の面において持続可能な将来が実現できるような価値観と行動の変革をもたらすこと」とし，基本的な考え方を，「①ESDは，持続可能な社会づくりのための担

い手づくりであり，②持続可能な発展に関わる環境教育，エネルギー，国際理解等の諸問題に総合的に取り組むことが重要である」としている．

関連して，平和や国際的な連携を学校での実践を通じて促進することを目的としてユネスコが1953年に設けたユネスコスクールは，「自分たちとその子孫が，地球で生きていく上で支障となる課題に立ち向かい持続可能な社会を担っていく上で必要な学びの重要な場である」と位置づけられた．このユネスコスクールの活動目標は，「①世界中の学校との交流を通じ，情報や体験を分かち合うこと，②地球規模の諸問題に若者が対処できるような新しい教育内容や手法の開発，発展を目指すこと」（ユネスコアジア文化センターホームページより）とされる．また，2008年から2009年にかけて公示されたわが国の幼稚園，小学校・中学校，高等学校の新しい学習指導要領には，「持続可能な社会の構築」の観点が含められ，学校教育法とあわせてESDの理念に沿った初等・中等教育を実施する体制も整えられてきている．

「ESDの10年間」の10年目にあたる2014年の11月には，中部拠点が置かれる愛知県（主会場）と岡山拠点が置かれる岡山県でESDの世界大会が開催された．この会議開催のねらいは，次世代を担うすべての若者の教育の中に，あらゆる人間活動の基盤に人類が次世代以降持続して発展できる工夫を置くことの重要性をうたうことで，そうした意識の徹底をはかり，結果的に人類全体の持続的発展を期すものであった．ESDは，世代を超えて世界の英知を結集しこの難局を突破しようとする努力の中ではじめて，人間一人ひとりの真の健康を保持・増進する処方を明らかにするものと期待される．

# 巻末表

### 巻末表① 資格法条文抜粋

| | | |
|---|---|---|
| 医師法 | 一条 | 医師は，医療及び保健指導を掌ることによつて公衆衛生の向上及び増進に寄与し，もつて国民の健康な生活を確保するものとする． |
| | 二条 | 医師になろうとする者は，医師国家試験に合格し，厚生労働大臣の免許を受けなければならない． |
| | 六条 | 免許は，医師国家試験に合格した者の申請により，医籍に登録することによつて行う． |
| | 九条 | 医師国家試験は，臨床上必要な医学及び公衆衛生に関して，医師として具有すべき知識及び技能について，これを行う． |
| | 十一条 | 学校教育法において，医学の正規の課程を修めて卒業した者，他（省略）でなければ，これを受けることができない． |
| | 十六条二 | 診療に従事しようとする医師は，二年以上，医学を履修する課程を置く大学に附属する病院又は厚生労働大臣の指定する病院において，臨床研修を受けなければならない． |
| | 十七条 | 医師でなければ，医業をなしてはならない． |
| | 十九条 | 診療に従事する医師は，診察治療の求があつた場合には，正当な事由がなければ，これを拒んではならない． |
| 歯科医師法 | 一条 | 歯科医師は，歯科医療及び保健指導を掌ることによつて，公衆衛生の向上及び増進に寄与し，もつて国民の健康な生活を確保するものとする． |
| | 六条 | 免許は，歯科医師国家試験に合格した者の申請により，歯科医籍に登録することによつて行う． |
| | 九条 | 歯科医師国家試験は，臨床上必要な歯科医学及び口くう衛生に関して，歯科医師として具有すべき知識及び技能について，これを行う． |
| | 十一条 | 歯科医師国家試験は，学校教育法において，歯学の正規の課程を修めて卒業した者，他（省略）でなければ受けることができない． |
| | 十六条二 | 診療に従事しようとする歯科医師は，一年以上，歯学若しくは医学を履修する課程を置く大学に附属する病院又は厚生労働大臣の指定する病院若しくは診療所において，臨床研修を受けなければならない． |
| | 十七条 | 歯科医師でなければ，歯科医業をなしてはならない． |
| | 十九条 | 診療に従事する歯科医師は，診察治療の求があつた場合には，正当な事由がなければ，これを拒んではならない． |
| 保健師助産師看護師法 | 一条 | この法律は，保健師，助産師及び看護師の資質を向上し，もって医療及び公衆衛生の普及向上を図ることを目的とする． |
| | 二条 | 保健師とは，厚生大臣の免許を受けて，保健師の名称を用いて，保健指導に従事することを業とする者をいう． |
| | 三条 | 助産師とは，厚生大臣の免許を受けて，助産又は妊婦等もしくは新生児の保健指導を行うことを業とする女子をいう． |
| | 五条 | 看護師とは，厚生大臣の免許を受けて，傷病者等に対する療養上の世話又は診療の補助を行うことを業とする者をいう． |
| | 七条 | 看護師になろうとする者は，看護師国家試験に，保健師になろうとする者は，保健師国家試験及び看護師国家試験に，助産師になろうとする者は，助産師国家試験及び看護師国家試験に，それぞれ合格し，厚生労働大臣の免許を受けなければならない． |
| | 十七条 | 保健師国家試験，助産師国家試験，看護師国家試験又は准看護師試験は，それぞれ保健師，助産師，看護師又は准看護師として必要な知識及び技能について，これを行う． |

（つづく）

(前ページのつづき)

| | | |
|---|---|---|
| 保健師助産師看護師法 | 十九条〜 | （それぞれの国家試験は）文部科学大臣の指定した学校において一年以上保健師になるのに必要な学科を修めた者等，文部科学大臣の指定した学校において一年以上助産に関する学科を修めた者等，あるいは文部科学大臣の指定した大学において看護師になるのに必要な学科を修めて卒業した者等，他（省略）でなければ受けることができない． |
| | 三十一条 | 看護師，保健師，助産師でない者はそれぞれの当該専門職に規定する業をしてはならない． |
| | 三十七条 | 保健師，助産師，看護師又は准看護師は，主治の医師又は歯科医師の指示があつた場合を除くほか，診療機械を使用し，医薬品を授与し，医薬品について指示をしその他医師又は歯科医師が行うのでなければ衛生上危害を生ずるおそれのある行為をしてはならない． |
| | 四十二条二 | 保健師，看護師又は准看護師は，正当な理由がなく，その業務上知り得た人の秘密を漏らしてはならない． |
| 薬剤師法 | 一条 | 薬剤師は，調剤，医薬品の供給その他薬事衛生をつかさどることによって，公衆衛生の向上及び増進に寄与し，もつて国民の健康な生活を確保するものとする． |
| | 二条 | 薬剤師になろうとする者は，厚生労働大臣の免許を受けなければならない． |
| | 三条 | 薬剤師の免許は，薬剤師国家試験に合格した者に対して与える． |
| | 十六条 | 試験は，大学において，薬学の正規の課程を修めて卒業した者，他（省略）でなければ受けることができない． |
| | 十九条 | 薬剤師でない者は，販売又は授与の目的で調剤してはならない． |
| | 二十三条 | 薬剤師は，医師，歯科医師又は獣医師の処方せんによらなければ，販売又は授与の目的で調剤してはならない． |
| | 二十四条 | 薬剤師は，処方せん中に疑わしい点があるときは，その処方せんを交付した医師，歯科医師又は獣医師に問い合わせて，その疑わしい点を確かめた後でなければ，これによつて調剤してはならない． |
| 診療放射線技師法 | 一条 | この法律は，診療放射線技師の資格を定めるとともに，その業務が適正に運用されるように規律し，もつて医療及び公衆衛生の普及及び向上に寄与することを目的とする． |
| | 二条 | この法律で放射線とは，アルフア線及びベータ線，ガンマ線，電子線，エツクス線，他の電磁波又は粒子線をいう． |
| | 二条 | この法律で「診療放射線技師」とは，厚生労働大臣の免許を受けて，医師又は歯科医師の指示の下に，放射線を人体に対して照射することを業とする者をいう． |
| | 三条 | 診療放射線技師になろうとする者は，診療放射線技師国家試験に合格し，厚生労働大臣の免許を受けなければならない． |
| | 十七条〜 | 試験は，診療放射線技師として必要な知識及び技能について行う． |
| | 二十条 | 試験は，大学に入学することができる者で，文部科学大臣が指定した学校又は厚生労働大臣が指定した診療放射線技師養成所において，三年以上診療放射線技師として必要な知識及び技能の修習を終えたもの，他（省略）でなければ受けることができない． |
| | 二十四条 | 診療放射線技師は，第二条に規定する業務（本書第8章C節参照）のほか，診療の補助として，磁気共鳴画像診断装置その他の画像診断装置を用いた検査を，医師又は歯科医師の指示の下にを行うことを業とすることができる．医師，歯科医師又は診療放射線技師でなければ，上記に規定する業をしてはならない． |
| 臨床検査技師法 | 一条 | この法律は，臨床検査技師の資格等を定め，もつて医療及び公衆衛生の向上に寄与することを目的とする． |
| | 二条 | この法律で臨床検査技師とは，厚生労働大臣の免許を受けて，臨床検査技師の名称を用いて，医師又は歯科医師の指示の下に，微生物学的検査，血清学的検査，血液学的検査，病理学的検査，寄生虫学的検査，生化学的検査及び厚生労働省令で定める生理学的検査を行うことを業とする者をいう． |

(つづく)

（前ページのつづき）

| | | |
|---|---|---|
| 臨床検査技師法 | 三条 | 臨床検査技師の免許は，臨床検査技師国家試験に合格した者に対して与える． |
| | 十一条 | 試験は，第二条に規定する検査（本書第8章C節参照）に必要な知識及び技能について行う． |
| | 十五条 | 試験は，大学に入学することができる者で，文部科学大臣が指定した学校又は厚生労働大臣が指定した臨床検査技師養成所において3年以上第二条に規定する検査に必要な知識及び技能を修得したもの，あるいは大学等において医学，歯学，獣医学又は薬学の正規の課程を修めて卒業した者，他（省略）でなければ受けることができない． |
| | 二十条 | 臨床検査技師は，診療の補助として医師又は歯科医師の具体的な指示を受けて行う採血及び第二条の厚生労働省令で定める生理学的検査を行うことを業とすることができる． |
| 理学療法士及び作業療法士法 | 一条 | この法律は，理学療法士及び作業療法士の資格を定めるとともに，その業務が，適正に運用されるように規律し，もつて医療の普及及び向上に寄与することを目的とする． |
| | 二条 | この法律で理学療法とは，身体に障害のある者に対し，主としてその基本的動作能力の回復を図るため，治療体操その他の運動を行なわせ，及び電気刺激，マツサージ，温熱その他の物理的手段を加えることをいう．<br>この法律で作業療法とは，身体又は精神に障害のある者に対し，主としてその応用的動作能力又は社会的適応能力の回復を図るため，手芸，工作その他の作業を行なわせることをいう．<br>この法律で理学療法士（作業療法士）とは，厚生労働大臣の免許を受けて，それぞれ理学療法士（作業療法士）の名称を用いて，医師の指示の下に，理学療法（作業療法）を行なうことを業とする者をいう． |
| | 三条 | 理学療法士又は作業療法士になろうとする者は，理学療法士国家試験又は作業療法士国家試験に合格し，厚生労働大臣の免許を受けなければならない． |
| | 九条 | 理学療法士国家試験又は作業療法士国家試験は，理学療法士又は作業療法士として必要な知識及び技能について行なう． |
| | 十一/十二条 | 理学療法士（十一条）又は作業療法士（十二条）の国家試験は，大学に入学することができる者で，文部科学大臣が指定した学校又は厚生労働大臣が指定した理学療法士/作業療法士養成施設において，三年以上理学療法士/作業療法士として必要な知識及び技能を修得したもの，他（省略）でなければ，受けることができない． |
| | 十五条 | 理学療法士又は作業療法士は，診療の補助として理学療法又は作業療法を行なうことを業とすることができる． |
| 言語聴覚士法 | 二条 | この法律で「言語聴覚士」とは，厚生労働大臣の免許を受けて，言語聴覚士の名称を用いて，音声機能，言語機能又は聴覚に障害のある者についてその機能の維持向上を図るため，言語訓練その他の訓練，これに必要な検査及び助言，指導その他の援助を行うことを業とする者をいう． |
| | 三条 | 言語聴覚士になろうとする者は，言語聴覚士国家試験に合格し，厚生労働大臣の免許を受けなければならない． |
| | 二十九条 | 試験は，言語聴覚士として必要な知識及び技能について行う． |
| | 四十三条 | 言語聴覚士は，その業務を行うに当たっては，医師，歯科医師その他の医療関係者との緊密な連携を図り，適正な医療の確保に努めなければならない． |
| | 四十四条 | 言語聴覚士は，正当な理由がなく，その業務上知り得た人の秘密を漏らしてはならない． |
| 臨床工学技士法 | 一条 | この法律は，臨床工学技士の資格を定めるとともに，その業務が適正に運用されるように規律し，もつて医療の普及及び向上に寄与することを目的とする． |
| | 二条 | この法律で生命維持管理装置とは，人の呼吸，循環又は代謝の機能の一部を代替し，又は補助することが目的とされている装置をいう．<br>この法律で臨床工学技士とは，厚生労働大臣の免許を受けて，臨床工学技士の名称を用いて，医師の指示の下に，生命維持管理装置の操作及び保守点検を行うことを業とする者をいう． |

（つづく）

(前ページのつづき)

| | | |
|---|---|---|
| 臨床工学技士法 | 三条 | 臨床工学技士になろうとする者は，臨床工学技士国家試験に合格し，厚生労働大臣の免許を受けなければならない． |
| | 十条 | 試験は，臨床工学技士として必要な知識及び技能について行う． |
| | 十四条 | 試験は，(1)大学に入学することができる者で，文部科学大臣が指定した学校又は厚生労働大臣が指定した臨床工学技士養成所において，三年以上臨床工学技士として必要な知識及び技能を修得したもの，(2)大学において厚生労働大臣が指定する科目を修めて卒業した者，他でなければ，受けることができない． |
| | 三十七条 | 臨床工学技士は，診療の補助として生命維持管理装置の操作を行うことを業とすることができる． |
| | 三十八条 | 臨床工学技士は，医師の具体的な指示を受けなければ，生命維持管理装置の操作を行ってはならない． |
| | 三十九条 | 臨床工学技士は，その業務を行うに当たつては，医師その他の医療関係者との緊密な連携を図り，適正な医療の確保に努めなければならない． |
| 栄養士法 | 一条二 | この法律で管理栄養士とは，厚生労働大臣の免許を受けて，管理栄養士の名称を用いて，傷病者に対する療養のため必要な栄養の指導，個人の身体の状況，栄養状態等に応じた高度の専門的知識及び技術を要する健康の保持増進のための栄養の指導並びに特定多数人に対して継続的に食事を供給する施設における利用者の身体の状況，栄養状態，利用の状況等に応じた特別の配慮を必要とする給食管理及びこれらの施設に対する栄養改善上必要な指導等を行うことを業とする者をいう．<br>管理栄養士は，傷病者に対する療養のため必要な栄養の指導を行うに当たつては，主治の医師の指導を受けなければならない． |
| | 二条三 | 管理栄養士の免許は，管理栄養士国家試験に合格した者に対して，厚生労働大臣が与える． |
| | 五条二 | 厚生労働大臣は，管理栄養士として必要な知識及び技能について，管理栄養士国家試験を行う． |
| | 五条三 | 管理栄養士国家試験は，栄養士であつて修業年限が4年である養成施設を卒業した者，他(省略)でなければ，受けることができない． |
| | 五条五 | 管理栄養士は，傷病者に対する療養のため必要な栄養の指導を行うに当たつては，主治の医師の指導を受けなければならない． |
| 救急救命士法 | 一条 | この法律は，救急救命士の資格を定めるとともに，その業務が適正に運用されるように規律し，もって医療の普及及び向上に寄与することを目的とする． |
| | 二条 | この法律で救急救命処置とは，その症状が著しく悪化するおそれがあり，又はその生命が危険な状態にある傷病者が病院又は診療所に搬送されるまでの間に，当該重度傷病者に対して行われる気道の確保，心拍の回復その他の処置であって，当該重度傷病者の症状の著しい悪化を防止し，又はその生命の危険を回避するために緊急に必要なものをいう．<br>この法律で救急救命士とは，厚生労働大臣の免許を受けて，救急救命士の名称を用いて，医師の指示の下に，救急救命処置を行うことを業とする者をいう． |
| | 三条 | 救急救命士になろうとする者は，救急救命士国家試験に合格し，厚生労働大臣の免許を受けなければならない． |
| | 三十条 | 試験は，救急救命士として必要な知識及び技能について行う． |
| | 三十四条 | 試験は，(1)大学に入学することができる者で，文部科学大臣が指定した学校又は厚生労働大臣が指定した救急救命士養成所において，二年以上救急救命士として必要な知識及び技能を修得したもの，(2)大学等において厚生労働大臣の指定する科目を修めて卒業した者，他(省略)でなければ，受けることができない． |
| | 四十三条 | 救急救命士は，診療の補助として救急救命処置を行うことを業とすることができる． |

(つづく)

（前ページのつづき）

| | | |
|---|---|---|
| 救急救命士法 | 四十四条 | 救急救命士は，医師の具体的な指示を受けなければ，救急救命処置を行ってはならない．<br>救急救命士は，救急用自動車その他の重度傷病者を搬送するためのものであって厚生労働省令で定めるもの以外の場所においてその業務を行ってはならない． |
| | 四十五条 | 救急救命士は，その業務を行うに当たっては，医師その他の医療関係者との緊密な連携を図り，適正な医療の確保に努めなければならない． |
| 歯科衛生士 | 一条 | この法律は，歯科衛生士の資格を定め，もつて歯科疾患の予防及び口くう衛生の向上を図ることを目的とする． |
| | 二条 | この法律において「歯科衛生士」とは，厚生労働大臣の免許を受けて，歯科医師（歯科医業をなすことのできる医師を含む．以下同じ．）の直接の指導の下に，歯牙及び口腔の疾患の予防処置として次に掲げる行為を行うことを業とする女子をいう．<br>一　歯牙露出面及び正常な歯茎の遊離縁下の付着物及び沈着物を機械的操作によつて除去すること．<br>二　歯牙及び口腔に対して薬物を塗布すること．<br>2　歯科衛生士は，保健師助産師看護師法（昭和二十三年法律第二百三号）第三十一条第一項及び第三十二条の規定にかかわらず，歯科診療の補助をなすことを業とすることができる．<br>3　歯科衛生士は，前二項に規定する業務のほか，歯科衛生士の名称を用いて，歯科保健指導をなすことを業とすることができる． |
| | 三条 | 歯科衛生士になろうとする者は，歯科衛生士国家試験（以下「試験」という．）に合格し，厚生労働大臣の歯科衛生士免許（以下「免許」という．）を受けなければならない． |
| | 四条 | 次の各号（省略）のいずれかに該当する者には，免許を与えないことがある． |
| | 第十三条の三 | 歯科衛生士は，歯科保健指導をなすに当たつて主治の歯科医師又は医師があるときは，その指示を受けなければならない． |
| | 第十三条の五 | 歯科衛生士は，正当な理由がなく，その業務上知り得た人の秘密を漏らしてはならない． |
| 歯科技工士 | 一条 | この法律は，歯科技工士の資格を定めるとともに，歯科技工の業務が適正に運用されるように規律し，もつて歯科医療の普及及び向上に寄与することを目的とする． |
| | 二条 | この法律において，「歯科技工」とは，特定人に対する歯科医療の用に供する補てつ物，充てん物又は矯正装置を作成し，修理し，又は加工することをいう． |
| | 三条 | 歯科技工士の免許（以下「免許」という．）は，歯科技工士国家試験（以下「試験」という．）に合格した者に対して与える． |
| | 四条 | 次の各号（省略）のいずれかに該当する者には，免許を与えないことができる． |
| | 六条 | 免許は，試験に合格した者の申請により，歯科技工士名簿に登録することによつて行う． |
| | 十一条 | 試験は，歯科技工士として必要な知識及び技能について行う． |
| | 十七条 | 歯科医師又は歯科技工士でなければ，業として歯科技工を行つてはならない． |
| | 十八条 | 歯科医師又は歯科技工士は，厚生労働省令で定める事項を記載した歯科医師の指示書によらなければ，業として歯科技工を行つてはならない． |
| | 二十条 | 歯科技工士は，その業務を行うに当つては，印象採得，咬合採得，試適，装着その他歯科医師が行うのでなければ衛生上危害を生ずるおそれのある行為をしてはならない．<br>歯科技工士は，正当な理由がなく，その業務上知り得た人の秘密を漏らしてはならない． |
| | 二十二条 | 歯科技工所の開設者は，自ら歯科医師又は歯科技工士であつてその歯科技工所の管理者となる場合を除くほか，その歯科技工所に歯科医師又は歯科技工士たる管理者を置かなければならない． |

（つづく）

（前ページのつづき）

| 法律 | 条 | 内容 |
|---|---|---|
| 柔道整復師法 | 一条 | この法律は，柔道整復師の資格を定めるとともに，その業務が適正に運用されるように規律することを目的とする． |
| | 二条 | この法律において「柔道整復師」とは，厚生労働大臣の免許を受けて，柔道整復を業とする者をいう． |
| | 三条 | 柔道整復師の免許（以下「免許」という．）は，柔道整復師国家試験（以下「試験」という．）に合格した者に対して，厚生労働大臣が与える． |
| | 四条 | 次の各号（省略）のいずれかに該当する者には，免許を与えないことがある． |
| | 六条 | 免許は，試験に合格した者の申請により，柔道整復師名簿に登録することによつて行う． |
| | 十条 | 試験は，柔道整復師として必要な知識及び技能について，厚生労働大臣が行う． |
| | 十二条 | 試験は，学校教育法（昭和22年法律第26号）第90条第1項の規定により大学に入学することのできる者（この項の規定により文部科学大臣の指定した学校が大学である場合において，当該大学が同条第2項の規定により当該大学に入学させた者を含む．）で，3年以上，文部科学省令・厚生労働省令で定める基準に適合するものとして，文部科学大臣の指定した学校又は厚生労働大臣の指定した柔道整復師養成施設において解剖学，生理学，病理学，衛生学その他柔道整復師となるのに必要な知識及び技能を修得したものでなければ，受けることができない． |
| | 十五条 | 医師である場合を除き，柔道整復師でなければ，業として柔道整復を行なつてはならない． |
| | 十六条 | 柔道整復師は，外科手術を行ない，又は薬品を投与し，若しくはその指示をする等の行為をしてははならない． |
| | 十七条 | 柔道整復師は，医師の同意を得た場合のほか，脱臼又は骨折の患部に施術をしてはならない．ただし，応急手当をする場合は，この限りでない． |
| | 十七条の二 | 柔道整復師は，正当な理由がなく，その業務上知り得た人の秘密を漏らしてはならない．柔道整復師でなくなつた後においても，同様とする． |
| | 十九条 | 施術所を開設した者は，開設後10日以内に，開設の場所，業務に従事する柔道整復師の氏名その他厚生労働省令で定める事項を施術所の所在地の都道府県知事に届け出なければならない． |
| あん摩マツサージ指圧師，はり師，きゆう師等に関する法律 | 一条 | 医師以外の者で，あん摩，マツサージ若しくは指圧，はり又はきゆうを業としようとする者は，それぞれ，あん摩マツサージ指圧師免許，はり師免許又はきゆう師免許（以下免許という．）を受けなければならない． |
| | 二条 | 免許は，学校教育法（昭和二十二年法律第二十六号）第九十条第一項の規定により大学に入学することのできる者（この項の規定により文部科学大臣の認定した学校が大学である場合において，当該大学が同条第二項の規定により当該大学に入学させた者を含む．）で，三年以上，文部科学省令・厚生労働省令で定める基準に適合するものとして，文部科学大臣の認定した学校又は厚生労働大臣の認定した養成施設において解剖学，生理学，病理学，衛生学その他あん摩マツサージ指圧師，はり師又はきゆう師となるのに必要な知識及び技能を修得したものであつて，厚生労働大臣の行うあん摩マツサージ指圧師国家試験，はり師国家試験又はきゆう師国家試験（以下「試験」という．）に合格した者に対して，厚生労働大臣が，これを与える． |
| | 三条 | 次の各号（省略）のいずれかに該当する者には，免許を与えないことがある |
| | 三条の三 | 免許は，試験に合格した者の申請により，あん摩マツサージ指圧師名簿，はり師名簿又はきゆう師名簿に登録することによつて行う． |
| | 四条 | 施術者は，外科手術を行い，又は薬品を投与し，若しくはその指示をする等の行為をしてはならない． |
| | 五条 | あん摩マツサージ指圧師は，医師の同意を得た場合の外，脱臼又は骨折の患部に施術をしてはならない． |
| | 六条 | はり師は，はりを施そうとするときは，はり，手指及び施術の局部を消毒しなければならない． |

（つづく）

(前ページのつづき)

| | | |
|---|---|---|
| | 七条の二 | 施術者は，正当な理由がなく，その業務上知り得た人の秘密を漏らしてはならない．施術者でなくなつた後においても，同様とする． |
| 社会福祉士及び介護福祉士法 | 一条 | この法律は，社会福祉士及び介護福祉士の資格を定めて，その業務の適正を図り，もつて社会福祉の増進に寄与することを目的とする． |
| | 二条 | この法律において「社会福祉士」とは，第二十八条の登録を受け，社会福祉士の名称を用いて，専門的知識及び技術をもつて，身体上若しくは精神上の障害があること又は環境上の理由により日常生活を営むのに支障がある者の福祉に関する相談に応じ，助言，指導，福祉サービスを提供する者又は医師その他の保健医療サービスを提供する者その他の関係者（第四十七条において「福祉サービス関係者等」という．）との連絡及び調整その他の援助を行うこと（第七条及び第四十七条の二において「相談援助」という．）を業とする者をいう． |
| | 二条2 | この法律において「介護福祉士」とは，第四十二条第一項の登録を受け，介護福祉士の名称を用いて，専門的知識及び技術をもつて，身体上又は精神上の障害があることにより日常生活を営むのに支障がある者につき心身の状況に応じた介護（喀痰吸引その他のその者が日常生活を営むのに必要な行為であつて，医師の指示の下に行われるもの（厚生労働省令で定めるものに限る．以下「喀痰吸引等」という．）を含む．）を行い，並びにその者及びその介護者に対して介護に関する指導を行うこと（以下「介護等」という．）を業とする者をいう． |
| | 三条 | 次の各号（省略）のいずれかに該当する者は，社会福祉士又は介護福祉士となることができない． |
| | 四条 | 社会福祉士試験に合格した者は，社会福祉士となる資格を有する． |
| | 七条 | 社会福祉士試験は，次の各号（省略）のいずれかに該当する者でなければ，受けることができない． |
| | 二十八条 | 社会福祉士となる資格を有する者が社会福祉士となるには，社会福祉士登録簿に，氏名，生年月日その他厚生労働省令で定める事項の登録を受けなければならない． |
| | 三十九条 | 次の各号（省略）のいずれかに該当する者は，介護福祉士となる資格を有する． |
| | 四十条 | 介護福祉士試験は，介護福祉士として必要な知識及び技能について行う． |
| | 四十二条 | 介護福祉士となる資格を有する者が介護福祉士となるには，介護福祉士登録簿に，氏名，生年月日その他厚生労働省令で定める事項の登録を受けなければならない． |
| | 四十四条の二 | 社会福祉士及び介護福祉士は，その担当する者が個人の尊厳を保持し，自立した日常生活を営むことができるよう，常にその者の立場に立つて，誠実にその業務を行わなければならない． |
| | 四十六条 | 社会福祉士又は介護福祉士は，正当な理由がなく，その業務に関して知り得た人の秘密を漏らしてはならない． |
| | 四十七条 | 社会福祉士は，その業務を行うに当たつては，その担当する者に，福祉サービス及びこれに関連する保健医療サービスその他のサービス（次項において「福祉サービス等」という．）が総合的かつ適切に提供されるよう，地域に即した創意と工夫を行いつつ，福祉サービス関係者等との連携を保たなければならない． |
| | 四十七条の二 | 社会福祉士又は介護福祉士は，社会福祉及び介護を取り巻く環境の変化による業務の内容の変化に適応するため，相談援助又は介護等に関する知識及び技能の向上に努めなければならない． |
| | 四十八条の二 | 介護福祉士は，保健師助産師看護師法（昭和二十三年法律第二百三号）第三十一条第一項及び第三十二条の規定にかかわらず，診療の補助として喀痰吸引等を行うことを業とすることができる． |
| | 四十八条の四 | 次の各号（省略）のいずれかに該当する者は，登録を受けることができない． |

(つづく)

（前ページのつづき）

| | | |
|---|---|---|
| 精神保健福祉士法 | 一条 | この法律は，精神保健福祉士の資格を定めて，その業務の適正を図り，もって精神保健の向上及び精神障害者の福祉の増進に寄与することを目的とする． |
| | 二条 | この法律において「精神保健福祉士」とは，第二十八条の登録を受け，精神保健福祉士の名称を用いて，精神障害者の保健及び福祉に関する専門的知識及び技術をもって，精神科病院その他の医療施設において精神障害の医療を受け，又は精神障害者の社会復帰の促進を図ることを目的とする施設を利用している者の地域相談支援の利用に関する相談その他の社会復帰に関する相談に応じ，助言，指導，日常生活への適応のために必要な訓練その他の援助を行うことを業とする者をいう． |
| | 三条 | 次の各号（省略）のいずれかに該当する者は，精神保健福祉士となることができない． |
| | 四条 | 精神保健福祉士試験に合格した者は，精神保健福祉士となる資格を有する． |
| | 七条 | 試験は，次の各号（省略）のいずれかに該当する者でなければ，受けることができない． |
| | 二十八条 | 精神保健福祉士となる資格を有する者が精神保健福祉士となるには，精神保健福祉士登録簿に，氏名，生年月日その他厚生労働省令で定める事項の登録を受けなければならない． |

**表② 予防接種法条文抜粋**

| | | |
|---|---|---|
| 予防接種法 | 第一条 | この法律は，伝染のおそれがある疾病の発生及びまん延を予防するために，予防接種を行い，公衆衛生の向上及び増進に寄与するとともに，予防接種による健康被害の迅速な救済を図ることを目的とする． |
| | 第二条 | その発生及びまん延を予防することを目的として，この法律の定めるところにより予防接種を行う疾病（一類疾病）は，ジフテリア，百日咳，急性灰白髄炎，麻しん，風しん，日本脳炎，破傷風，その他とする．<br>個人の発病又はその重症化を防止し，併せてこれによりそのまん延の予防に資することを目的として，この法律の定めるところにより予防接種を行う疾病（二類疾病）は，インフルエンザとする． |
| | 第三条 | 市町村長は，一類疾病及び二類疾病のうち政令で定めるものについて，当該市町村の区域内に居住する者に対し，予防接種を行わなければならない． |
| | 第六条 | 都道府県知事は，一類疾病及び二類疾病のまん延予防上緊急の必要があると認めるときは，臨時に予防接種を行い，又は市町村長に行うよう指示することができる． |
| | 第八条 | 予防接種の対象者が十六歳未満の者又は成年被後見人であるときは，その保護者は，予防接種を受けさせるため必要な措置を講ずるよう努めなければならない． |
| 〈参考〉結核予防法（廃止） | 第十三条 | 市町村長は，その管轄する区域内に居住する小学校就学の始期に達しない者に対して，定期の予防接種を行わなければならない． |

## 表③　医療保険制度に関係する法律条文（抜粋）

### 健康保険法

| | |
|---|---|
| 第一条 | 「この法律は，労働者の業務外の事由による疾病，負傷若しくは死亡又は出産及びその被扶養者の疾病，負傷，死亡又は出産に関して保険給付を行い，もって国民の生活の安定と福祉の向上に寄与することを目的とする．」 |
| 第二条 | 「健康保険制度については，これが医療保険制度の基本をなすものであることにかんがみ，高齢化の進展，疾病構造の変化，社会経済情勢の変化等に対応し，その他の医療保険制度及び後期高齢者医療制度並びにこれらに密接に関連する制度と併せてその在り方に関して常に検討が加えられ，その結果に基づき，医療保険の運営の効率化，給付の内容及び費用の負担の適正化並びに国民が受ける医療の質の向上を総合的に図りつつ，実施されなければならない．」 |
| 第四条 | 「健康保険の保険者は，全国健康保険協会及び健康保険組合とする．」 |

### 国民健康保険法

| | |
|---|---|
| 第一条 | 「この法律は，国民健康保険事業の健全な運営を確保し，もつて社会保障及び国民保健の向上に寄与することを目的とする．」 |
| 第二条 | 「国民健康保険は，被保険者の疾病，負傷，出産又は死亡に関して必要な保険給付を行うものとする．」 |
| 第三条 | 「市町村及び特別区は，この法律の定めるところにより，国民健康保険を行うものとする．」<br>「国民健康保険組合は，この法律の定めるところにより，国民健康保険を行うことができる．」 |

### 国家公務員共済組合法

| | |
|---|---|
| 第一条 | この法律は，国家公務員の病気，負傷，出産，休業，災害，退職，障害若しくは死亡又はその被扶養者の病気，負傷，出産，死亡若しくは災害に関して適切な給付を行うため，相互救済を目的とする共済組合の制度を設け，その行うこれらの給付及び福祉事業に関して必要な事項を定め，もって国家公務員及びその遺族の生活の安定と福祉の向上に寄与するとともに，公務の能率的運営に資することを目的とする． |

### 高齢者の医療の確保に関する法律

| | |
|---|---|
| 第一条 | 「この法律は，国民の高齢期における適切な医療の確保を図るため，医療費の適正化を推進するための計画の作成及び保険者による健康診査等の実施に関する措置を講ずるとともに，高齢者の医療について，国民の共同連帯の理念等に基づき，前期高齢者に係る保険者間の費用負担の調整，後期高齢者に対する適切な医療の給付等を行うために必要な制度を設け，もって国民保健の向上及び高齢者の福祉の増進を図ることを目的とする．」 |
| 第二条 | 「国民は，自助と連帯の精神に基づき，自ら加齢に伴つて生ずる心身の変化を自覚して常に健康の保持増進に努めるとともに，高齢者の医療に要する費用を公平に負担するものとする．」<br>「国民は，年齢，心身の状況等に応じ，職域若しくは地域又は家庭において，高齢期における健康の保持を図るための適切な保健サービスを受ける機会を与えられるものとする．」 |

**表④　社会保障制度にかかわるその他の法律条文（抜粋）**

| | 母子保健法 |
|---|---|
| 第一条 | 「この法律は，母性並びに乳児及び幼児の健康の保持及び増進を図るため，母子保健に関する原理を明らかにするとともに，母性並びに乳児及び幼児に対する保健指導，健康診査，医療その他の措置を講じ，もつて国民保健の向上に寄与することを目的とする．」 |
| 第二条 | 「母性は，すべての児童がすこやかに生まれ，かつ，育てられる基盤であることにかんがみ，尊重され，かつ，保護されなければならない．」 |
| 第三条 | 「乳児及び幼児は，心身ともに健全な人として成長してゆくために，その健康が保持され，かつ，増進されなければならない．」 |
| 第四条 | 「母性は，みずからすすんで，妊娠，出産又は育児についての正しい理解を深め，その健康の保持及び増進に努めなければならない．」<br>「乳児又は幼児の保護者は，みずからすすんで，育児についての正しい理解を深め，乳児又は幼児の健康の保持及び増進に努めなければならない．」 |
| 第五条 | 「国及び地方公共団体は，母性並びに乳児及び幼児の健康の保持及び増進に努めなければならない．」，「国及び地方公共団体は，母性並びに乳児及び幼児の健康の保持及び増進に関する施策を講ずるに当たつては，その施策を通じて，前三条に規定する母子保健の理念が具現されるように配慮しなければならない．」 |

| | 精神保健及び精神障害者福祉に関する法律 |
|---|---|
| 第一条 | 「この法律は，精神障害者の医療及び保護を行い，障害者の日常生活及び社会生活を総合的に支援するための法律（平成十七年法律第百二十三号）と相まつてその社会復帰の促進及びその自立と社会経済活動への参加の促進のために必要な援助を行い，並びにその発生の予防その他国民の精神的健康の保持及び増進に努めることによつて，精神障害者の福祉の増進及び国民の精神保健の向上を図ることを目的とする．」 |
| 第五条 | 「この法律で『精神障害者』とは，統合失調症，精神作用物質による急性中毒又はその依存症，知的障害，精神病質その他の精神疾患を有する者をいう．」 |

# 索　引

## 和文索引

### あ

悪性腫瘍　59, 67, 80
悪性貧血　92, 121
悪性メラノーマ　97
悪性リンパ腫　92
アシクロビル　121
アジソン病　84, 121
アジドチミジン　121
アスペルガー症候群　96
アテローム性粥腫　91
アテローム性動脈硬化症　67
アテローム性脳血栓　94
アドレナリン　25
アナフィラキシーショック　90, 91
アポトーシス　68
アミロイド沈着　85
アメーバ赤痢　75
アリストテレス　20
アルツハイマー型認知症　85, 96
アレキサンダー・フレミング
　　　　　　　　☞フレミング
アレルギー　77, 97
　　Ⅰ型――　78
　　Ⅱ型――　78
　　Ⅲ型――　78
　　Ⅳ型――　78
　　Ⅴ型――　78
　　――の医療　162
アントニ・ファン・レーウェンフック
　　　　　　　　☞レーウェンフック
あん摩　190
あん摩マッサージ指圧師　149, 190
あん摩マッサージ指圧師，はり師，
　きゅう師等に関する法律　149

### い

胃炎　87
胃潰瘍　87
医化学　21

医学　3
　　――の概念　1
　　――の誕生　17
　　――の展開　20
　　――の特徴　1
　　――の担い手　7
　　――の領域　4
　　――の歴史　15
医学教育　218
医学博士　219
医学部　20
医学物理士認定制度　141
医学校　20
胃がん　88
医師　117, 119, 120, 135
医師法　136, 225
医師免許　136
異常妊娠　102
移植対策　237
イソニコチン酸ヒドラジッド　121
イタイイタイ病　194
いたわりの心　118
一次予防　117
胃腸　87
一類疾病　209
遺伝子　37
　　――の異常　56
遺伝子疾患　56
遺伝子診断　107, 113
遺伝子多型　113
遺伝性がん　80
遺伝性脊髄小脳変性症　85
遺伝性大腸がん　81
遺伝性乳がん　81
遺伝病（遺伝子病）　56, 70, 97
　　――の医療　159
　　――の予防　129
医の倫理　1, 9
医薬分業　139, 140
意欲　49
医療　5, 9, 133
　　――の教育　218
　　――の現場　159
　　――のチームワーク　152

　　――の担い手　133
医療関連専門職者（医療人）　5, 6
医療機関　196, 217
医療器具　124
医療行政　191, 215, 223, 227
医療記録　234
医療系資格法　224
医療事故　233
医療事故防止のためのリスクマネー
　ジメントマニュアル　233
医療情勢　213
医療専門職者　5, 6, 119, 133, 152, 218
医療体制　213, 215
医療法　217, 225
医療法規　191, 223
医療法人　218
医療法令　223
医療保険制度　228, 229
イワン・ペトローヴィチ・パブロフ
　　　　　　　　☞パブロフ
インスリン　25, 121
インプラント治療　137
インフルエンザウイルス　113

### う

ウィリアム・ハーヴェー
　　　　　　　　☞ハーヴェー
ウイルス　75
ウイルス性肝炎　88
ウィルヒョー　65
齲歯　137
うつ病　95
運動器　41
　　――の症状　64
運動器系　38
運動不足　128
運動リハビリテーション　119

### え

エイズウイルス　94
衛生学　6
栄養サポートチーム　157

## 索引

栄養士法　146
栄養障害　68
栄養不足　84
疫学　192
疫学的手法　192
壊死　68
エドワード・ジェンナー　☞ジェンナー
エールリッヒ　25
遠隔医療　181
炎症　55, 58, 66, 73, 77, 103
猿人　17
エンドトキシンショック　90
エンベロープ（ウイルス）　75

### お

嘔吐　63
悪心　63
オセルタミビル　121
オゾン層　16
オーダーメイド医療　114

### か

壊血病　83, 121
介護医療　188
介護・高齢者福祉　238
介護施設　188
介護福祉士　150, 188
介護保険制度　228
介護老人保健施設　218
外傷　72, 97, 98, 99, 174
回虫症　75
回転照射　126
解剖学　17, 21, 31
科学革命　193
科学的方法　21
科学の時代　8
化学メディエーター　78
核　35, 40
核磁気共鳴画像法　107
喀痰　63
角膜炎　103
過食　128
下垂体性小人症　83
画像診断　114
家族性アルツハイマー病　94
家族性くる病　71
家族歴　107
脚気　83, 121
喀血　63
学校保健安全法　210
カプシド（ウイルス）　75
花粉症　78

カポジ肉腫　94
鎌状赤血球症　71
カリニ肺炎　☞ニューモシスチス肺炎
カール・ラントシュタイナー
　　　　　　　☞ラントシュタイナー
ガレノス　20
がん　26, 55, 59, 79, 195, 200
　──の医療　163
　──の種類　80
肝炎　88
肝炎ウイルス　81
肝炎対策　237
感音性難聴　103
感覚器　46
感覚器系　39
眼科の医療　177
肝がん　88
環境　43
環境衛生　128
環境衛生学　191
環境基本法　226
環境省　215
看護医療　187
肝硬変　88
看護師　119, 120, 137
カンジダ症　75
眼疾患　102
感情　49
関節障害　101
関節の病気　100
関節リウマチ　78, 79, 101, 176
感染経路　75
感染症　25, 73, 96, 97, 195
　──の医療　161
　──の予防　128
感染症新法　226
感染症対策チーム　156
感染症の予防及び感染症の患者に対する医療に関する法律　226
完全麻痺　101
肝臓　41, 87
がん対策　237
冠動脈　89
がん特異的細胞傷害性Tリンパ球　123
カンブリア期　16
漢方処方　189, 190
がん抑制遺伝子　80
管理栄養士　119, 146
緩和ケアチーム　156

### き

飢餓　82

器官　34, 37, 40
気胸　100
義歯　137
寄生虫　75
基礎医学　4, 5, 20
規則　223
喫煙　128
気分障害　95, 129, 195
救急医療　181
救急救命士　119, 147, 182
救急救命士法　147
救急車　182
きゅう師　149, 190
急性硬膜下血腫　100
急性骨髄性白血病　92
急性糸球体腎炎　103
急性の病気　60
急性腹症　62
急性リンパ性白血病　92
吸虫症　75
救貧院　20
教育　220
狂犬病予防法　226
凝固因子　111
凝固時間　111
共済組合　229
共焦点レーザー顕微鏡　32
狭心症　89
胸腺腫瘍　100
胸腺低形成症　94
胸痛　63
局所麻酔薬　123
拒絶反応　124
記録管理　234
筋萎縮性側索硬化症　85, 94
近代解剖学　21
近代外科　23
近代生理学　21
筋電図　109
筋肉組織　37

### く

空気感染　75
空気塞栓　68
クッシング病（症候群）　83, 84, 122
屈折力の異常　102
組合管掌健康保険　229
くも膜下出血　90, 94, 100
グラヴィッツ腫瘍　91
クラウディウス・ガレノス
　　　　　　　　　　☞ガレノス
クリオスタット　115
クリック　28

くる病　83, 121
グレゴール・ヨハン・メンデル
　　　　　　　　　☞メンデル
クレチン病　83, 84
グレーブス病　84, 122
クロイツフェルト・ヤコブ病　75, 85
クローン個体　125
クワシオルコル　83

**け**

経口感染　76
蛍光標識抗体　111
経済　119
計算力　46
経胎盤感染　77
経皮感染　76
稽留熱　62
けいれん　64
外科医　118
外科一般の医療　174
外科学　23
外科疾患　98
外科手術　99, 123
外科的治療　118, 123
劇症肝炎　88
下血　63
血圧計　106, 107
血液　92
血液ガス分析器　109
血液型　111
血液検査(血液学的検査)　110
血液疾患　92
血液循環説　21
結核　200
結核・感染症対策　237
血管　89, 90
血管結紮　23
血管性疾患の医療　164
血球計算盤　110
結合組織　37
血清学的検査(血清検査)　111
血清型　111
血清病　122
血清療法　122
結石　91
血栓　68
血尿　64
結膜炎　103
血友病　71, 93, 97
　　──A　93
　　──B　93
解熱薬　123
ゲノム　37, 48

──の異常　56
ゲノム医療　113
ゲノム解析　114
ゲノム診断　113
ゲノム創薬　114
ゲノム治療　114
下痢　63
原因療法　120
原核細胞　15
検眼鏡　23, 106, 107
研究　220
言語　47
健康　43
　　──であるための基本要件　51
　　──と文明・文化の関係　52
　　──の概念　50
　　──の原点　50
　　──の保持　53
健康運動実践指導者　152
健康運動指導士　152
健康診断　128, 210
健康増進法　212
健康日本21　212
健康保険法　227, 228
健康補助食品　122
言語機能　46
言語聴覚士　144
言語聴覚療法　186
検査試料　109
検査法　22
検証的試験　236
原人　17
原虫　75
顕微鏡　21

**こ**

抗インフルエンザ薬　208
抗ウイルス薬　25
抗炎症作用　121
公害病　193
光学顕微鏡　32, 112
抗核抗体　78
高気圧酸素療法　119
後期高齢者医療制度　228, 229
好気性細菌　16
口腔外科の医療　178
高血圧　83, 90, 91
抗血清療法　208
高血糖　83, 90
抗原抗体反応　112
光合成　16
公衆衛生　20, 128, 227
公衆衛生学　6, 24, 191

公衆衛生・生活衛生対策　237
恒常性　41
甲状腺ホルモン　121
口唇口蓋裂　97
抗生物質　25, 120
厚生労働省　215
構造異常　55, 59
梗塞　68, 90
公的医療機関　218
後天的免疫不全症　94
高度医療機関　181
行動　49
喉頭鏡　23, 107
高等教育機関　216
高度画像解析　107
硬膜下血腫　90, 94, 100
後迷路性難聴　103
高齢者疾患　98
高齢者の医療の確保に関する法律
　　　　　　　　　　　227, 229
呼吸器　41
呼吸器系　38
　　──の症状　63
呼吸器外科　100
　　──の医療　176
呼吸器疾患　88
呼吸器内科　171
呼吸困難　63
国際疾病分類　69
国際赤十字社　24
国民皆保険　227
国民健康保険　229
国民健康保険法　228
国民年金法　227
国連　239
心　47
　　──の障害　☞心の病
心の病　27, 95
　　──の医療　166
　　──の予防　129
古細菌　15
個人衛生　128
古代インド　20
個体死の判断基準　232
古代中国　20
国家公務員共済組合法　228
骨髄液　111
骨髄細胞検査　111
骨髄生検針　111
骨髄性白血病　92
骨折　101, 176
骨粗鬆症　100
骨肉腫　97
骨の病気　100

## 索引

コッホ 65
小人症 84
ゴルジ体 36
コルチゾン 25
混合診療 236
コンピューター機能 46
コンピューター断層撮影 107

### さ

在院期間 203
災害 196
災害医療 184
細菌 74
再興感染症 26, 61
再生医療 124, 125
再生不良性貧血 92
在宅医療 188
細胞 34
細胞骨格 35, 41
細胞死 68
細胞小器官 40
細胞膜 35, 41
作業療法 126, 143, 186
作業療法士 143
擦過傷 99
サプリメント 122
挫滅傷 99
サルバルサン 121
酸化ストレス 80, 90
産業革命 24, 193
三次予防 117, 211
酸素の遮断 81
三大栄養素 82
産婦人科疾患 102
産婦人科の医療 177

### し

死 81
子音 48
ジェームズ・ワトソン ☞ワトソン
ジェンナー 128, 206
歯科医師 136
歯科医師法 136
歯科医師免許 137
紫外線 128
歯科衛生士 148
歯科技工士 148
歯科技工士法 148
資格法 133
歯科の医療 178
ジギタリス 122
子宮外妊娠 102

子宮がん 102
子宮筋腫 102
糸球体腎炎 91
子宮内膜症 102
シクロスポリン 124
思考 46, 47, 49
自己免疫疾患 79
自己免疫性溶血性貧血 79, 92
自己免疫病 94
施策方針 237
脂質異常 83
脂質代謝異常 90, 67
四肢の疾患 101
歯周病 137
視診 61, 107
自然学 17
自然環境 43
持続発達教育 239
弛張熱 62
実験生理学 22
疾病 55
疾病構造 197, 199
疾病対策 237
質量分析装置 109
自動血球計数器 110
自動体外式除細動器 182
耳鼻咽喉科疾患 103
耳鼻咽喉科の医療 178
ジフテリア 122
自閉症 96
司法解剖 115
死亡率 199
社会医学 4, 6, 24, 191
社会環境 193
社会福祉 227
社会福祉士 150
社会福祉士・介護福祉士法 150
社会保険 227
社会保障制度 227
習慣流産 102
重症急性呼吸器症候群 239
重症筋無力症 78, 79, 95
重症妊娠悪阻 102
重症複合型免疫不全症 94, 97
自由診療 236
銃創 99
集団接種 210
集中治療室 182
柔道整復 190
柔道整復師 149
柔道整復師法 149
十二指腸潰瘍 87
重粒子線 126
出血 68, 90, 91

出血時間 111
出生率 199
腫瘍 55, 59, 67, 79, 97, 102, 103
　　――の種類 80
腫瘤 67
受療率 203
循環器系 38
　　――の症状 63
循環器疾患 89
循環器内科 171
循環障害 68, 89, 90
循環不全 68
障害者福祉 238
障害部位 59
消化器 41
消化器系 37
　　――の症状 62
消化器外科 99
　　――の医療 175
消化器疾患 87
消化器内科 170
条件反射 24
条虫症 75
消毒・滅菌法 23
消毒薬 124
小児科/小児外科の医療 174
小児がん 81
小児疾患 97
上皮組織 37
消防署 182
小胞体 36
消耗症 83
生薬 122, 189, 190
止痒薬 123
職業病 193
職業病学 24
触診 61, 107
褥瘡管理チーム 158
食品衛生法 226
食物アレルギー 78
食欲不振 62
食料の遮断 81
助産師 137
女性生殖器腫瘍 102
ショック 90
止痢薬 123
腎盂腎炎 91
心音図 109
真核細胞 16
新型インフルエンザ 239
鍼灸 189, 190
真菌 75
心筋梗塞 89, 90, 100
心筋症 89

索 引

神経芽腫　97
神経系　39, 40
　　——の症状　64
神経膠腫　94
神経疾患　94
神経鞘腫　94
神経生理学　24
神経線維　42
神経組織　37
神経痛　64
神経内科の医療　172
神経変性疾患　27, 85
　　——の医療　165
人口(世界)　197
人口(日本)　198
　　——の過剰　82
人工関節　125
新興感染症　26, 61
人工呼吸器　119, 123
人工骨　125
人工心肺装置　119, 124
人工臓器　124, 126
人工透析装置　124
人口動態　197
診察　106
心室中隔欠損症　90
新人　17
新生児死亡率　202
心臓　89
腎臓　91
腎臓がん　91
心臓奇形　89
心臓血管外科　99
　　——の医療　176
腎臓疾患　91
腎臓内科の医療　172
心臓弁膜症　89
靱帯損傷　101
人体の構造と機能　31
身体の障害　55
診断　105
診断学　105, 106
心電図　106, 109
心不全　90, 122
腎不全　91
　　——の医療　232
心房中隔欠損症　90
診療所　217
診療放射線技師　115, 117, 119, 140
診療放射線技師法　141
診療録　235
真霊長類　17

**す**

膵がん　88
膵臓　87
水痘　97
髄膜腫　94
睡眠薬　123
頭痛　64
ストレス　95
ストレス学説　25
ストレプトマイシン　120
スピロヘータ　75

**せ**

生化学　27
生化学的検査(生化学検査)　109
生活習慣病　26, 195, 212
　　——の予防　128
生活習慣病対策　237
生活リハビリテーション　119
整形外科疾患　100
整形外科の医療　176
生殖器　40
生殖器系　38
　　——の症状　64
生殖細胞　125
精神科ソーシャルワーカー　151
精神科の医療　173
精神疾患　95
精神保健　230
精神保健福祉士　151
精神保健福祉法　151
精神療法　120
成人T細胞性リンパ腫/白血病　93
精巣がん　91
声帯ポリープ　103
生物環境　44
成分ワクチン　208
生命維持装置　13
生命科学　28
西洋医学　7, 105, 189
生理学　17, 21, 31, 33
生理学的検査(生理検査)　109
生理系基礎医学　5
世界保健機関　213, 239
咳　63
脊髄損傷　101
脊髄の疾患　101
赤緑色盲　71
セクレチン　25
接触感染　76
接触性皮膚炎　97

切創　99
切迫流産　102
セルマン・ワックスマン
　　　　　　☞ワックスマン
前期高齢者財政調整制度　229
全国健康保険協会管掌健康保険　229
染色体異常症　57, 71
先進医療　236
全身倦怠　62
全身性エリテマトーデス　78, 79
全身性自己免疫病　79
全身の症状　62
全身麻酔薬　123
選択医療　236
先端生物科学　27
前置胎盤　102
先天性心疾患　90, 97, 99
先天的免疫不全症　93
セントラルドグマ　28
専門医制度　178
線溶系　93
前立腺がん　91
前立腺肥大症　91

**そ**

騒音性難聴　103
臓器移植　124
　　——の医療　232
臓器特異的自己免疫病　79
臓器の移植に関する法律(臓器移植法)　124, 226, 233
早期発見・早期治療　210
双極性気分障害　95
造血系　39
総合診療　178
総合診療医　179
創傷　99
組織　32, 34, 37
組織学　21, 31
ソーシャルワーカー　151
尊厳死　12

**た**

第Ⅰ相臨床試験　236
第Ⅱ相臨床試験　236
第Ⅲ相臨床試験　236
第Ⅷ因子　93
第Ⅸ因子　93
第一次救急医療　181
体温計　106, 107
体外循環維持装置　123
体外衝撃波結石破砕治療　126

大学　220
体細胞遺伝子病　80
第三次救急医療　181
代謝異常（代謝障害）　26, 55, 59, 67, 81
代謝性疾患の医療　164
対症療法　120, 123
大腸がん　88
大動脈瘤　100
第二次救急医療　181
胎盤早期剝離　102
多因子遺伝病　57, 71
ダウン症候群　97
タクロリムス　124
多細胞生物　16
打診　22, 61, 107
脱臼　101
脱水　82
多能性幹細胞　124
多能性造血幹細胞　125
多発性硬化症　95
多発性骨髄腫　93
多発性内分泌腺腫症　81
タミフル　121
単一遺伝子病　71
短期大学　220
単語　48
探索的臨床試験　236
単純骨折　101

## ち

地域保健法　226
遅延型過敏反応誘起性T細胞　78
地球環境　16
　　──の破壊　82
治験　235
地方公務員共済組合法　228
チーム医療　6, 133, 152
　　──の行政指導　154
チームワーク　119, 152, 187
中心静脈栄養法　157
中性脂肪　90
中毒　73
超音波エコー　109, 114
超音波検査　107
超高齢社会　6, 188
調剤薬局　218
長寿　188
長寿遺伝子　86
聴診　22, 61, 107
聴診器　106, 107
聴神経腫瘍　103
聴診法　22

聴力障害　103
治療　117
　　──の総合性　118
治療学　117
治療神　17
治療用医療機器　119
鎮咳薬　123
鎮痛薬　123
チンパンジー　45

## つ

椎間板ヘルニア　101, 176
通院者率　203

## て

定期検診　205
定期予防接種　209
テオドール・ビルロート
　　　　　　　　　☞ビルロート
テーラーメイド医療　113, 114
テロメア　86
伝音性難聴　103
電気生理学　22
電子顕微鏡　32, 112
伝染病理論　22

## と

動悸　64
道具　47, 214
統合失調症　96
凍傷　97, 99
透析療法　119
糖尿病　26, 67, 83, 84, 121
糖尿病チーム　157
動脈硬化　26, 90, 91
動脈瘤　90, 91
東洋医学　7, 105, 122, 189
ドクターヘリ　181, 182
吐血　63
特効薬　122
突発性難聴　103
突発性発疹　97
ドーパミン　85
トランスレーショナルリサーチ　5

## な

内科　170
内科医　118
内科的治療　118, 120

内耳炎　103
内視鏡　107, 124
内耳性難聴　103
内臓真菌症　75
内臓破裂　99
内分泌系　39, 42
生ワクチン　206
軟膏　23
難病　231
難病対策要綱　231
難病法　231

## に

二重らせん構造　28
二次予防　117, 210
乳がん　102
乳児死亡率　202
ニューモシスチス肺炎　94
尿毒症　91
尿路　91
人間　15
　　──の生物学　4
　　──の歴史　15
人間ドック　211
妊娠　102
認知症　96

## ね

ネクローシス　68
熱傷　97, 99
粘膜　41

## の

脳　46
　　──の症状　64
　　──の病気　94
膿胸　100
脳血管疾患　94
脳血管障害　98
脳梗塞　94, 100
脳死　12
脳出血　94, 100
脳腫瘍　94, 100
脳神経系　42
脳神経外科の医療　176
脳神経変性疾患　94
脳動脈瘤　90
能動免疫　208
脳波　106, 109

## は

肺　88
肺炎　88, 200
バイオ医薬品　114
肺活量　106, 109
肺がん　88, 100
肺結核　88, 100
肺真菌症　100
排尿異常　64
ハーヴェー　21
パウル・エールリッヒ
　　　　　　　☞エールリッヒ
バーキットリンパ腫　93
パーキンソン病　85, 94
白癬　75
白内障　102
橋本病　78, 79
播種性血管内凝固症候群　93
パスツール　206
バセドウ病　83, 84, 122
秦佐八郎　25
発がん　80
白血病　92, 97
発症原因　56
発達障害　96, 129
発熱　62
華岡青洲　123
パニック障害　95, 129, 195
パブロフ　24
パラアミノサリチル酸Ca　121
はり師　149, 190
伴性(X連鎖)無ガンマグロブリン血症　93, 97
ハンチントン病　71, 85, 94
パンデミック　195, 239

## ひ

非アルコール性脂肪性肝炎　88
微生物学　28
微生物学的検査(微生物検査)　111
ビタミン　82, 121
　　──A　121
　　──B₁　121
　　──B₁₂　121
　　──C　121
　　──D　121
　　──E　121
ピック病　85
ヒト　45
ヒトパピローマウイルス　102
泌尿器　41
泌尿器科の医療　177
泌尿器系　38
　　──の症状　64
泌尿器系疾患　91
皮膚　41, 96
皮膚科の医療　173
皮膚がん　97
皮膚疾患　96
皮膚テスト　97
ヒポクラテス　17
ヒポクラテスの誓い　10
非ホジキンリンパ腫　93
飛沫感染　75
肥満　90
百日咳　97
ヒヤリ・ハット事例　234
病院　20, 217
評価医療　236
病気　55
　　──の概念　55
　　──の主要症状　61
　　──の大分類　56
　　──の分類　69
病原性生物(病原体)　73
病態　57
病的骨折　101
病理医　65
病理学　65
病理学的検査　107
病理学的変化　66
病理系基礎医学　5
病理診断　65, 115
病歴　107
ビルロート　124
貧血　83, 92

## ふ

ファロー四徴症　90
風疹　97
フェニルケトン尿症　71, 83, 97
不活化ワクチン　206
不完全麻痺　101
複雑骨折　101
副腎皮質ステロイドホルモン
　　　　　　　　121, 122
腹痛　62
不随意運動　64
不整脈　90
物理学的治療法　126
不妊　64, 102
不眠　64
プラーク　91
プラトン　17

フランシス・クリック　☞クリック
プリオン　75
フレミング　25, 120
プロテアソーム　36
文　48
文化　43, 45, 52
分子生物学　28
文明　52, 214

## へ

平均寿命　214
平衡機能障害　103
ペインクリニック　157
ペースメーカー　125
ヘモグロビン　92
ヘリコバクター・ピロリ　81, 87
ヘルシンキ宣言　11
ヘレニズム時代　20
変性　67, 84
変性疾患の医療　165
便秘　63

## ほ

母音　48
法　119
乏血性ショック　90, 91
膀胱炎　91
放射線　128
放射線療法　126
放線菌症　75
法律　223
保健医療　227
保健師　137
保健師助産師看護師法　137
保健所　196, 216
保険診療　236
ホジキンリンパ腫　93
母子保健　230
補体成分欠損症　94
発疹　96
ホメオスタシス　25
ホモ・サピエンス　15, 45
ホルモン　24, 25, 42, 121
　　──の過剰　84
　　──の不足　84

## ま

麻疹　97
麻酔薬　23, 123
マスト細胞　78
マラリア　75

# 索引

慢性肝炎 88
慢性硬膜下血腫 94, 100
慢性骨髄性白血病 92
慢性肉芽腫症 94
慢性の病気 60
慢性リンパ性白血病 92

## み

ミクロトーム 115
水の遮断 81
ミトコンドリア 36, 41
ミトコンドリア遺伝病 57, 71, 72
水俣病 193
ミネラル 82

## む

虫歯 137

## め

メタボリックシンドローム
　　　　26, 83, 90, 128, 195
滅菌法 23
メニエール病 103
めまい 64
免疫学 28
免疫系 39, 41, 42
免疫性溶血性貧血 78
免疫不全症 93
免疫抑制薬 124
免疫療法 122
免許 11
メンデル 28
メンデル遺伝病 57, 70

## も

網膜芽細胞腫 97, 103
網膜剝離 102, 126
モノクローナル抗体作製法 29
問診 107
文部科学省 215

## や

夜間血色素尿症 92

薬剤師 119, 138
薬剤師法 139
薬事法 225
薬物療法 120
夜盲症 83, 121

## ゆ

有訴率 203
輸液 122
輸血 122, 124
ユネスコスクール 241

## よ

溶連菌感染後急性糸球体腎炎 91
四日市喘息 194
予防 117, 127
　遺伝病の—— 129
　感染症の—— 128
　心の病の—— 129
　生活習慣病の—— 128
　——の種類 127
予防医学 6
予防医学的施策 192
予防医療 205
予防接種 205, 206
予防接種法 208

## ら

卵巣がん 102
卵巣機能不全 102
ラントシュタイナー 122

## り

リウマチ因子 78
リウマチ熱 103
理学療法 100, 119, 126, 143, 185
理学療法士 143
理学療法士及び作業療法士法 143
リケッチア 74
リソソーム 36, 41
理念 47, 48
リハビリテーション（医療）
　　　　101, 126, 143, 157, 185, 211
リボソーム 36, 41

流行性耳下腺炎 97
良性腫瘍 59, 67, 80
良性発作性頭位眩暈症 103
緑内障 102
臨床医学 4, 5, 22
臨床検査技師 108, 115, 117, 119, 142
臨床検査技師等に関する法律 142
臨床検査法 106
臨床工学技士 115, 119, 145
臨床工学技士法 145
臨床試験 235
臨床心理士 152
臨床薬理試験 236
臨時予防接種 209
リンパ性白血病 92
倫理 124

## る

ルイ・パスツール ☞パスツール
ルドルフ・ウィルヒョー
　　　　　　　☞ウィルヒョー

## れ

レーウェンフック 21
レーザー光線治療 126
レーザーフローサイトメーター 111

## ろ

老化 84, 86
老化抑制遺伝子 86
老人性難聴 103
労働安全衛生法 210
労働衛生学 191
老年性認知症 94
ロベルト・コッホ ☞コッホ
ロボット医療 175
ローマ時代 20

## わ

ワクチン 128, 206
ワクチン接種 127
ワックスマン 120
ワトソン 28

## 欧文索引

### A

A型肝炎ウイルス　88
A型H1N1亜型インフルエンザ　239
ABO式血液型　111, 122
Addison's disease　84
adrenaline　25
AED（Automated External Defibrillator）　182
AIDS　94
ALS（Amyotrophic Lateral Sclerosis）　94
Alzheimer's disease　85
anemia　92
apoptosis　68
arteriosclerosis　26
AZT（azidothymidine）　121

### B

B型肝炎ウイルス　88
B細胞リンパ腫　93
bacteria　74
Basedow disease　84, 122
Bruton型無ガンマグロブリン血症 ☞伴性（X連鎖）無ガンマグロブリン血症

### C

C型肝炎ウイルス　88
cell　34
cell membrane　35
cretinism　84
Creutzfeldt-Jacob disease　75, 85
CT（Computed Tomography）　107, 114
Cushing's disease/syndrome　84, 122
cytoskeleton　35

### D

diabates　26
DIC（Disseminated Intravascular Coagulation）　93
DiGeorge症候群　94
DNA　28
DNA型　111, 113

### E

electroencephalogram　109
electromyography　109
endoplasmic reticulum　36
ES細胞　125
ESD（Education for Sustainable Development）　239

### G

Golgi body　36
Graves' disease　84, 122
Grawitz's tumor　91

### H

*Helicobacter pylori*　81, 87
hemophilia　71, 93
HIV（Human Immunodeficiency Virus）　94
HLA型　111
HPV（human papillomavirus）　102
Huntington's disease　71

### I

ICD（International Statistical Classification of Diseases and Related Health Problems）　69
ICU（Intensive Care Unit）　182
iPS細胞　125

### K

kwashiorkor　83

### L

LDLコレステロール　90
leukemia　92
lysosome　36

### M

malignant lymphoma　92
metabolic syndrome　26, 83
mitochondrion　36
MRI（Magnetic Resonance Imaging）　107, 114
myc　80

### N

necrosis　68
nucleus　35
nyctalopia　83

### O

OTC医薬品　139

### P

phenylketonuria　71
pneumocystis pneumonia　94

### R

rachitis　83
Ras　80
Rh式血液型　111
ribosome　36
RNA　28

### S

SARS（Severe Acute Respiratory Syndrome）　239
scurvy　83
secretin　25
SLE（Systemic Lupus Erythematosus）　78, 79
Src　80
stethoscopy　22

### T

T細胞リンパ腫　93
tetralogy of Fallot　90
translational research　5

### V

virus　75

### W

Weil-Felix反応　112
WHO（World Health Organization）　213, 239
Widal反応　112

### X

X線　23, 107, 114
X連鎖無ガンマグロブリン血症　93

医学概論──医学のコンセプトと医療のエッセンス

| | |
|---|---|
| 2015年12月15日　第1刷発行 | 著　者　中島　泉 |
| 2023年 1月25日　第4刷発行 | 発行者　小立健太 |
| | 発行所　株式会社　南　江　堂 |
| | ☎113-8410　東京都文京区本郷三丁目42番6号 |
| | ☎(出版)03-3811-7235　(営業)03-3811-7239 |
| | ホームページ　https://www.nankodo.co.jp/ |
| | 印刷・製本　公和図書 |
| | 装丁　BSL |

© Nankodo Co., Ltd., 2015

定価は表紙に表示してあります．
落丁・乱丁の場合はお取り替えいたします．
ご意見・お問い合わせはホームページまでお寄せください．

Printed and Bound in Japan
ISBN978-4-524-26751-4

本書の無断複製を禁じます．

|JCOPY|〈出版者著作権管理機構　委託出版物〉

本書の無断複製は，著作権法上での例外を除き禁じられています．複製される場合は，そのつど事前に，出版者著作権管理機構（TEL 03-5244-5088，FAX 03-5244-5089，e-mail: info@jcopy.or.jp）の許諾を得てください．

本書の複製（複写，スキャン，デジタルデータ化等）を無許諾で行う行為は，著作権法上での限られた例外（「私的使用のための複製」等）を除き禁じられています．大学，病院，企業等の内部において，業務上使用する目的で上記の行為を行うことは私的使用には該当せず違法です．また私的使用であっても，代行業者等の第三者に依頼して上記の行為を行うことは違法です．